W0257524

In die Sammlung von „Monographien aus dem Gesamtgebiete der Neurologie und Psychiatrie" sollen Arbeiten aufgenommen werden, die Einzelgegenstände aus dem Gesamtgebiete der Neurologie und Psychiatrie in monographischer Weise behandeln. Jede Arbeit bildet ein in sich abgeschlossenes Ganzes.

Das Bedürfnis ergab sich einerseits aus der Tatsache, daß die Redaktion der „Zeitschrift für die gesamte Neurologie und Psychiatrie" wiederholt genötigt war, Arbeiten zurückzuweisen nur aus dem Grunde, weil sie nach Umfang oder Art der Darstellung nicht mehr in den Rahmen einer Zeitschrift paßten. Wenn diese Arbeiten der Zeitschrift überhaupt angeboten wurden, so beweist der Umstand andererseits, daß für viele Autoren ein Bedürfnis vorliegt, solche Monographien nicht ganz isoliert erscheinen zu lassen. Es stimmt das mit der buchhändlerischen Erfahrung, daß die Verbreitung von Monographien durch die Aufnahme in eine Sammlung eine größere wird.

Die Sammlung wird den Abonnenten der *„Zeitschrift für die gesamte Neurologie und Psychiatrie"* und des *„Zentralblatt für die gesamte Neurologie und Psychiatrie"* zu einem Vorzugspreise geliefert.

Angebote und Manuskriptsendungen sind an einen der Herausgeber, Professor Dr. O. FOERSTER, Breslau, und Professor Dr. K. WILMANNS, Heidelberg, erbeten.

MONOGRAPHIEN AUS DEM GESAMTGEBIETE DER NEUROLOGIE UND PSYCHIATRIE

HERAUSGEGEBEN VON

O. FOERSTER-BRESLAU UND K. WILMANNS-HEIDELBERG

HEFT 54

DIE ZENTREN DES AUTONOMEN NERVENSYSTEMS

(ANATOMIE · PHYSIOLOGIE UND TOPISCHE DIAGNOSTIK)

VON

DR. E. A. SPIEGEL

PRIVATDOZENT AN DER UNIVERSITÄT WIEN
ASSISTENT AM NEUROLOGISCHEN INSTITUT

MIT 33 ABBILDUNGEN

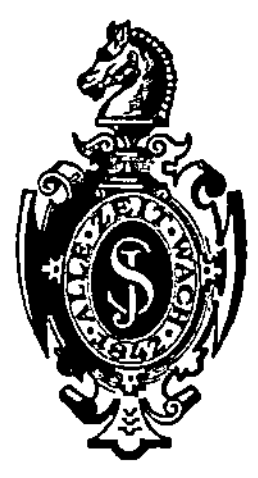

BERLIN

VERLAG VON JULIUS SPRINGER

1928

ISBN-13:978-3-642-88955-4   e-ISBN-13:978-3-642-90810-1
DOI: 10.1007/978-3-642-90810-1

Vorwort.

Während die Leistungen des somatischen Nervensystems beim Zustandekommen von Bewegungen, Empfindungen, höheren psychischen Funktionen fast
ausschließlich Nervenärzte und Physiologen beschäftigen, erweckt die Regulation
von Organfunktionen und Stoffwechselvorgängen durch das autonome oder vegetative Nervensystem immer mehr das Interesse beinahe aller medizinischen Disziplinen. Unsere Kenntnisse über die peripheren Anteile des vegetativen
Systems sind nun besonders durch die Studien von Langley, L. R. Müller und
dessen Schüler, neuerdings besonders durch Schilf zu einem gewissen Abschluß gekommen; dagegen begegnen wir in seinem zentralen Anteil auf Schritt
und Tritt offenen Problemen, wobei aber gerade der Nicht-Neurologe, besonders
infolge der Kompliziertheit der anatomischen Verhältnisse manche Schwierigkeiten zu überwinden hat. So dürfte eine monographische Darstellung des
zentralen Anteils des vegetativen Nervensystems, die sowohl die anatomischphysiologischen Tatsachen als auch die topische Diagnostik berücksichtigt, nicht
unberechtigt sein. Ich habe mich hierzu unter Zugrundelegung meines seinerzeitigen Aufsatzes über die zentrale Lokalisation autonomer Funktionen[1] um
so eher entschlossen, als ich inzwischen selbst Gelegenheit hatte, über eine
Reihe von Fragen, die ich früher nur referierend darstellen konnte, eigene
Beobachtungen zu sammeln. Von einer Lösung dieses umfangreichen Fragenkomplexes sind wir allerdings noch weit entfernt. Es soll hier nur versucht
werden, womöglich auf Grund eigener Erfahrungen zum gegenwärtigen Stand
unserer Kenntnisse über die Beziehungen des zentralen Nervensystems zu den
verschiedenen Organen kritisch Stellung zu nehmen, Unklarheiten und Unstimmigkeiten zu beleuchten und damit den Weg für weitere Studien freizumachen.

Für seine gütige Beratung und Bemühung bei Durchsicht der Korrekturen
sei Herrn Professor Dr. O. Marburg mein ergebenster Dank ausgesprochen.
Auch Herrn Kollegen med. Alexander danke ich herzlich für seine freundliche
Hilfsbereitschaft bei Ausführung der Mikrophotogramme. Die Verlagsbuchhandlung Julius Springer ist in gewohnt großzügiger Weise auf alle meine
Wünsche eingegangen.

Wien, im Oktober 1928.   E. A. Spiegel.

---

[1] Z. f. d. ges. Neur. u. Psych. Ref. *22*, 142. 229. 1920.

Inhaltsverzeichnis.

Einleitung.

Das Studium der Zentren des vegetativen Nervensystems hat mit einer Reihe von Schwierigkeiten zu kämpfen. Zunächst ist zu berücksichtigen, daß zwischen dem Zentralnervensystem und dem Erfolgsorgan, ja oft in diesem selbst Ganglienmassen liegen[1] und besonders die letzteren eine gewisse Selbständigkeit der Funktionen einzelner innerer Organe garantieren (Auerbachscher Plexus im Darm!), weiterhin, daß die glatte Muskulatur mancher Organe direkt durch mechanische (Dehnung!) oder Stoffwechselreize erregt werden kann (Ureter, Arterien), schließlich, daß die zentralen Bahnen des autonomen Nervensystems wahrscheinlich aus mehreren, übereinandergeschalteten Neuronen bestehen. Daher ist die *Wirkung von Läsionen* des zentralen Nervensystems auf ein zu untersuchendes Organ in der Regel *nur vorübergehend.* Die Reaktionsfähigkeit tieferer Ganglien, bzw. des Erfolgsorgans selbst kann den Verlust der von dem ausgeschalteten Hirnteil kommenden Erregungen wettmachen, ja es kann der Fall eintreten, daß die Ausschaltung einer Stelle überhaupt zu keinen merkbaren Symptomen von seiten eines bestimmten Organs führt, obwohl von dieser Stelle Erregungen zu diesem Organ geleitet werden können. Dies wird vor allem dann der Fall sein, wenn sowohl die linke, wie auch die rechte Hälfte des Organs Impulse von dem betreffenden Zentrum nicht nur der gekreuzten, sondern auch der gleichen Seite empfängt (z. B. Blase, s. Kap. Hirnrinde), so daß die Ausschaltung der aus einer Hirnhälfte stammenden Innervation ohne merkbaren Einfluß ist.

So bedarf denn das Studium der vegetativen Ausfallserscheinungen bei Läsionen bestimmter Teile des Zentralnervensystems vielleicht noch mehr als das Studium animaler Funktionsstörungen der Ergänzung durch die Beobachtung von *Reizwirkungen.* Hier wiederum hat man sich vor Augen zu halten, daß es schon im Experiment oft schwer ist, streng lokalisierte Reizung einer bestimmten Region zu setzen und daß in pathologischen Fällen die Forderung einer umschriebenen Reizung einer Zellgruppe oder eines Fasersystems noch viel seltener erfüllt wird. Bei der diffusen Druckwirkung von Tumoren, Blutergüssen und ähnlichen raumbeschränkenden Prozessen läßt sich oft kaum angeben, welches von zwei benachbarten, in Betracht kommenden Ganglien für die beobachtete Reizwirkung in Anspruch zu nehmen ist. Die anatomische Untersuchung sowie das Experiment müssen also vielleicht in noch höherem Maße als beim Studium der animalen Funktionen die Ergebnisse der Klinik ergänzen und berichtigen. Die Schwierigkeit der Deutung von Reizwirkungen wird noch dadurch vermehrt, daß, wie erwähnt, die zentralen

---

[1] Bezüglich der peripheren Anteile des vegetativen Nervensystems verweise ich auf L. R. Müller: Die Lebensnerven. Berlin, Julius Springer 1924. — Schilf, E.: Das autonome Nervensystem. Thieme, Leipzig 1926. — Spiegel, E.: Experim. Neurologie, Kapitel „Vegetatives Nervensystem". Karger, Berlin 1928.

Bahnen des vegetativen Nervensystems vielfach aus übereinander geschalteten Neuronen bestehen, über deren Länge wir aber meist nicht orientiert sind, so daß wir bei Reizung eines bestimmten Punktes erst untersuchen müssen, ob wir eine an dieser Stelle gelegene Zellgruppe oder ein hier vorüberziehendes (von höheren Zentren stammendes, zu tieferen Ganglien verlaufendes) Fasersystem gereizt haben. Hier muß Reizung der betreffenden Stelle nach Degeneration der von höheren Zentren kommenden Bahnen die Entscheidung bringen.

Ein weiteres Moment, das oft nicht genügend berücksichtigt wird, ist die Tatsache, daß eine *Änderung im Zustande des gerade untersuchten inneren Organs* nicht nur dadurch bedingt zu sein braucht, daß von dem gereizten oder ausgeschalteten Zentrum normalerweise Impulse zu diesem Organ direkt geleitet werden, sondern auch *dadurch hervorgerufen sein kann, daß der* von dieser Stelle ausgehende nervöse *Impuls auf andere Organe einwirkt,* deren Tätigkeit erst sekundär den Zustand des gerade untersuchten Organs verändert.

Bei der großen Bedeutung, welche beispielsweise Drüsenprodukte, insbesondere solche von Blutdrüsen, für die Tätigkeit glattmuskeliger Organe haben, ist es leicht begreiflich, daß etwaige Änderungen im Kontraktionszustande eines solchen Organs (Gefäß, Darm, Uterus) ebensowohl Folge einer direkten nervösen Beeinflussung als einer Einwirkung auf den Umweg über die Anregung von Drüsensekretionen sein kann. Noch komplizierter werden die Verhältnisse, wenn wir die zentralen Regulationen von Stoffwechselvorgängen, des Wasserhaushaltes, der Körpertemperatur studieren; wirken ja bei diesen Mechanismen die verschiedensten Organe und Gewebe zusammen und es kann die nervöse Beeinflussung eines dieser Organe genügen, um eine Störung im ganzen System zu erzeugen.

Wir haben diese Schwierigkeiten hier angeführt, um deutlich zu machen, daß es *besonderer Vorsicht bedarf, bevor man* an einer bestimmten Stelle ein „Zentrum" eines bestimmten Organs oder einer bestimmten Funktion *annimmt.* Es genügt hierzu nicht, womit viele Zentrenentdecker sich zufrieden geben, daß etwa ein Einstich, eine Läsion oder eine Reizung dieser Stelle Änderungen in der Funktion des gerade untersuchten Organs oder Organkomplexes bedingt. Es müssen sich an dieser Stelle mehr minder umschriebene Ganglienzellenanhäufungen finden, deren Verbindungen eine Beziehung dieser Gruppe zu dem in Rede stehenden Organsystem zumindest möglich erscheinen lassen. Es muß die Reizwirkung auf vorbeiziehende, von höheren Zentren stammende Bahnen ausgeschlossen und schließlich nach Möglichkeit analysiert werden, inwiefern es sich um direkte oder bloß indirekte Wirkungen handelt.

Unter diesen Gesichtspunkten soll im folgenden die Lehre von der zentralen Lokalisation autonomer Funktionen, d. h. der bis zu einem gewissen Grade der Willkür des Individuums entzogenen Tätigkeit vor allem der glattmuskeligen und drüsigen Organe eine Darstellung erfahren. Besonders mit Rücksicht auf die topische Diagnostik sollen vor allem jene Tatsachen berücksichtigt werden, die eine feinere anatomische Lokalisation gestatten, aber auch nach Möglichkeit die Ergebnisse klinisch-pathologischanatomischer Beobachtung mit den Resultaten des Tierversuches verglichen werden.

Rückenmark.

1. Die Wurzeln.

Das Bell-Magendiesche Gesetz von der zentripetalen Erregungsleitung in den hinteren, der zentrifugalen Leitung in den vorderen Wurzeln ist insbesondere für jene Wurzelanteile bestritten worden, die mit Organen des vegetativen Systems in Beziehung treten.

a) Zentrifugale Leitung.

Für den *Hauptteil* der efferenten Innervationen kann immerhin als sichergestellt gelten, daß sie durch Fasern vermittelt werden, die sich den *Vorderwurzeln* anschließen. So enthalten die Vorderwurzeln (s. bes. Gaskell, Langley) Fasern für die glatte Muskulatur der inneren Organe, der Haut (Pilomotoren, Langley und Sherrington), der Iris (Budge), Fasern zu den Drüsen (Schweißdrüsen, Vulpian) und schließlich vasoconstrictorische Fasern (Pflüger). Zum Teile sollen auch vasodilatatorische Wirkungen durch ihre Reizung erzielt werden können. So fanden Dastre und Morat vasodilatatorisch wirkende Fasern in den vorderen Wurzeln des 2.—5. Thorakalnerven, wobei es aber noch unsicher bleiben muß, inwiefern diese Vasodilatation beispielsweise der Mundschleimhaut durch eine direkte Wirkung auf die glatte Muskulatur der betreffenden Gefäße hervorgerufen, inwieweit sie bloß Folge der Anregung der Sekretion der Mundschleimdrüsen und damit des Freiwerdens vasodilatatorischer Stoffe ist (vgl. Dale, Schilf).

Gerade das Studium *vasodilatatorischer Wirkungen* hat aber den Anstoß zu der Erkenntnis gegeben, daß nicht nur die Vorder-, sondern auch die *Hinterwurzeln* Impulse in zentrifugaler Richtung zu leiten vermögen. Stricker machte beim Hunde die Beobachtung, daß bei Reizung des peripheren Stumpfes durchschnittener Hinterwurzeln Gefäßerweiterung in den zugehörigen Hautpartien zu beobachten ist. Diese Beobachtung von Stricker hat trotz teilweisen Widerspruchs (Nuel, Dastre, Vulpian) eine vielfache Bestätigung erfahren (Gärtner, Bornezzi, Morat und Bonne, Hasterlick und Biedl, Wersilow, Langley). Neuerdings hat Foerster auch beim Menschen Gefäßerweiterung bei Reizung des peripheren Stumpfes durchtrennter Hinterwurzeln beobachtet. Ja, es wurde von Steinach nachgewiesen, daß die *hinteren Wurzeln* beim Frosch auch Impulse zur glatten Muskulatur des *Darmkanals* und der *Harnblase* zu leiten vermögen (vgl. Horton-Smith, Dale, Langley und Orbeli). Ausnahmsweise scheinen beim Frosch die Hinterwurzeln auch Erregungen zur Skelettmuskulatur zu leiten (Horton-Smith, Wana, Elze). Dagegen muß geleugnet werden, daß der *Tonus der Skelettmuskulatur* normalerweise durch parasympathische Impulse aufrecht erhalten wird, welche durch die Hinterwurzeln das zentrale Nervensystem verlassen, wie Frank und seine Mitarbeiter es neuerdings annahmen; denn es hat sich, wie ich an anderer Stelle[1] näher ausgeführt habe, bisher in keinem einzigen Falle nachweisen lassen, daß Durchschneidung der Hinterwurzeln den Einfluß

---

[1] Tonus der Skelettmuskulatur. 2. Aufl. Berlin, Julius Springer 1927.

höherer Zentren auf den Muskeltonus aufhebt, wie bei Zutreffen der Frankschen Hypothese zu erwarten wäre. So konnte ich in eigenen Versuchen zeigen, daß die typischen Haltungsdifferenzen, die beim Frosch nach einseitiger Labyrinthexstirpation auftreten, trotz beiderseitiger Durchschneidung der zu den Hinterextremitäten zugehörigen Hinterwurzeln an diesen Extremitäten noch immer bestehen bleiben.

Es entsteht nun die Frage, *inwieweit* die durch Reizung der peripheren Teile der durchschnittenen hinteren Wurzeln erzielten Effekte auf *Reizung von zentrifugalen, im Rückenmark entspringenden Fasern* beruhen. Anatomisch wurde allerdings bei niederen Tieren (Petromyzon) der Ursprung von Fasern hinterer Wurzeln im Rückenmark nachgewiesen (Kutschin, Freud, Klausner), wobei aber zu berücksichtigen ist, daß es sich, z. T. wenigstens, um im Rückenmark befindliche Spinalganglienzellen handeln kann (Sherrington). Auch der Nachweis, daß beim Hühnchen Elemente der hinteren Wurzeln aus Vorderhornzellen entspringen (Lenhossék), kann nicht ohne weiteres auf den Säuger und besonders auf den erwachsenen Menschen übertragen werden. Nach Durchschneidung hinterer Wurzeln will Bechterew einzelne Fasern gegen die Peripherie hin degenerieren gesehen haben, was allerdings eine Reihe von Autoren negieren (Singer, Münzer, Kohnstamm, Dale, Bayliss). Neuere Versuche von Elze am Frosch scheinen immerhin darauf hinzuweisen, daß solche im peripheren Stumpf degenerierende, im zentralen erhaltenbleibende Fasern in den Hinterwurzeln vorkommen, und Wallenberg zitiert die Angabe von Timascheff, daß im Dorsalmark des Hundes die Hinterwurzeln etwa 5% efferente Fasern enthalten, so daß jedenfalls mit der *Existenz* solcher *endogener, efferenter Hinterwurzelelemente gerechnet werden kann.*

Beim Zustandekommen der bei Reizung des peripheren Stumpfes durchschnittener Hinterwurzeln beobachteten Wirkungen ist allerdings nicht bloß eine Reizung von Fasern in Betracht zu ziehen, die im Rückenmark selbst entspringen. Denn es hat Bayliss gezeigt, daß *auch die Spinalganglienneurone* selbst zentrifugale, *„antidrome" Erregungen leiten können;* der Effekt der Reizung des peripheren Anteils durchschnittener hinterer Wurzeln stellte sich auch ein, wenn er 10 Tage vor dem Reizversuch diese Durchschneidung der hinteren Wurzeln vorgenommen und damit endogene, zentrifugale Elemente zur Degeneration gebracht hatte.

Diese auf den ersten Blick überraschende Tatsache verliert an Merkwürdigkeit, wenn wir uns daran erinnern, daß Nervenfasern eine Erregung in doppelter Richtung zu leiten vermögen, und ferner, daß eine im sensiblen Nerven ablaufende Erregung wahrscheinlich die Hinterwurzeln zu erreichen vermag, ohne überhaupt die seitlich aufsitzenden Spinalganglienzellen passieren zu müssen, worauf die Tatsache hinweist, daß die nervöse Leitung im Spinalganglion keine Verzögerung erleidet (Exner), sowie der Umstand, daß auch noch nach Degeneration der Spinalganglienzellen eine nervöse Leitung durch die Spinalganglien möglich ist (Steinach). Wenn es also möglich ist, daß eine im sensiblen Nerven zum Zentrum verlaufende Erregung die Hinterwurzeln ohne Passage der Spinalganglienzellen erreichen kann, so erscheint es nicht unwahrscheinlich, daß etwas Ähnliches auch für Erregungen möglich ist, die in den (in doppelter Richtung leitfähigen) Hinterwurzeln in der Richtung gegen die Peripherie ablaufen.

Eine andere Frage ist es, ob die antidrome Leitung in Neuronen der Spinalganglienzellen ausreicht, um zentrifugale Wirkungen von seiten der Hinterwurzeln in jenen Fällen zu begreifen, in welchen nicht ein künstlicher (elektrischer) Reiz an den Hinterwurzeln gesetzt wird, sondern *efferente Erregungen auf dem* Reflexwege, also auf dem *Wege über die graue Substanz, auf die Hinterwurzeln übertreten.* Daß dies tatsächlich möglich ist, dafür sprechen einmal Beobachtungen von Bayliss beim Studium des Zustandekommens jener Blutdrucksenkung, die bei Reizung des zentralen Stumpfes des durchschnittenen Vagus (Depressorfasern) auftritt. Die durch den Depressor zum Zentrum geleitete Erregung vermag reflektorisch eine Gefäßerweiterung an den hinteren Extremitäten auszulösen. Diese Gefäßerweiterung kommt nach Bayliss auch dann noch zustande, wenn der Bauchsympathicus exstirpiert wird, also die über die Vorderwurzeln das Rückenmark verlassenden efferenten, vegetativen Fasern zur hinteren Extremität zerstört sind (ähnlich Fofanov und Chalussov). Es muß also in diesem Falle die reflektorisch bedingte Gefäßerweiterung der Hinterextremität auf dem Wege über die Hinterwurzeln ausgelöst werden. Weiter zeigen Versuche von Bremer und Leclercq, daß Hyperglycämie durch Reizung zentripetaler Nerven (z. B. des N. ischiadicus) dadurch zustande kommen könne, daß der ins Zentrum eintretende Impuls in efferente, glykosekretorische (vielleicht zur Leber ziehende) Erregungen umgesetzt wird, die längs der Hinterwurzeln von c_8—d_3 aus dem Rückenmark austreten. Hierher gehört vielleicht auch die Beobachtung von Gotch und Horsley, daß bei Säugetieren eine auf dem Wege einer hinteren Wurzel ins Rückenmark eintretende Erregung im Querschnitt anderer hinterer Wurzeln als negative Stromschwankung wieder zutage tritt, welche Erregung auch im N. ischiadicus, dessen motorische Elemente durch vorherige Durchschneidung zur Degeneration gebracht wurden, nachgewiesen werden konnte (Reflexe von hinterer Wurzel zu hinterer Wurzel).

Es weist also eine Reihe von Beobachtungen darauf hin, daß Erregungen, die durch zentripetale Fasern ins zentrale Nervensystem eintreten und weiter in die graue Substanz des Rückenmarks übertreten, es entlang von Hinterwurzelelementen zu verlassen vermögen. Reicht nun für diese Fälle die antidrome Erregungsleitung durch die Neurone der Spinalganglienzellen aus? Dies scheint mir nicht der Fall zu sein. Denn die Annahme, daß in diesem Falle die Erregung aus dem Zentralnervensystem längs Hinterwurzelfasern austritt, die ihr trophisches Zentrum im Spinalganglion haben, würde gegen ein bisher als allgemein gültig anerkanntes Gesetz, das Gesetz der Einsinnigkeit der Erregungsleitung in Neuronenketten, verstoßen. Wir müßten in diesem Falle annehmen, daß eine Erregung, die in die graue Substanz des Rückenmarks eintritt, von hier auf das Axon der Spinalganglienzellen übertritt und in diesem cellulipetal (zur Spinalganglienzelle) geleitet wird, während es ein Grundgesetz der Leitung in Reflexbögen (Neuronenketten) ist, daß die Erregung dieselben nur in einer Richtung durchsetzen kann und zwar in der Weise, daß sie in den Axonen in cellulifugaler Richtung geleitet wird[1].

Wir müssen daher für *jene Fälle, in welchen Hinterwurzelelemente den efferenten Schenkel von Reflexbögen darstellen, die oben erwähnten endogenen* (im

---

[1] Vgl. hierzu meine Experimentelle Neurologie. Teil I. Karger, Berlin 1928.

Rückenmark entspringenden) *Hinterwurzelelemente heranziehen*, während bei *direkter Reizung* des peripheren Stumpfes durchschnittener Hinterwurzeln die *zentrifugale Leitung sowohl durch endogene Fasern als auch durch antidrome Leitung in Neuronen der Spinalganglienzellen* besorgt werden kann. Für den *Hauptteil* der efferenten Leitung zu inneren Organen sind aber, jedenfalls die *Vorderwurzeln* in Anspruch zu nehmen.

b) Zentripetale Leitung.

Die Anschauung, daß die *Hinterwurzeln die afferente Leitung* aus den inneren Organen ebenso wie aus dem übrigen Körper besorgen, *schien* in den letzten Jahren einer *Revision bedürftig*, als man sowohl beim Menschen als auch im Tierversuch beobachtete, daß trotz anscheinender Durchtrennung der zugehörigen Hinterwurzeln Schmerzen von seiten innerer Organe noch empfunden wurden. Nachdem Foerster solche Beobachtungen in Fällen von gastrischen Krisen erhoben hatte, in welchen er in ausgedehntem Maße Durchschneidung der thorakalen Hinterwurzeln vorgenommen hatte (s. auch Kidd, Frazier, Shawe; ausführliche und kritische Zusammenstellung bei Wartenberg), erweiterte besonders Lehmann diese Beobachtungen durch Tierversuche, in welchen trotz der Hinterwurzeldurchschneidung noch Schmerzreaktionen bei Reizung von Eingeweiden erzielt werden konnten.

Fragen wir uns zunächst nach *anatomischen Tatsachen*, die im Sinne einer afferenten Leitung in den Vorderwurzeln angeführt werden könnten, so sind diese wenig befriedigend. Während Nottebaum nach Halssympathicusdurchschneidung negative Resultate verzeichnete, fand Trouschkowsky nach Exstirpation eines der Abdominalganglien des Sympathicus Degeneration in den vorderen und hinteren Teilen des Rückenmarks der operierten Seite. Eine kleinere Zahl von degenerierenden Fasern war auch in den vorderen Teilen der anderen Rückenmarkshälfte anzutreffen. (Genauere Angaben fehlen leider bei Michailow, der diese russische Arbeit noch am besten zitiert.) Nach Exstirpation des oberen Cervicalganglions beim Hunde war Degeneration in den hinteren und teilweise vorderen Wurzeln des Rückenmarks auf der operierten Seite nachweisbar. Auch nach Resektion des mittleren Teiles des Halssympathicus fand er im Rückenmark degenerierende Fasern in den vorderen Wurzeln der entsprechenden Hälfte. Ein gleicher Versuch an einer Katze ergab ein negatives Resultat. Trouschkowsky hält selbst die Zahl seiner Experimente für ungenügend, um allgemeine Schlußfolgerungen daraus zu ziehen.

Michailow, der die Verbindungen des Ganglion stellatum und Ganglion cervicale inferius in einer sorgfältigen experimentellen Studie am Hunde erforschte und die Degenerationen nach Durchschneidungen der einzelnen mit diesen Ganglien in Verbindung tretenden Nervenzweige an Marchi-Präparaten verfolgte, beschreibt, daß Fasern aus diesen beiden Ganglien zwischen c_7—d_5 ins Rückenmark durch die vorderen, zwischen c_3—c_5 durch die hinteren Wurzeln eintreten. Leider geht aus den Angaben dieses Autors nicht mit Sicherheit hervor, ob er eine retrograde Degeneration mit Sicherheit ausschließen konnte, so daß auch seine Untersuchungen nicht als Beweis für die Existenz afferenter Fasern in den Vorderwurzeln gelten können. Ein *sicherer anatomischer Nachweis zentripetaler Vorderwurzelfasern liegt also vorderhand nicht vor.* Wir befinden uns damit in Übereinstimmung mit Wallenberg, der trotz Erwähnung vereinzelter Beobachtungen afferenter Fasern in den Vorderwurzeln (Kidd, Jacobsohn-Lask) meint, es sei ein ausreichender anatomischer Nachweis, daß die visceral-sensible Leitung auch Vorderwurzeln zum Eintritt ins Zentralnervensystem benutze, bisher nicht vorhanden (vgl. auch Shawe).

Daher kann es nicht wundernehmen, daß die *experimentelle* Nachprüfung der besonders von Lehmann verteidigten Theorie der afferenten Leitung der Eingeweidesensibilität in den Vorderwurzeln in der Hauptsache zu negativen Resultaten gelangte (A. Fröhlich und H. H. Meyer, A. W. Meyer, Rieder, s. auch Kodama). Für die Brustorgane muß ich nach *eigenen* Versuchen in Gemeinschaft mit Singer, in welchen wir die Hinterwurzeln von c_8-d_4 durchschnitten, hervorheben, daß wir nach diesem Eingriff trotz autoptisch festgestellter Intaktheit der entsprechenden Vorderwurzeln keine Schmerzreaktionen vom G. stellatum, bzw. von Herz und Aorta mehr erzielen konnten (vgl. Abb. 1). Es kann daher der Verdacht nicht unterdrückt werden, daß in den Fällen, in welchen ein Erhaltenbleiben der Visceralsensibilität beobachtet wurde, dies darauf zurückzuführen sei, daß einzelne Hinterwurzelfasern stehen geblieben waren, welche für die Schmerzleitung zum Zentrum in diesen Fällen noch ausreichten.

Man hat zum Beweis der afferenten Leitung in den Vorderwurzeln auch auf die Tatsache hingewiesen, daß *Aktionsströme* von den Vorderwurzeln bei Reizung ihrer peripheren Verzweigungen ableitbar seien. Gerade aber das Studium der Aktionsströme spricht meines Erachtens viel eher gegen als für die Annahme, daß zentripetale Erregungen längs der Vorderwurzeln ins Rückenmark eintreten. Denn die Tatsache, daß Aktionsströme von den Vorderwurzeln bei Reizung peripherer Nerven ableitbar sind (Gotch und Horsley bei der Katze, Foerster beim Menschen), ist bloß Ausdruck dafür, daß die Axone der Vorderhornzellen ebenso wie auch andere Nervenfasern Erregungen in doppelter Richtung zu leiten vermögen. Damit ist aber noch keineswegs gesagt, daß diese zentripetal geleiteten Erregungen weiter als bis zu den Vorderhornzellen vordringen und die sie begrenzenden Synapsen überschreiten können. Wäre dies der Fall, so würde das schon oben erwähnte, bisher als allgemein gültig anerkannte Gesetz von der Einsinnigkeit der Erregungsleitung in Neuronenketten durchbrochen werden, welches besagt, daß der Durchtritt durch die Synapsen immer nur in der Richtung erfolgen kann, daß die Erregung in den Axonen cellulifugal abläuft. Daß dieses Gesetz auch für die die Vorderhornzellen begrenzenden Synapsen gilt, geht gerade aus dem Studium der Aktionsströme hervor. Haben ja schon Hermann, Bernstein gezeigt, daß wohl bei Reizung der Hinterwurzeln Aktionsströme von den vorderen, aber nicht umgekehrt bei Reizung der Vorderwurzeln Aktionsströme von den Hinterwurzeln ableitbar seien. Erinnern wir uns, daß, wie oben erwähnt, die Hinterwurzeln sehr wohl die Fähigkeit haben, Erregungen, die sie auf dem Wege über die graue Substanz erreichen, in zentrifugaler Richtung zu leiten (vgl. die oben erwähnten Reflexe von einer Hinterwurzel auf eine andere), so kann die Ursache für das Ausbleiben von Aktionsströmen in den Hinterwurzeln bei Reizung der vorderen nur darin gesucht werden, daß die in Axonen der Vorderhornzellen zentripetal ablaufenden Erregungen nicht über die Vorderhornzellen hinweg auf die mit ihnen in synaptischer Verbindung befindlichen Neurone übertreten können.

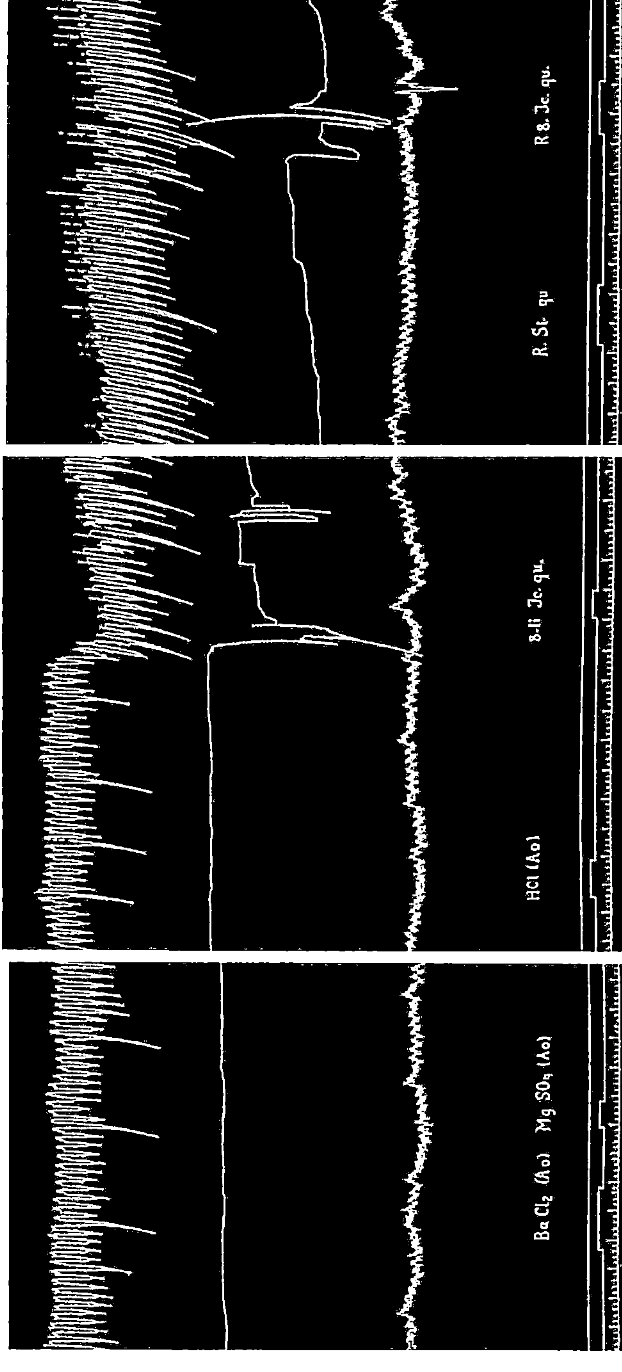

Abb. 1. Hund (Versuch XII mit R. Singer). 15. XII. 1926. Beiderseitige Durchschneidung der Ram. post. c_8, d_1-d_4 (Sektionsbefund). Versuch am 23. XII. 1926. Reizung der Aortenwand mit $BaCl_2$ (nachfolgende Entgiftung mit $MgSO_4$), sowie HCl ruft keine Reaktion hervor, dagegen deutliche Atemänderung (oben), Unterkieferbewegungen (mittlere Kurve), geringere Blutdruckänderung (unten) bei Quetschung des 8. linken Intercostalnerven. Quetschen des rechten Stellatum ohne Wirkung, derselbe Reiz am rechten 8. Intercostalnerven ruft besonders deutliche Unterkieferreaktionen hervor (mittlere Kurve).

Wir müssen demnach daran festhalten, daß auch die *zentripetalen Impulse aus den inneren Organen in der überwiegenden Mehrzahl die Hinterwurzeln* zum Eintritt ins Zentralnervensystem benützen. Es ist wohl die Möglichkeit nicht in Abrede zu stellen, daß die Vorderwurzeln eine akzessorische Hilfsbahn der Sensibilität darstellen, wie Foerster, neuerdings auch Wartenberg, vermutet, sofern sich afferente Vorderwurzelfasern (deren Ursprungszellen also extraspinal liegen) nachweisen lassen[1]. Die Möglichkeit, daß die Axone der Vorderhornzellen Erregungen zentripetal weiter als bis zur Vorderhornzelle leiten, muß dagegen nach dem bisherigen Stand unserer Kenntnisse über die Einsinnigkeit der Leitung in Neuronenketten geleugnet werden.

2. Zentren.

Nach den Untersuchungen Gaskells und Langleys geben nicht alle Rückenmarkssegmente efferente Fasern an das vegetative Nervensystem ab; die weißen Rami communicantes, welche die präganglionären Fasern zu den vegetativen Ganglien enthalten, fehlen an den Cervical- und den unteren Lumbalwurzeln. Damit ist eine natürliche *Dreiteilung der präganglionären Fasern* in einen *kranialen* Anteil, der aus dem Mittel- und Rautenhirn entspringt, einen *thorakolumbalen* und einen *sakralen* Teil gegeben, von denen bekanntlich der mittlere als sympathisches den beiden Endanteilen, die als parasympathisches System zusammengefaßt werden, gegenübergestellt wird. Uns interessieren hier zunächst die im Rückenmark gelegenen Ursprungsstätten des thorakolumbalen und sakralen Systems. Das erstgenannte bezieht seine Fasern vom ersten Thorakalsegment abwärts (Sherrington beim Affen; beim Menschen kommt noch c_8 in Betracht). Seine untere Grenze liegt für den Menschen bei l_2 oder l_3, für den Hund bei l_3-_4, für die Katze bei l_4-_5, für das Kaninchen bei l_5-_6, (Langley, vgl. Harman für den Menschen). Die präganglionären Fasern des sakralen autonomen Systems sind beim Menschen in der 2.—4. Sakralwurzel, bei Katze und Hund in S_2 und S_3, beim Kaninchen in S_3 und S_4 zu suchen (vgl. Langley und Anderson).

Der erste Versuch einer feineren Lokalisation der Ursprungsstätten der präganglionären Fasern im Rückenmark knüpft sich an den Namen Gaskells.

Er zeigte, daß die visceralen Fasern des weißen Ramus communicans an der Schmalheit der Fasern zu erkennen sind und daß die Existenz feiner Markfasern in den vorderen Wurzeln mit der Gegenwart der Clarkeschen Zellen in den entsprechenden Segmenten parallel geht. Um nun die Bedeutung der Clarkeschen Säule näher zu analysieren, geht er von folgender Überlegung aus. Er findet die Columna Clarke in der kranialen, thorakalen und sakralen Eingeweideregion, während, wie er glaubt, vasoconstrictorische Fasern nur in der thorakalen Region entspringen. Damit schließt er aus, daß die Columna Clarke Ursprungszellen für die Vasoconstrictoren enthält; ebenso negiert er, daß sie Ursprungszellen der katabolen, fördernden Drüsennerven sind, da diese mit den Vasoconstrictoren verbunden sind. Nachdem er diese Zellgruppe zwischen d_9 und l_3 am stärksten entwickelt findet, glaubt er, daß sie am ehesten mit dem Bauchsplanchnicus verbunden ist, der die Funktion hat, die Bewegungen der Eingeweide zu hemmen. Außerdem fand er diese Zellen in der Sakralregion, wo er die Nn. erigentes, und in der oberen Cervicalregion, wo er die Herzhemmungsnerven entspringen läßt. Er glaubt also, daß in der Columna Clarke die Hemmungs- (anabolischen) Nerven der Muskeln des Verdauungskanals, wahr-

---

[1] Die Frage der zentripetalen Leitung der Druckempfindung durch die vorderen Wurzeln fällt außerhalb des Rahmens unseres Themas.

scheinlich auch die entsprechenden Nerven der Blutgefäße und Drüsen entspringen. Ferner bringt er isolierte Zellen an der Basis des Hinterhorns und die Zellen des Seitenhorns mit visceralen Funktionen in Zusammenhang. Er meint, daß die ersteren motorische (fördernde) Fasern für die Eingeweidemuskulatur enthalten und in der Medulla oblongata zum dorsalen 10. Kern anschwellen, dem er auch motorische Funktionen beilegt. Am Seitenhorn unterscheidet er große Zellen, die er dem Ambiguuskern homologisiert und aus denen er efferente Fasern für quergestreifte Eingeweidemuskeln entspringen läßt, und kleine Zellen, welche katabolische (fördernde) Funktionen für die Eingeweide, Drüsen und Muskeln der Gefäße besorgen sollen.

Von den Resultaten der Untersuchungen Gaskells mußten vor allem seine Ausführungen über die Clarkesche Säule Widerspruch erregen. Konnte ja Mott schon bald nachher zeigen, daß die Mehrzahl der Achsenzylinder der Columna Clarke sich zum Kleinhirn begibt; die feinen zentrifugalen Fasern, welche Gaskell an den vorderen Wurzeln fand, entspringen nach Mott von bipolaren Zellen des Tractus intermediolateralis und solitären Zellen des Seitenhorns. Auch Ziehen negiert die Beziehung der Clarkeschen Säule zu den vorderen Wurzeln, Schacherl konnte beim Menschen solche feinen Fasern, welche durch die vorderen Wurzeln austreten, nur in einem Falle finden, hält das Vorhandensein der Gaskellschen Fasern beim Menschen für wahrscheinlich, aber nicht sicher nachgewiesen.

So hypothetischen Charakter also auch die Ausführungen Gaskells tragen, der Gedanke, daß *die um den Zentralkanal gelagerten Zellgruppen, sowie das Seitenhorn Zentren autonomer Funktionen seien,* blieb das *Leitmotiv* aller weiteren Untersuchungen.

a) Spinale Lokalisation des thorakolumbalen Systems.

Die Bedeutung der einzelnen, für die vegetativen Vorgänge in Anspruch genommenen Zellgruppen ist heute noch kontrovers trotz zahlreicher darauf gerichteter experimenteller Untersuchungen. Dies rührt weniger von der Verschiedenheit der Methode her, studierten doch die meisten Untersucher die nach Läsion der Rami communicantes oder bestimmter sympathischer Ganglien auftretenden Nissl- und Marchi-Veränderungen, als von den Schwierigkeiten der Deutung der Zellveränderungen an jenen kleinen Zellen des Rückenmarks, welche Zentren des vegetativen Nervensystems sein sollen, Schwierigkeiten, welche besonders Lapinski und Cassirer im einzelnen auseinandergesetzt haben.

α) Die Bedeutung des Seitenhorns.

Am ehesten herrscht noch über die *Bedeutung des Seitenhorns* bzw. *des Tractus intermediolateralis* Einigkeit. Die Zellen des Seitenhorns, schon von Stilling als eigene Gruppe hervorgehoben, von Clarke dem Intermediolateraltrakt zugerechnet, von Waldeyer als Seitenhornzellen beim Gorilla genauer beschrieben, wurden besonders von A. Bruce einer eingehenden Untersuchung unterworfen; Takahashi zeigte einen wohl charakterisierten Kern im Seitenhorn, den er bis zu den Amphibien fand; die Seitenhornzellen werden von Jacobsohn als *Nucl. sympathicus lat. sup.* im Seitenhorn des Dorsalmarks (vgl. Abb. 2 u. 3) und im analogen Gebiet des Lumbalmarks und N. sympath. lat. inf. s. sacralis im Sakralmark an der seitlichen Grenze zwischen Vorder- und Hinterhorn beschrieben.

Wir wollen uns vorderhand nur mit *ersterer Gruppe* beschäftigen. Ihre Elemente charakterisieren sich nach Jacobsohn durch folgende Momente als Sympathicuszellen (Abb. 3): 1. Sie liegen dicht gedrängt in Haufen beisammen; 2. sie haben eine charakteristische Keulen- oder polygonale Form mit abgestutzten Fortsätzen; 3. sie besitzen ein homogenes Aussehen und dunkle Färbung im

Nissl-Präparat[1]; 4. im Weigert-Präparat (Abb. 2) hebt sich die Gruppe durch den besonders hellen Farbton der Grundsubstanz gleich der Substantia gelatinosa Rolandi ab.

Schon aus dieser Beschreibung ist ersichtlich, mit welcher Vorsicht die Beschreibungen der verschiedenen Autoren von Veränderungen der Nissl-Struktur dieser Zellen zu beurteilen sind; manche Autoren haben ja das homogene Aussehen und die dunkle Färbung der Zellen direkt schon als Zeichen einer pathologischen

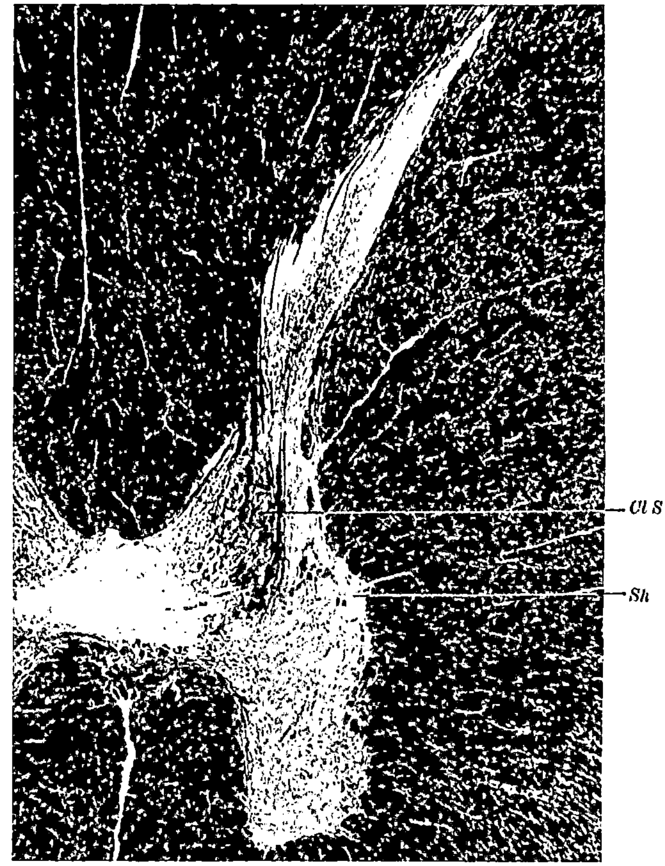

Abb. 2. XII. Thorakalsegment. Mensch. Orig. Weigert-Präparat. *Cl S* Clarkesche Säule, *Sh* Seitenhorn.

Veränderung angesehen und darauf weitgehende lokalisatorische Schlüsse gegründet. Und ebenso müssen Angaben über Ausfall von Markfasern im Seitenhorn beurteilt werden.

---

[1] Gagel sieht neuerdings nach seinen sehr genauen Studien das enge Zusammenliegen der Zellen, die relative Größe des ovalen Kerns, die Unregelmäßigkeit der im allgemeinen streifig angeordneten Nissl-Granula als typisch an. Es ist ihm jedenfalls recht zu geben, daß die Zellform weitgehend durch die Markfaserung und Wachstumsrichtung bestimmt wird; ich möchte sie aber doch nicht zu sehr in den Hintergrund stellen.

Der Nucl. sympathic. lat. sup. reicht nach Jacobsohn von $c_8—l_3$ (nach Gagel bis l_2) und zerfällt manchmal in zwei Zellhaufen, die Pars apicalis an der Spitze des Seitenhorns und die Pars praeangularis am Übergang vom Seiten- zum Hinterhorn. Beide Abteilungen gehen am dorsalen Rande des Seitenhorns ineinander über. Es ist aber L. R. Müller beizustimmen, daß einzelne dieser Zellen manchmal auch in der benachbarten weißen Substanz anzutreffen sind. Am stärksten

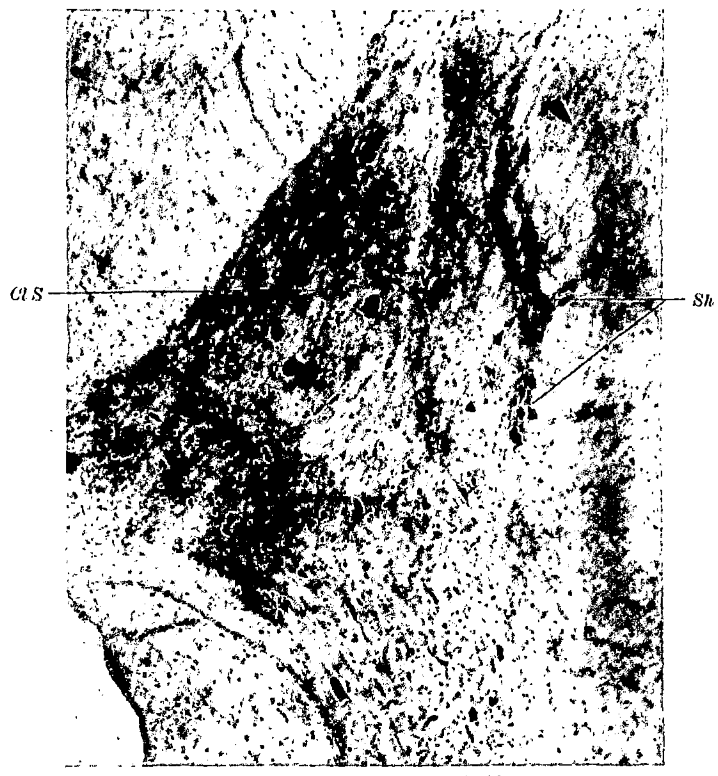

Abb. 3. X. Thorakalsegment. Nissl-Färbung. *Cl S* Clarkesche Säule, *Sh* Seitenhorn.

ist die Säule in d_{12} entwickelt, sie zeigt An- und Abschwellungen und regelmäßige Unterbrechungen.

Sherrington fand bei Katzen die Seitenhörner zwischen c_8 und l_4 besonders entwickelt, also gerade in jenen Segmenten, aus welchen Fasern des thorakolumbalen Anteils des autonomen Systems entspringen, und schließt daraus, daß diese Fasern aus dem Seitenhorn ihren Ursprung nehmen. Biedl ging von den Untersuchungen der Strickerschen Schule aus, welche zeigte, daß der Blutdruck noch durch Einführung von Giften, z. B. Strychnininjektion (W. Schlesinger) erhöht werden kann, wenn die Zentren in der Medulla oblongata ausgeschaltet sind; besonders im unteren Hals- und oberen Brustabschnitt vermutete Stricker wichtige vasomotorische Zentren, nachdem er in diese Segmente den Ursprung der Nn. splanchnici verlegte; Splanchnicusdurchschneidung führte noch zum Druckabfall, wenn die Medulla oblongata und das Halsmark vorher zerstört wurden, aber nicht mehr, wenn auch das obere Brustmark vernichtet war. Die Zerstörung des Brustmarkes rief (bei schon zerstörter Oblongata) dieselbe Blutdrucksenkung hervor wie die Splanchnicusdurchschneidung. Um nun genauer das Zentrum der Nn. splanchnici zu bestimmen, schnitt Biedl bei 3 Hunden aus dem linken Splanchnicus oberhalb des Zwerchfells ein 1 cm langes Stück aus, tötete die Tiere zwischen dem 14. und 18. Tag post operationem und untersuchte nach Marchi und Nissl. Er fand im Rückenmark Zelldegeneration am deutlichsten zwischen c_8 und d_2, und zwar in den Seitenhörnern des untersten Hals- und den Vorderhörnern des oberen Brustmarks, allmählich bis c_6 einerseits, d_5 andererseits abnehmend. Die austretenden Wurzeln enthielten zwischen c_6 und d_5 degenerierte Fasern. Er nimmt demnach den Ursprung der sympathischen Fasern im Halsmark in den Seitenhörnern, im Brustmark in den lateralen Abschnitten der Vorderhörner an. Leider sind die histologischen Befunde Biedls nicht näher im Detail beschrieben. So bleibt es unverständlich, wieso er beispielsweise an diesen, von ihm als Zentren der Splanchnici angenommenen Zellen keine Unterschiede von den die Skelettmuskulatur innervierenden Zellen findet.

Der Ursprung efferenter autonomer Fasern im Seitenhorn, bzw. in der Zona intermedia wird ferner außer von Onuf und Collins, deren Versuche weiter unten zusammenhängend besprochen werden sollen, von Laignel-Lavastine angegeben, der bei Hunden den sympathischen Grenzstrang einer Seite ausriß und nach 19 Tagen bis 3 Monaten das Rückenmark nach Nissl und Marchi untersuchte. Hoeben sah nach Exstirpation des Auges, noch deutlicher nach Entfernung des Ganglion cervicale sup. beim Kaninchen eine Zellgruppe im Halsmark in der Höhe des 6. und 8. Halswirbels zugrunde gehen, welche im Vorder- und Seitenhorn liegt. Die mit diesen Ergebnissen angeblich konformen Resultate von Huet müssen, wie schon Lapinski und Cassirer betonen, mit Vorsicht verwertet werden, denn abgesehen davon, daß, wie der Autor selbst angibt, in einem Teile seiner Präparate die Färbung nicht gelungen ist, findet er nach Entfernung des Ganglion cervic. sup. nicht nur Pyknomorphie und Chromatolyse in der lateralen und zentralen Gruppe des Vorderhorns der operierten Seite zwischen dem 5. und 8. Halswirbel, sondern auch noch Veränderungen in der Oblongata, im Mittelhirn, in den Zellen des zentralen Höhlengraus um den Aquaeduct und im Zwischenhirn in der Wand des 3. Ventrikels. Anderson beobachtete nach Durchschneidung des Halssympathicus bei Katzen nach 39, bzw. 75 Tagen Atrophie der kleinen Zellen des Seitenhorns auf der Seite der Operation, welche Veränderung nur auf diese Zellen beschränkt war. In den ganz ähnlichen Versuchen von Scaffidi zeigten sich Reaktionen nicht nur im lateralen Horn, sondern auch an der Basis der Vorderhörner und Herring konnte gleichfalls nach Halssympathicusdurchschneidung Veränderungen an den Seitenhornzellen auf der Seite der Durchschneidung zwischen c_8 und d_6 nachweisen.

Neben dieser großen Zahl übereinstimmender Befunde treten wohl die negativen Resultate von Lapinsky und Cassirer, die nach Herausnahme sowohl des obersten wie des untersten Halsganglions bei Kaninchen weder Faser- noch Zellveränderungen im Rückenmark konstatieren konnten, an Bedeutung zurück. Auch wird die Anschauung, daß *im Seitenhorn zentrifugale vegetative Fasern entspringen*, neuerdings dadurch gestützt, daß an Silberpräparaten Axone aus dieser Gruppe in die Vorderwurzeln verfolgt werden konnten (Bok, Poljak).

β) Die Bedeutung der Clarkeschen Säule und parazentraler Zellgruppen.

In der älteren Literatur finden wir die Vermutung (Ross, zit. bei Mott), daß die visceralen Krisen bei Tabes von einer Affektion der Clarkeschen Säule herkommen, und Sachs meint, daß die Fasern, welche mit der Clarkeschen Säule in Verbindung stehen, mit der Koordination und der Übertragung von visceralen Sensationen zu tun haben. Wenn sich nun auch die schon erwähnte Annahme von Gaskell, daß die Columna Clarke Ursprungszellen efferenter Fasern enthalte, nicht halten ließ, so scheinen doch die experimentellen Ergebnisse, vor allem die Arbeiten von Onuf und Collins und jene von Laignel-Lavastine bis zu einem gewissen Grade für einen Zusammenhang dieser bzw. parazentral gelegener Zellgruppen mit der Innervation der Eingeweide zu sprechen.

Die Versuche von Laignel-Lavastine (Ausreißen des Sympathicusgrenzstranges bei Hunden) ergaben im wesentlichen die gleichen Veränderungen (Zellschwund, Atrophie, Hyperchromie) an den Zellen der Columna Clarke, den Seitenhornzellen, der parazentralen Gruppe und der Zona intermedia; in dem zweiten der mitgeteilten 3 Versuche wird Marchi-Degeneration in den Hintersträngen und um die Clarkesche Säule beschrieben. Diese Beobachtung erscheint aber noch nicht ausreichend, um die Existenz afferenter Fasern, welche um die Zellen der Clarkeschen Säule sich aufsplittern, anzunehmen, zumal in dem beschriebenen Falle sich in der grauen Substanz Blutungen fanden, mit welchen wohl das Auftreten von Markzerfall zusammenhängen kann.

Was nun die in dieselbe Richtung gehörenden Experimente von Onuf und Collins anlangt, so stellten diese Autoren 3 Versuchsreihen an: 1. Exstirpation des Ganglion stellatum; 2. Entfernung des unteren Teiles des Bruststranges mit den entsprechenden Ganglien und 3. Entfernung eines Teiles der Lumbalganglien. Für die Untersuchung der sensiblen Fasern reichte die Untersuchung nach Marchi aus, zum Nachweis der Ursprungszellen efferenter Fasern studierten sie die Nissl-Veränderungen an 5—8 Wochen alten Katzen, nachdem jüngere den Eingriff nicht überlebten und daher die eigentliche Guddensche Methode keine Anwendung finden konnte. Sie glauben nun, durch ihre Versuche den Nachweis erbracht zu haben, daß die afferenten sympathischen Fasern durch ihre Endäste mit den Zellen der Columna Clarke in Verbindung treten und auch Beziehungen zu den großen Zellen der Zona intermedia eingehen. Ein Teil der Fasern soll um kleine, parazentrale Zellen endigen, aus welchen wieder efferente sympathische Fasern entspringen. Bei jungen Katzen finden sie die Zellen der Clarkeschen Säule und der parazentralen Gruppen vermengt, sie vermuten, daß die beiden Gruppen zum Teil gemeinsame Funktion haben. Die großen Zellen der parazentralen Gruppen scheinen mit afferenten Fasern in Beziehung zu stehen, die kleinen Zentren efferenter Fasern zu sein, speziell den letzteren legen sie vaskuläre Funktionen bei.

Leider sind gegenüber diesen Ergebnissen von Onuf und Collins gewisse Einwände nicht zu unterdrücken, auf welche schon Cassirer in seiner eingehenden Kritik hingewiesen hat. Abgesehen von der geringen Zahl der Versuche (im ganzen 8, davon 5 mitgeteilt) flößt Cassirer vor allem die Doppelseitigkeit der Veränderungen in der Clarkeschen Säule Bedenken ein. Hierfür ließe sich allenfalls in einer teilweisen Kreuzung der eintretenden hinteren Wurzeln ein Substrat finden. Viel bedenklicher aber scheint es mir, wenn ziemlich schwere Zellveränderungen an der Clarkeschen Säule beschrieben werden, trotzdem sie nur Endstätten afferenter Fasern sein sollen. Zwischen der Stärke und Art der Veränderungen in der Clarkeschen Säule, um welche sich afferente Fasern aufsplittern sollen, und den Veränderungen in den Seitenhornzellen, aus welchen angeblich efferente Fasern entspringen, wird von den Autoren kein Unterschied gemacht! Nun wissen wir zwar, daß die „trophischen" Veränderungen das verletzte Neuron überschreiten können, wie aus den Beobachtungen von v. Monakow, Jelgersma, Lapinsky u. a. hervorgeht, andererseits aber konnte beispielsweise Kohnstamm nach Durchschneidung der Hinterstränge an den zugehörigen zweiten Neuronen (Nucl. Goll und Burdach) keine Veränderungen nachweisen.

Auch die Bedeutung der in der Nachbarschaft des Zentralkanals gelegenen *parazentralen Gruppen* erscheint keineswegs sicher. Man muß beispielsweise die Möglichkeit offenlassen, daß hier auch teilweise Fasern entspringen, welche durch die hintere Wurzel austreten, doch meinen die Autoren selbst, daß die an diese Zellgruppe herantretende Marchi-Degeneration afferenten Fasern zugehöre. Wir können auch heute über die Natur dieser Zellgruppen höchstens Vermutungen äußern. Sie scheinen zum Teil den Nebenzellen (Waldeyer, Marburg), zum Teil den Mittelzellen zuzugehören. In den erstgenannten vermutet Wallenberg den Ursprung sekundärer visceraler Bahnen; was die Mittelzellen anlangt, so scheint die Tatsache, daß dieselben mit den Zellen der Clarkeschen Säule in der Stärke ihrer Entwicklung vikariieren (Reich), am ehesten dafür zu sprechen, daß auch sie, wenigstens zum Teil, cerebellopetale Fasern entsenden.

Es ist also zu *vermuten, daß viscerale Impulse,* so weit sie um die Zellen der Clarkeschen Säule, bzw. um die Mittelzellen endigen, unter anderen auch *zum Kleinhirn* geleitet werden. Ein *Teil der Zellen der Intermediärzone,* bzw. der parazentralen Zellen, *mag* immerhin *zentrifugale vegetative Fasern* in die vorderen Wurzeln entsenden, wie besonders Poljak, Terni auf Grund ihrer Präparate annehmen, während Bok der Ansicht zuneigt, daß die parazentrale Gruppe Schaltzellen zwischen dem afferenten Neuron und den Ursprungszellen der zentrifugalen Fasern enthalte. Daß jedenfalls die Zellen der Intermediärzone nicht allein zentrifugale vegetative Fasern entsenden, darauf weist schon der Umstand, daß diese Zellen, wie neuerdings besonders Gagel gezeigt hat, durch das ganze Rückenmark zu verfolgen, also auch in Segmenten anzutreffen sind, wo keine oder nur wenige präganglionären Fasern entspringen.

γ) Die Bedeutung der Substantia gelatinosa Rolandi.

Relativ wenig wurde die *Substantia gelatinosa Rolandi* mit dem autonomen System in Beziehung gebracht. Jacobsohn sah in ihr einen N. sensibilis proprius, auch Hatschek faßte sie mit Rücksicht auf ihre geringe Entwicklung beim Delphin als ein Organ der Hautsensibilität auf, welches bei diesem Tier mangels einer solchen nur sehr schlecht entwickelt ist. Torato Sano macht darauf aufmerksam, daß man nicht ohne weiteres die Substantia gelatinosa Rolandi mit der Substantia gelatinosa trigemini homologisieren könne. Denn die absteigenden V-Fasern sind viel reichlicher als die die Substantia gelatinosa Rolandi begleitende Lissauersche Zone. Trotzdem die letztere in manchen Höhen sehr gering entwickelt ist, findet man die Substantia gelatinosa Rolandi nahezu gleich stark entwickelt wie die Substantia gelatinosa V. Ferner entsprechen den weitgehenden Differenzen in der Stärke der Entwicklung der Substantia gelatinosa Rolandi bei Tieren einer Klasse (z. B. Artiodactyla und Perissodactyla) keine entsprechenden Verschiedenheiten der Hautempfindung dieser Tiere. Der Schluß Sanos allerdings, daß die Häufung dieser Substanz in den caudalen Rückenmarkspartien gegen eine bloß sensible Funktion spreche, scheint mir nicht ganz gerechtfertigt, nachdem ja gerade das in den unteren Rückenmarkspartien lokalisierte Genitale eine besonders entwickelte Sensibilität aufweist. Ferner macht Sano darauf aufmerksam, daß die Substantia gelatinosa Rolandi einen eigentümlichen, bei allen Tierklassen gleichmäßigen Bau aufweist, aus überaus wenig differenzierten, runden Zellen und marklosen Nerven besteht, welch letztere von Rosenzweig in großer Menge dargestellt wurden. Es scheint dieses Gewebe auf niederer Entwicklungsstufe stehen geblieben zu sein, man findet es beispielsweise beim Menschen nicht wesentlich verschieden vom Bau bei Protopterus. Aus dieser Tatsache leitet Sano die Vermutung ab, daß diese Substanz vielleicht autonomen Funktionen diene. Die starke Entwicklung in der Sakralregion im Gebiete der Urogenitalzone soll an eine vasomotorische Funktion denken lassen. Wie schon oben erwähnt, erscheint dieser Schluß mit Rücksicht auf die bedeutende Entwicklung der Genitalsensibilität nicht ganz gerechtfertigt; ob mit der Annahme einer vasomotorischen oder sonstigen autonomen Funktion Differenzen in der Entwicklung bei verschiedenen Tieren erklärt werden können, wäre erst zu beweisen, eine Möglichkeit, welche nicht ganz von der Hand zu weisen ist, wenn man bedenkt, daß die Wärmeabgabe durch die Haut bei verschiedenen Tieren sehr variiert.

Eine Stütze für die Annahme, daß *zentripetale Visceralimpulse auch in die Substantia gelatinosa Rolandi* eintreten, bietet die Untersuchung von Ranson, der marklose Fasern der hinteren Wurzel in die Lissauersche Zone eintreten sah und die Vermutung ausspricht, daß die Substantia gelatinosa Rolandi der Ort ist, wo diese marklosen Fasern endigen.

δ) Segmentale Lokalisation einzelner Organsysteme.

Soweit die Ergebnisse der Degenerationsmethode und der vergleichendanatomischen Untersuchung. Sie geben jedenfalls der Annahme spinaler, segmentaler Zentren autonomer Funktionen eine festere Grundlage. Inwieweit ist es nun aber möglich, *segmentale Zentren* für *bestimmte Funktionen bzw. Organsysteme* des vegetativen Lebens anzunehmen und genauer in bestimmten Höhen des Rückenmarks zu lokalisieren? Diese Frage verdient insbesondere mit Rücksicht auf die topische Diagnostik eine nähere Besprechung.

Seit den klassischen Versuchen von Goltz, bzw. Goltz und Ewald, kann die Existenz spinaler *vasomotorischer* Zentren wohl als gesichert betrachtet werden. Denn es hat sich gezeigt, daß die nach Halsmarkdurchschneidung auftretende Gefäßerschlaffung in den tieferliegenden Körperabschnitten nach einiger Zeit einer weitgehenden Rückbildung fähig ist, Thorakalmarkzerstörung in diesem Stadium zu einer neuerlichen Vasoparalyse in den entsprechenden Körperteilen führt. Ob allerdings ausschließlich die Seitenhornzellen als Gefäßnervenzentren anzusprechen sind (vgl. Pierret, Grasset und Ranzier), kann heute noch nicht mit Sicherheit entschieden werden.

Zur Feststellung der *Segmentlokalisation* hat man die reflektorische Beeinflußbarkeit der Gefäßweite einzelner Körperteile durch Applikation von sensiblen, vor allem Kältereizen auf entferntere Hautpartien bei Querschnittsaffektionen des Rückenmarks studiert. So hat Stursberg bei einem Falle von Querschnittsläsion des Rückenmarks von den unteren Extremitäten aus reflektorisch die Weite der Gefäße der oberen Extremitäten zu beeinflussen gesucht und auf diese Weise gefunden, daß die Vasoconstrictoren für die oberen Extremitäten oberhalb von d_7 und d_8 austreten. Ähnliche Versuche hat Dennig angestellt. Vor allem aber hat L. R. Müller darauf hingewiesen, daß der sogenannte reflektorische Dermographismus (Auftreten hyperämischer und anämischer Flecken bei stärkerer Reizung der Haut in der weiteren Umgebung des Reizorts) bei Zerstörung von mindestens zwei Rückenmarkssegmenten im entsprechenden Dermatombereich nicht auslösbar ist (s. auch Böwing). Die Tatsache, daß zum Zustandekommen dieses Phänomens eine schon recht ausgedehnte Rückenmarkszerstörung nötig ist, weiter auch der Umstand, daß der reflektorische Dermographismus nicht bei allen Individuen gleich gut auslösbar ist, schränken leider dessen Verwertbarkeit für die Höhendiagnose ein.

Die Annahme spinaler *Schweißzentren* ist ebenfalls gut begründet; die vielfach zitierten Beobachtungen von Störungen der Schweißsekretion bei Poliomyelitis (vgl. Higier) scheinen mir allerdings kein stringenter Beweis für die Existenz eigener spinaler Schweißzentren, bzw. für die Annahme, daß sich die Ursprungszellen der sudoralen Fasern in enger Nachbarschaft des Vorderhorns befinden. Läßt sich ja nachweisen, daß bei der Poliomyelitis nicht nur die Spinalganglien mit ergriffen werden (Wickmann, Marburg), sondern daß auch die Ganglien des Grenzstrangs Chromatolyse der Nervenzellen aufweisen (Spiegel und Adolf), so daß es schwer fällt, bei einem so diffusen Prozeß den Ausfall einer bestimmten Funktion eindeutig zu lokalisieren. Die Tatsache allerdings, daß bei spinalen Affektionen von geringer Ausdehnung bestimmte Territorien in einer gewissen Gesetzmäßigkeit wohl abgegrenzte Störungen der Schweißsekretion zeigen, läßt die Annahme spinaler Schweißzentren sehr wahrscheinlich erscheinen. So konnte Schlesinger an Fällen der Literatur und eigenem Material zeigen, daß es zu isolierter halbseitiger Anhidrosis bzw. Hyperhidrosis des Gesichtes, der oberen bzw. unteren Extremitäten kommen könne und daß schließlich die obere Thoraxhälfte, Hals und behaarter Kopf manchmal gemeinsam von Schweißsekretionsstörungen befallen werden[1]. Die darauf begründete Hypothese spinaler Schweißzentren erfährt eine festere Begründung durch die Versuche Luchsingers, der zeigen konnte, daß auch, wenn das Rückenmark von Impulsen von der Medulla oblongata her und von den auf den hinteren Wurzeln zuströmenden Innervationen getrennt ist, Sauerstoffmangel Schweißsekretion bewirkt, was nur durch eine Reizung segmentärer spinaler Zentren erklärt werden kann. Bestimmte Zellgruppen für diese Zentren in Anspruch zu nehmen — schon Charcot vermutete, daß sie an der Basis des Hinterhorns zu suchen seien —, erscheint heute noch unmöglich.

---

[1] Die Schweißzentren für das Gesicht liegen nach Filimonoff in der Gegend von c_8—d_1, jene für die Arme nach Head und Riddoch bei d_{5-7}, für die Beine abwärts von d_{10}.

Viel wichtiger als die spinale Lokalisation der Vasomotoren und Schweißdrüsen erscheinen für die topische Diagnostik und für das Studium der Höhenlokalisation der Grenzstrangganglien im Rückenmark die segmentären Beziehungen
der *Pilomotoren*, da die durch diese Nerven hervorgerufene Gänsehaut die Feststellung scharf abgegrenzter Hautareale gestattet. Daß tatsächlich spinale Zentren
der Pilomotoren existieren, geht am deutlichsten aus der Tatsache hervor, daß bei
Querschnittsunterbrechung des Rückenmarks der caudal von der Läsion gelegene
Rückenmarksabschnitt nach Überwindung der initialen Depression pilomoto-
rische Reflexe zu vermitteln vermag (vgl. weiter unten). Schon Langley hat sich
im Tierversuche (an der Katze) vor allem der Beobachtung der pilomotorischen
Effekte bedient, um mittels Reizung der einzelnen Vorderwurzeln, bzw. Grenzstrangganglien die den letzteren übergeordneten Rückenmarkssegmente festzustellen. Seine diesbezüglichen Ergebnisse habe ich in Abb. 4 schematisch dargestellt.

Beim Menschen hat vor allem André-Thomas an einem recht großen
Material von Querschnittsaffektionen (42 Fälle, 29 autoptisch kontrolliert) mit
Erfolg die durch Hautreizung reflektorisch erzielbare Piloarrektion angewendet,
um die Beziehungen der Grenzstrangganglien zu den einzelnen Rückenmarkssegmenten zu studieren (vgl. auch Böwing, Zierl bei L. R. Müller); zu diesem
Zwecke bestimmt er bei den Querschnittsaffektionen die Ausdehnung der Piloarrektion erstens bei Reizung einer Hautpartie, die mit dem kranial von der Läsion
gelegenen Rückenmarksabschnitt zusammenhängt und zweitens bei Reizung einer
Hautstelle, deren afferente Fasern zu dem caudal von der Läsion gelegenen Teil
des Rückenmarks ziehen. Bei reflektorischer Erregung des kranialen Rücken-
marksabschnittes (am besten Faradisation der Nackenregion) kann man durch
Feststellung der unteren Grenze der Piloarrektion finden, wie weit caudalwärts
die kranial von der Verletzung gelegenen, segmentären Ursprungsstätten der
Pilomotoren die Haut versorgen; denn während normalerweise die Erregung des
Nackenfelds zu einer Piloarrektion der ganzen homolateralen Körperhälfte führt,
also die gesamten Rückenmarkssegmente in Erregung geraten, werden in diesem
Fall nur die kranial von der Verletzung gelegenen Segmente von dem Reflex-
reiz betroffen werden und Erregungen in die Peripherie abgeben. Die Reizung
des caudalen Rückenmarksabschnitts ergibt eine reflektorische Piloarrektion
erst einige Zeit nach dem Trauma, wenn die von ihren höheren Verbindungen
abgetrennten, segmentären Zentren eine gewisse selbständige bzw. erhöhte
Erregbarkeit erlangt haben (spinaler Automatismus), was sich ja auch im Auftreten von gewissen Reflexen von seiten der Skelettmuskulatur (Abwehrreflexe!)
verrät. Die kraniale Grenze der von diesem Abschnitt erhaltenen Gänsehaut-
bildung kann, sofern die kranialsten Segmente des abgetrennten Rückenmarks-
abschnittes erregt werden, anzeigen, wie weit kranialwärts die unterhalb der
Verletzung gelegenen Rückenmarkssegmente Pilomotoren in die Peripherie entsenden. Daß diese kraniale Grenze tatsächlich erreicht wird, hängt natürlich davon ab, daß die gerade unter der Verletzung gelegenen Segmente schon eine
reflektorische Erregbarkeit erlangt haben, bzw. der Hautreiz sie auch tatsächlich erreicht.

Es zeigt sich nun die wichtige Tatsache, daß die vom oberen (= kranial von
der Läsion gelegenen) Rückenmarksabschnitte erhaltene Piloarrektion die Grenz-

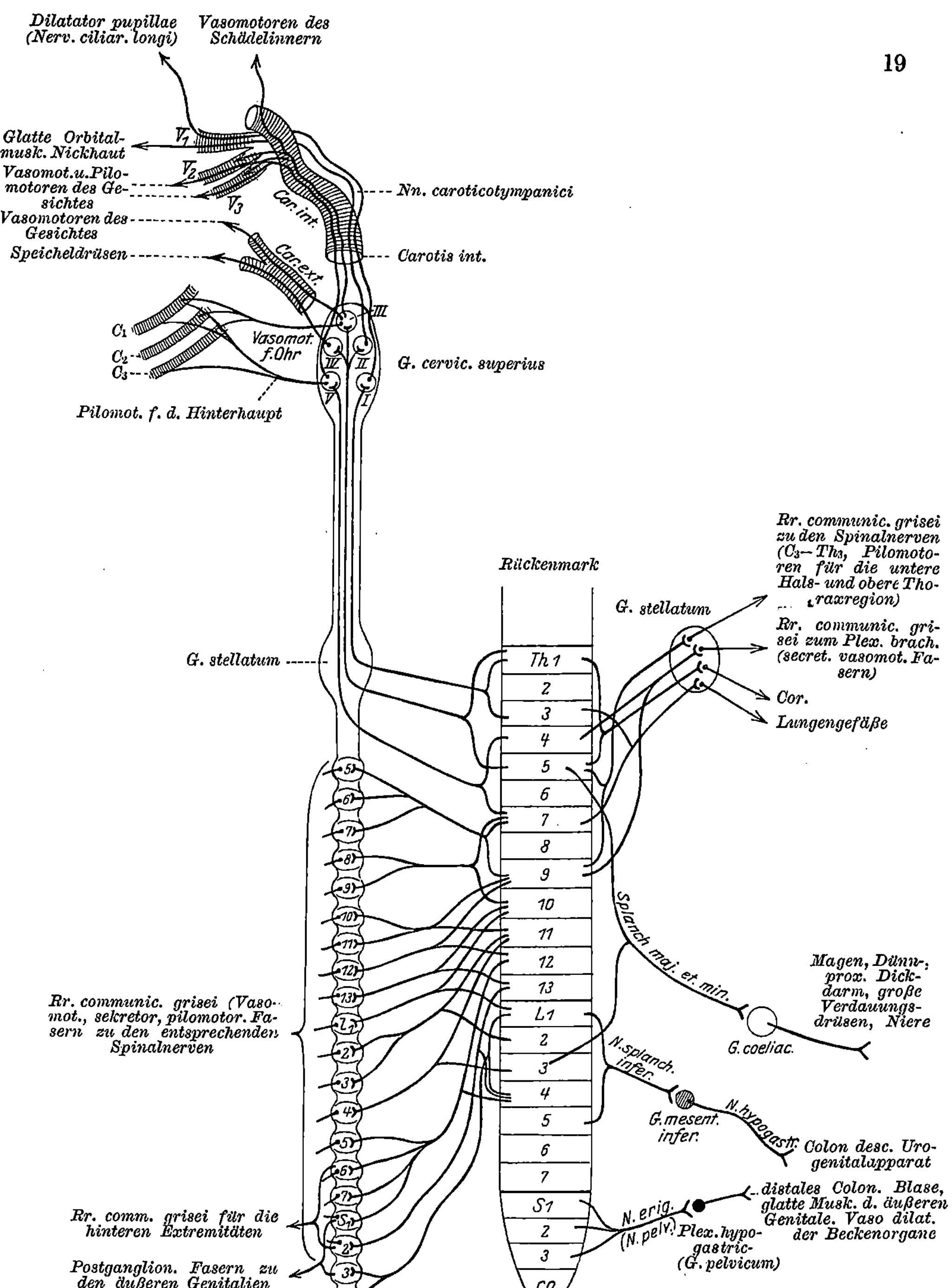

Abb. 4. Schema des spinalen Ursprungs der präganglionären und der peripheren Verbreitung der postganglionären Fasern des thorakolumbalen und sakralen autonomen Systems (vorwiegend nach den Befunden bei der Katze). Die Grenzen des Segmentbezuges sind jedoch sehr wechselnd (vgl. insbesondere Langley: Journ. of physiol., Bd. 15, S. 176, 1894 und Ergebn. d. Physiol., Bd. II/12, S. 818, 1903). Wo mehrere Ganglien ihre präganglionären Fasern aus den gleichen Segmenten beziehen, ist in dem Schema nur eine, in den betreffenden Ganglien sich aufsplitternde Faser gezeichnet und sind die Grenzen des Ursprungs durch eine Gabel markiert. Im Gangl. cervic. superius bedeutet *I* die Ursprungszellen der postganglionären Fasern zum Dilatator pupillae, *II* zur Nickhaut und glatten Muskulatur der Orbita, *III* zu den Vasomotoren, *IV* zu den Speicheldrüsen, *V* zu den Pilomotoren; eine anatomische Sonderung dieser Zellgruppen im Ganglion ist jedoch vorhanden nicht nachweisbar. (Nach Spiegel, Autonom. Nerv. im Handb. d. Physiol. X.)

linie zwischen normaler und erhaltener Sensibilität nach caudalwärts, manchmal auch (bei Zerstörung bloß eines Segments) die vom unteren (caudal von der Läsion gelegenen) Rückenmarksabschnitte erhaltene Gänsehaut diese Grenze kranialwärts überschreiten kann. Dies wird leicht begreiflich, wenn wir uns erinnern, daß die gesamten Grenzstrangganglien ihre präganglionären Fasern bloß aus dem Gebiet von c_8—$l_{2/3}$ beziehen[1], also ein Rückenmarkssegment Fasern zu zahlreichen Grenzstrangganglien entsenden muß; dadurch kommt es, daß das einem Rückenmarkssegment zugehörige sensible Areal kleiner ist als das Innervationsbereich der in diesem Segment vertretenen Grenzstrangganglien, obwohl die postganglionären Äste der einzelnen Grenzstrangganglien sich dem Verzweigungsbereich der zugehörigen Spinalnerven anschließen.

Die diesbezüglichen Resultate der André-Thomasschen Untersuchungen habe ich in Abb. 5 schematisch dargestellt; ein Vergleich mit Abb. 4 zeigt, daß hier mit klinischen Methoden im Prinzip ganz analoge Resultate erzielt wurden wie in den Langleyschen Reizversuchen an der Katze, wenn auch natürlich im speziellen zwischen Mensch und Tier Differenzen in der Verteilung der einzelnen Äste bestehen und weitere Untersuchungen wahrscheinlich noch Details dieses Schemas korrigieren werden.

Ich bin hier etwas näher auf diese Fragen eingegangen, weil die *Beobachtung der Piloarrektion* eine meines Erachtens recht wertvolle und noch zu wenig geübte Ergänzung und *Objektivierung der Resultate der Sensibilitätsprüfung* bei der Höhenlokalisation spinaler Querschnittserkrankungen darstellt. Aus der schematischen Abbildung kann man leicht ablesen, in welcher Höhe eine spinale Erkrankung zu vermuten ist, wenn man die Grenzen der vom oberen, bzw. unteren Rückenmarksabschnitt ausgelösten Piloarrektion festgestellt hat. Reicht beispielsweise die vom Nackenfeld auslösbare Piloarrektion bis einschließlich d_{10}, so werden die spinalen Zentren des 11. Thorakalganglions nicht mehr erregt werden können, die Läsion muß zwischen dem 7. und 8. Brustsegment ihre obere Grenze haben. Kann man nun bei Reizung der unteren Körperhälfte in dieser nach aufwärts bis einschließlich d_6 Piloarrektion auslösen, so gerät wohl das 9., aber nicht mehr das 8. Thorakalsegment in reflektorische Erregung, die Läsion hat also zwischen dem 8. und 9. Brustsegment ihre untere Grenze.

Wir haben gesehen, daß spinale, segmentäre Zentren für die wichtigsten vegetativen Elemente der Haut: die Gefäße, die Schweißdrüsen und die Musc. arrectores bestehen; alle diese Zentren werden vermutungsweise ins Seitenhorn verlegt. Man muß sich damit die Frage nach dem *gegenseitigen Verhältnis dieser spinalen Zentren* der vegetativen Elemente der Haut vorlegen. Müssen wir gesonderte Zentren für jedes dieser Organe annehmen oder hängen sie irgendwie miteinander zusammen? Wenn wir bedenken, daß die Zahl der in ein sympathisches Ganglion aus dem Rückenmark einstrahlenden, präganglionären Fasern geringer ist als die der austretenden postganglionären Fasern zu den peripheren Organen (Bidder und Volkmann), so liegt der Gedanke nahe, daß in der Hauptsache die gleichen Rückenmarkselemente (vor allem Seitenhornzellen?) die Zen-

---

[1] **Anmerkung:** Nach Böwing soll allerdings auch das Sakralmark beim Zustandekommen der reflektorischen Piloarrektion und zwar im Bereiche der sakralen Dermatome eine Rolle spielen, was aber mit den allgemein üblichen Vorstellungen von der spinalen Vertretung des thorakolumbalen Systems schwer vereinbar ist.

tren sowohl der Vasoconstrictoren, als auch der Schweißdrüsennerven und der Piloarrektoren darstellen, indem die präganglionären Fasern aus diesen Zellen in den sympathischen Ganglien Kollateralen zu den peripheren Neuronen all dieser Innervationen entsenden. Diese Anschauung würde vor allem auch begreiflich machen, wieso durch Reizung der von höheren Zentren kommenden

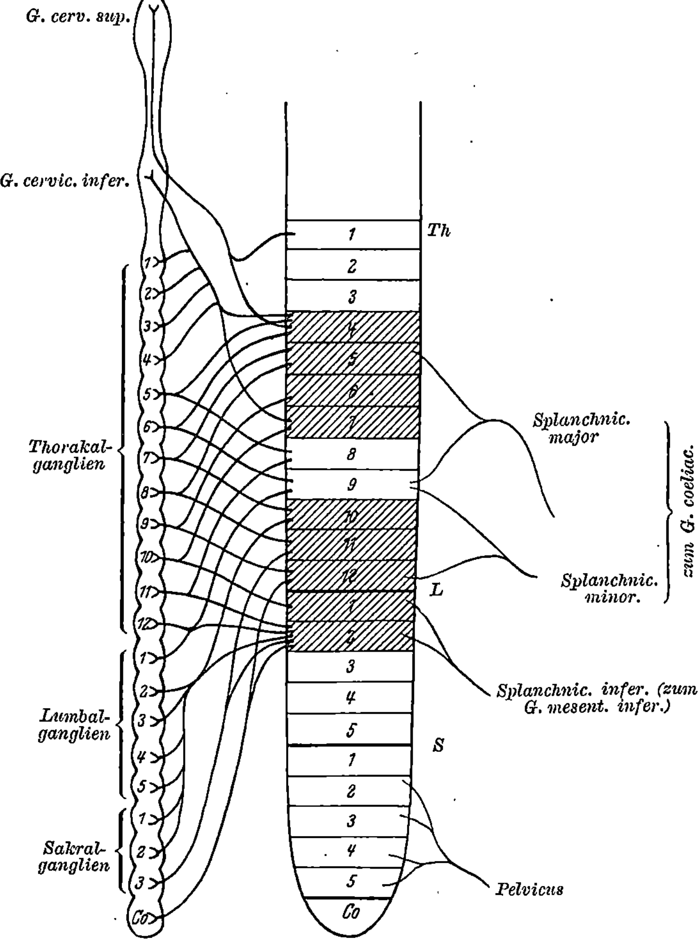

Abb. 5. Schema des spinalen Ursprungs der präganglionären Fasern des thorakolumbalen und sakralen autonomen Systems beim Menschen (dargestellt vorwiegend nach den Ergebnissen der André-Thomasschen Untersuchungen der reflektorischen Piloarrektion bei Rückenmarksläsionen). *Th* Thorakalsegmente, *L* Lumbalsegmente, *S* Sakralsegmente, *Co* Coccygealsegmente bzw. G. coccyg. Ursprungsgebiete der präganglionären Fasern zu den Extremitäten schraffiert.

Bahnen die mannigfachsten vegetativen Effekte auslösbar sind. Man wird vielleicht hiergegen einwenden, daß diese drei verschiedenen Innervationen relativ unabhängig voneinander vom Zentrum aus in Erregung versetzt werden können. Diese Tatsache stellt aber meines Erachtens noch keinen Beweis dafür dar, daß verschiedene spinale Zentren für diese drei Innervationen bestehen; wissen wir ja, wie weitgehend die Wirkung zentraler Erregungen auf das Erfolgsorgan

vom Zustand des betreffenden Organs abhängt. Auch der Zustand der Ursprungszellen der postganglionären Fasern, bzw. der begrenzenden Synapsen mag eine
Rolle spielen. Damit soll natürlich keineswegs geleugnet werden, daß vielleicht
in manchen Segmenten einzelne Seitenhornzellen vorwiegend Fasern zu Pilomotoren, andere zu Schweißdrüsennerven oder Constrictoren der Gefäße entsenden
können.

Viel umstritten ist die Frage eines *Centrum ciliospinale.* Budge hatte auf
Grund seiner Versuche ein Zentrum für die Dilatation der Pupillen zwischen dem
6. Hals- und dem 4. Brustwirbel angenommen, nachdem er bei Kaninchen nur
innerhalb dieser Abschnitte bei Reizung des Rückenmarksquerschnittes Pupillenerweiterung erzielen konnte (C. ciliospinale inferius). Außerdem vermutete er ein
höher gelegenes Zentrum (C. ciliospinale superius), das er in die Gegend des Hypo-
glossusursprunges verlegte, weil die Durchschneidung der Anastomose zwischen
dem Nervus XII und dem Sympathicus ähnliche Effekte an der Pupille bewirkte
wie die Entfernung des oberen Halsganglions. Die Frage dieses letzteren Zentrums,
dessen Existenz von Schiff, Salkowsky u. a. (ausführliche Angaben bei Braunstein) verteidigt wurde, erübrigt sich, nachdem keine Zellgruppe in der Medulla
oblongata bekannt ist, welche als Zentrum pupillenerweiternder Fasern angesehen werden könnte und die von den genannten Autoren beobachteten Effekte
(gleichseitige Miosis nach halbseitiger Durchschneidung oberhalb des C. ciliospinale infer.) durch Vernichtung der vom Karplus-Kreidlschen Zwischenhirnzentrum absteigenden Bahnen (s. später) genügend erklärt werden.

Dagegen muß die Existenz eines C. ciliospinale inf. als höchstwahrscheinlich
hingestellt werden. Langendorff konnte zeigen, daß die nach halbseitiger
Durchschneidung des Halsmarkes auftretende, vorübergehende Verengerung der
gleichseitigen Pupille bei Kaninchen und Katzen von einer viel erheblicheren,
dauernden Pupillenkontraktion gefolgt wird, wenn dazu die Durchschneidung des
Halssympathicus tritt. Ebenso fand er, wenn er rechts das Halsmark, links den
Halssympathicus durchschnitt, auf der linken Seite die Pupille dauernd enger
als auf der Gegenseite, woraus er auf die Existenz dauernd tätiger spinaler
Zentren schließt. Karplus und Kreidl wenden zwar diesen Versuchen gegenüber ein, daß sie wenigstens für die Katze nachgewiesen haben, daß jede Hals-
markseite Impulse zu beiden Sympathicis sendet, daß daher der verschiedene
Effekt der Halsmarkdurchschneidung und der einseitigen Sympathicusdurch-
schneidung wohl verständlich sei (3. Mitteilung), geben aber doch zu, daß die
Versuche Luchsingers an strychninvergifteten Katzen, ebenso wie die Ander-
sons (geringe Pupillenerweiterung, Zurückziehen der Nickhaut und Lidspalt-
erweiterung bei elektrischer Ischiadicusreizung auch nach Durchschneidung
des Rückenmarks in der Höhe von C_1) für die Existenz eines Centrum ciliospinale sprechen.

Bei der Unsicherheit der Physiologen über die Existenz dieses Zentrums gewinnt der *anatomische Nachweis* einer bestimmten Zellgruppe an der Grenze
zwischen Hals- und Brustmark als Ursprungsstelle von Pupillenfasern (Jacobsohn) an Interesse. Ein Carcinom der linken Schlüsselbeingrube hatte fast alle
Nerven des Plexus brachialis zur Degeneration gebracht und außer motorischen
und sensiblen Lähmungserscheinungen der linken oberen Extremität auf der
gleichen Seite zum oculopupillären Symptomenkomplex geführt. Die histologische

Untersuchung wies Degeneration an den multipolaren Zellen der lateralen Zellgruppe des linken Vorderhorns von d_1—c_4 und der Zellgruppe an der Spitze des Seitenhorns zwischen Hals- und Brustmark nach. Diese letztere Zellgruppe wird von Jacobsohn als das eigentliche Centrum ciliospinale betrachtet. Die Höhenlokalisation stimmt auch gut mit den Untersuchungen von A. Klumpke, welche gezeigt haben, daß der oculopupilläre Symptomenkomplex an den Ramus communicans des 1. Brustnerven gebunden ist.

Für die *efferente* Innervation der *Eingeweide* läßt sich nur der Segmentbezug der zum zugehörigen prävertebralen Ganglion (Solarplexus, G. mesenteric. inferius) ziehenden präganglionären Fasern angeben (eingezeichnet in Abb. 4 und 5), ohne daß sich aber etwas Sicheres darüber aussagen läßt, welche Segmente etwa innerhalb des ausgedehnten Ursprungsbereichs der Nn. splanchnici Fasern zu den einzelnen, vom Plex. solaris versorgten Organen entsenden.

Eher läßt sich darüber etwas aussagen, in welche Rückenmarkssegmente die *zentripetalen Fasern aus den einzelnen inneren Organen* einstrahlen. Wissen wir ja, insbesondere durch die Studien von Head, daß es bei irritativen Erkrankungen innerer Organe zu einer Hyperalgesie der in den gleichen Segmenten lokalisierten Hautzonen kommen kann, wahrscheinlich dadurch, daß die zentripetale Erregung aus dem inneren Organ auf benachbarte Hinterhornzellen irradiiert, in welche afferente Impulse aus der Körperdecke einstrahlen. Aber nicht nur das Studium der cutanen Hyperalgesie bei visceralen Erkrankungen ergibt Hinweise für die segmentale Zugehörigkeit innerer Organe. Die paravertebrale Injektion (in die Gegend der Rami communicantes) hat gelehrt (Kappis und Läwen, Mandl u. a.), daß durch Anästhesierung bestimmter Rami communicantes, bzw. der in ihnen enthaltenen, zum Spinalganglion ziehenden zentripetalen Fasern Schmerzen von seiten der verschiedenen Eingeweide behoben werden können. Aus der folgenden Tabelle sind die Ergebnisse dieser beiden Methoden ersichtlich.

	Head	Kappis u. Läwen
Herz	c_3—$_4$, d_1—$_8$	
Lunge	c_3—$_4$, d_3—$_9$	
Oesophagus		d_5—$_6$
Magen	c_4 ($_3$?), d_7—$_9$, ($_6$—$_{10}$?)	d_6—$_8$ ($_9$)
Leber	c_3—$_4$, d_7—$_{10}$ ($_6$?)	d_9—$_{10}$
Brustdrüsen	d_4—$_5$	
Gallenblase	d_8—$_9$ ($_7$?)	d_9—$_{10}$
Darm	d_9—$_{12}$	d_9—$_{10}$ Dünndarm
Hoden	d_{10}—$_{12}$	d_{11}—$_{12}$ Dickdarm
Ovar	d_{10}	
Nieren und Urethra	d_{10}—l_1 ($_2$?)	Niere d_{11} ($_{12}$)—l_1
Uteruskontraktionen	d_{10}—l_1 (l_2?)	
Muttermund	s_2—$_4$ ($_1$?)	
Prostata	d_{10}—$_{12}$, s_1—$_3$ (l_5?)	
Nebenhoden	d_{10}—$_{12}$	
Adnexe	d_{11}—l_1	d_{12}—l_1
Harnblase (Detrusor)	d_{11}—l_2	
Harnblase (Schleimhaut und Hals)	s_3—$_4$	
Rectum	s_2—$_4$	

b) Spinale Lokalisation des sakralen autonomen Systems.

Dem *sakralen autonomen System* gebührt nicht nur nach seinem funktionellen
und pharmakodynamischen Verhalten, sondern auch nach den Besonderheiten des
anatomischen Aufbaues der spinalen Zentren eine eigene Stellung. Die Modifikation des Querschnittes wird vor allem dadurch bedingt, daß von s_3 abwärts
(L. R. Müller) die Vorderhörner der großen motorischen Ganglienzellen ent-

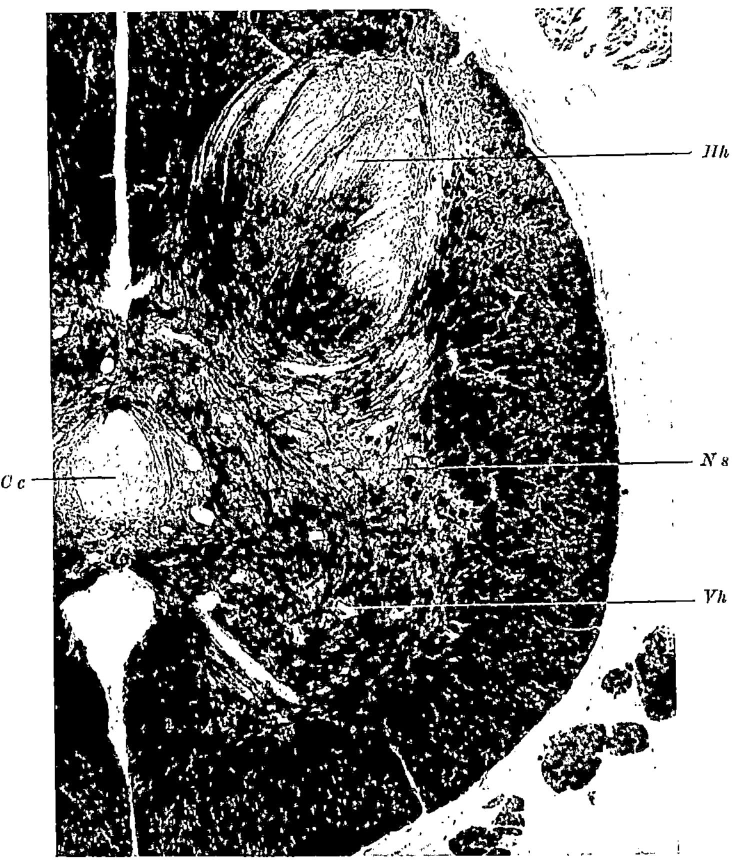

Abb. 6. IV. Sakralsegment. Mensch. Weigert-Präparat. *C c* Canal. centralis, *Hh* Hinterhorn,
N s N. symp. lat. inf., *Vh* Vorderhorn.

behren und an der Übergangszone vom Vorderhorn zum Hinterhorn Gruppen von
Ganglienzellen auftreten. Es ist Jacobsohns *N. sympath. lat. inferior sive sacralis* (Abb. 6 u. 7), der nach diesem Autor von s_2 bis ins Coccygealmark reicht und,
im Seitenwinkel zwischen Vorder- und Hinterhorn liegend, tief in die graue Substanz hineinragt, am stärksten im 3. und 4. Sakralsegment entwickelt ist. Diese
Zellgruppe wird von den verschiedenen Autoren (Waldeyer, Onuf, Irismesco-
Parhon, Sano, de Buck) als homolog den Seitenhornzellen, bzw. dem Tr. intermediolateralis angesehen.

Von den oben betrachteten Zellgruppen findet im Sacralmark die Clarkesche Säule im N. sacralis Stilling ihr Homologon, welcher nach Schilder teils aus

Zellen der Clarkeschen Säule, teils aus Mittelzellen besteht, nach den Untersuchungen von Lenhossek bezüglich seiner Nervenfortsätze dasselbe Verhalten zeigt wie die Clarkesche Säule. Neue Zellgruppen treten an der medialen und ventralen Zirkumferenz des Vorderhorns hinzu, welche von Jacobsohn als N. sympath. medialis lumbosacralis beschrieben werden. Diese Zellen reichen nach Jacobsohn von l_4 bis ins Coccygealmark, treten zuerst am medialen Rand des Vorderhorns auf, rücken dann bei s_2 an den ventralen Rand und vereinigen sich schließlich in der Höhe von s_3 mit dem N. sympath. lateralis inf., um von s_4 abwärts mit

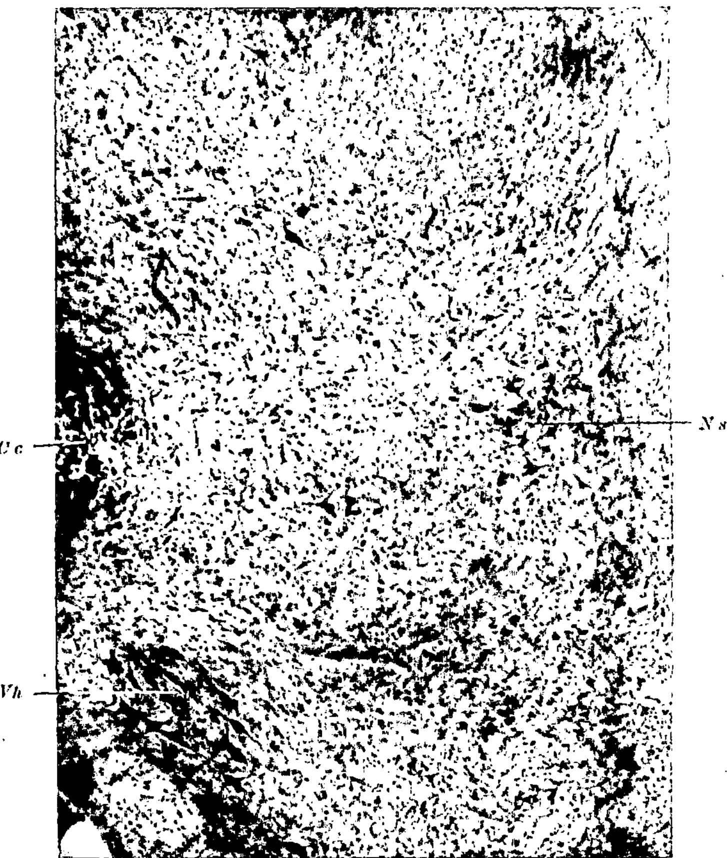

Abb. 7. Übergang vom III. zum IV. Sakralsegment. Mensch. Nissl-Präparat. Bezeichnung wie Abb. 6.

diesem gemeinsam das Vorderhorn und die Z. intermedia zu erfüllen. Es sei gleich vorweggenommen, daß die Zurechnung der medialen Zellgruppe zum autonomen System jedoch durchaus hypothetischer Natur ist und Jacobsohn bei dieser Aufstellung nur vom anatomischen Charakter dieser Zellformation geleitet ist (s. auch Bertrand und Bogaert).

Für die genauere Zuordnung *bestimmter Teile* des Querschnittes zu bestimmten Organen liegen wenig brauchbare Beobachtungen vor. Onuf gliedert die Gruppen des Sakralmarks folgendermaßen. Im Vorderhorn nimmt er die anterolaterale und posterolaterale Gruppe für die unteren Extremitäten in Anspruch, die antero-

mediale Gruppe bildet die Fortsetzung der Kerne der Rückenmuskeln, im postero-
medialen Kern wird dagegen das Zentrum der Perinealmuskeln, des Sphincter ani
et vesicae vermutet. In der Höhe von s_2 tritt an Stelle der anterolateralen Gruppe
eine aus kleinen, multipolaren, dicht gedrängten Zellen bestehende Gruppe
(Gruppe X) auf, welche er als charakteristisch für das 2. Sakralsegment betrachtet und in der er das Zentrum des M. ischiocavernosus oder erector clitoridis
und des M. bulbocavernosus oder M. sphincter vaginae sieht. An der Basis des
Hinterhorns finden sich Zellen, welche nicht den Vorderhorntypus haben und dem
Tractus intermediolateralis bzw. den von ihm und Collins beschriebenen parazentralen Gruppen entsprechen sollen. Diese Gruppe ist in s_3 besonders stark entwickelt, er lokalisiert hierher den Detrusor vesicae, Zentren für die Erektion und
Ejaculation, die Entleerung des Rectum und des Uterus. Auf Grund welcher
Tatsachen er zu dieser detaillierten Lokalisation gelangt ist, bleibt gänzlich un-
verständlich, sie ist durchaus hypothetisch.

Mehr Interesse verdienen die Versuche von Sakai, Aufschlüsse über die
Lokalisation der Beckenorgane von dem Gedanken ausgehend zu gewinnen, ob
sich Unterschiede im Bau des Conus terminalis *bei Mann und Frau* finden. Schon
Bräutigam machte darauf aufmerksam, daß die Stillingschen Abbildungen
vom männlichen Conus in der Höhe von s_2 schmälere und spitzere Vorderhörner
aufweisen, während sie beim Weibe mehr abgerundet erscheinen. Bei der mikroskopischen Untersuchung zeigen sich nach Sakai vor allem Differenzen im Bau
der medialen Kernsäule. Diese Zellgruppe zeigt beim Weibe eine größere Höhenausdehnung, während sie dagegen beim Manne auf eine geringere Höhenausdehnung zusammengedrängt und daher stellenweise zellreicher ist als bei der Frau,
Differenzen, die vor allem bis zur Entwicklung der Pubertät deutlich sind, beim
Erwachsenen dagegen wieder geringer werden. Zwischen der medialen Kernsäule
und den motorischen Vorderhornzellen findet er im ventralen Vorderhorngebiet
eine Gruppe, welche beim Weibe zellreicher ist als beim Manne. Ob aber dieser
Zellreichtum ein absoluter ist, läßt sich nicht entscheiden, da die Ausdehnung der
Gruppe beim Manne durchschnittlich größer ist. Von den großen motorischen
Vorderhornzellen zeigt nur die ventrolaterale Gruppe ein gewisses Überwiegen
beim weiblichen Geschlecht.

Es entsprechen also auch die Ergebnisse dieser Untersuchungen nicht den an sie
geknüpften Erwartungen, die gefundenen Differenzen reichen nicht aus, um eine
genaue Lokalisation aus ihnen abzuleiten.

Am ehesten kann man noch Aufschlüsse über die genauere spinale Lokalisation der Beckenorgane von Fällen erwarten, in welchen ein einzelnes dieser
Organe bzw. die anliegenden Zellgruppen des Plex. hypogastricus zerstört wurden,
so daß die Endigungen der in diese Ganglien einstrahlenden, präganglionären
Pelvicusfasern geschädigt wurden und eine Degeneration der Ursprungszellen
dieser Fasern zu erwarten ist. So untersuchte de Buck das Sakralmark 21 Tage
nach einer Rectumresektion und fand Veränderungen im medialen Kerngebiet
und im Tractus intermediolateralis, sowie in Gruppen kleiner Zellen hinter den
Kernen der unteren Extremitäten. Im Falle von Bruce (Amputation der unteren
Extremität, bei welcher außer einigen Beckenmuskeln durch die Operation der
Schamnerv lädiert wurde) fand sich außer den motorischen Kernen der unteren
Extremitäten und des Beckens ein Teil der inneren Säule der Sakralregion in

Reaktion. Er meint, daß die Blase bzw. der Levator und Sphincter ani ihren Kern in der inneren Säule von s_3 und s_4 haben. Sano wieder bringt diese Zellgruppe mit dem M. ischiococcygeus und dem Levator ani in Beziehung, während die Perinealmuskulatur in der Columna intermediolateralis vertreten sein soll. Die Zellgruppe X von Onuf soll in ihren vorderen Anteilen dem Sphincter vesicae, in ihrem rückwärtigen dem Sphincter ani zugehören. Ähnlich betrachtet Marinesco nach Versuchen am Hunde die Gruppe X als Zentrum des Sphincter ani, während er den M. levator in die anterointerne Gruppe von s_1 und s_2, die perinealen Muskeln in eine nach außen vom Kern X gelegene Gruppe lokalisiert.

Irimesco und Parhon konnten in einem Falle von Zerstörung des Sphincter und Levator ani durch Gangrän das Rückenmark nach 10 Tagen, in einem zweiten Falle (Eiterung nach Perianalfistel) nach 3 Monaten untersuchen. Sie gelangen zu folgenden Ergebnissen. Nach abwärts von s_2 findet sich hinter dem Kern X von Onuf eine Gruppe von etwas größeren Zellen, welche mit den perinealen Muskeln in Verbindung stehen und der beim Hund von Marinesco beschriebenen, außen vom Kern X befindlichen Gruppe entsprechen sollen. Die Intermediolateralgruppe steht mit dem Rectum und vielleicht mit der Blase in Beziehung. Neben dieser Gruppe finden sie zwischen Vorder- und Hinterhorn eine weitere Zellanhäufung, welche sie mit dem Sphincter ani in Verbindung bringen, die innere Gruppe dagegen soll am ehesten mit dem M. ischiococcygeus (wie auch Sano meint) in Beziehung treten. Die Bedeutung der Gruppe X halten sie dagegen noch für unbekannt.

Man sieht, daß die Angaben über die Zugehörigkeit einzelner Organe zu bestimmten Zellgruppen ziemlich voneinander abweichen. Dies rührt zum Teil daher, daß in den meisten dieser Fälle die verschiedensten Muskelgruppen bzw. Organe gleichzeitig betroffen sind, infolgedessen auch immer mehrere Zellkolonien in Reaktion gefunden wurden, so daß die Zuordnung einer bestimmten Zellgruppe zu einem bestimmten Muskel bzw. einem bestimmten Organ mehr minder willkürlich ist. Es ist aber auch gar nicht zu erwarten, daß jedem einzelnen Beckenorgan eine eigene, umschriebene Zellgruppe entspreche, hat sich ja auch für die Skelettmuskulatur ergeben, daß die einzelnen Muskeln nicht von gesonderten Kernen versorgt werden. In der Ablehnung umschriebener Zentren für einzelne Organe werde ich durch die histologischen Befunde Ishikawas am Sakralmark von Hunden bestärkt, welchen ich in der einen Versuchsreihe den rechten Nerv. pelvicus durchschnitt, in einer zweiten Versuchsreihe den Uterus samt den angrenzenden Gangliengruppen exstirpierte. An den Tieren, an denen die Pelvicusdurchschneidung vorgenommen worden war, zeigten sich 3 Wochen p. op. degenerative Veränderungen (Schwellungserscheinungen, weiter Zellschrumpfung und -schwund) vor allem im lateralen Anteil der im Winkel zwischen Vorder- und Hinterhorn gelegenen Zellgruppen, eine Veränderung, die im 2. und 3. Sakralsegment am schwersten ausgesprochen war. Aber auch noch im 1. Sakralsegment, bzw. den letzten Lumbalsegmenten konnte Degeneration einzelner Zellen festgestellt werden, wobei sich zeigte, daß auch einzelne mittelgroße, lateral gelegene Zellen des Vorderhorns affiziert waren. An den Tieren der zweiten Versuchsreihe, bei welchen der Uterus samt den anliegenden Ganglien exstirpiert worden war, fanden sich nach der gleichen Zeit ganz ähnliche Veränderungen wie nach der Pelvicusdurchschneidung, in s_2 und s_3 am stärksten ausgesprochen, aber auch noch bis in die beiden letzten Lumbalsegmente nachweisbar. Für unsere Frage ist hier aber insbesondere bemerkenswert, daß nicht ein scharf umgrenzter Abschnitt der im Winkel zwischen Vorder- und Hinterhorn gelegenen Zellen degenerierte, sondern an den verschiedenen Querschnitten einzelne Zellen Degenerationserscheinungen aufwiesen, ohne daß sich diesbezüglich eine besondere Anordnung feststellen ließ.

Wir müssen nach all dem vermuten, daß *vor allem die Zellen des N. sympath. later. infer. als Ursprungsstätte der Pelvicusfasern* in Betracht kommen, daß aber innerhalb dieser Gruppe *keine abgegrenzten Kerne für die einzelnen Beckenorgane bestehen.*

Zu ähnlichen Schlußfolgerungen führt uns das Studium des *Segmentbezugs* der Beckenorgane. Zunächst orientiert die folgende Tabelle über die diesbezüglichen Angaben der einzelnen Autoren (ausführliche Zusammenstellung der physiologischen bzw. klinischen Literatur bei Langley, Anderson, Bechterew, Langendorff, L. R. Müller).

Man sieht, daß die klinischen und experimentellen Erfahrungen mit Ausnahme der Frage der spinalen Lokalisation der inneren Genitalien ziemlich gut übereinstimmen. Es muß auffallen. daß diese von seiten der Sakralnerven nicht innerviert werden sollen (Langley und Anderson), während wir sonst für die meisten inneren Organe eine doppelte Innervation durch das thorakale autonome System einerseits, das kraniale bzw. sakrale andererseits kennen. L. R. Müller und Dahl gehen merkwürdigerweise auf diese Frage nicht näher ein und nehmen an, daß der Reflexbogen der Ejaculation durch das obere Lumbalmark verläuft, obwohl L. R. Müller selbst in einer älteren Arbeit das Ejaculationszentrum nach s_3 verlegt hatte. Auch neuere Erfahrungen (Boenheim) sprechen dafür, daß doch das Sakralmark am Zustandekommen der Ejaculation nicht unbeteiligt ist, nachdem es bei Herden im Conus terminalis zu Störungen der Ejaculation kommen kann (s. unten). Auch für den Uterus muß ich nach den gerade angeführten Ishikawaschen Befunden nach Exstirpation dieses Organs zur Anschauung gelangen, daß auch die sakralen Zentren an dessen Innervation mitbeteiligt seien, womit auch die Tatsache in Einklang steht, daß parasympathisch erregende Pharmaka Uteruskontraktionen auslösen können (E. Kehrer).

Dagegen scheint es mir unmöglich, wovon mich auch wieder die Befunde nach Uterusexstirpation überzeugt haben, die sakralen Zentren der einzelnen Organe ausschließlich in je ein bestimmtes Segment zu verlegen. Ähnlich wie wir von der Skelettmuskulatur wissen, daß die meisten Muskeln plurisegmental innerviert werden, scheint auch für die einzelnen Beckenorgane zu gelten, daß sie von mehreren Segmenten her präganglionäre Fasern erhalten, ihre Rückenmarkszentren sich also in der Höhenausdehnung überdecken. Die Angabe, daß ein bestimmtes Hohlorgan in einem bestimmten Segment vertreten sei, kann daher höchstens in dem Sinne gelten, daß dieses Segment vornehmlich, aber nicht ausschließlich efferente Fasern zu dem betreffenden Organ entsendet.

Für die *klinische Diagnostik* verliert die Frage des genaueren Segmentbezuges bezüglich der *Blase* auch darum an Bedeutung, weil es, wie L. R. Müller zuerst betont hat und auch die Erfahrungen des letzten Krieges bestätigt haben (Marburg und Ranzi, Schwarz, Böwing), bei Erkrankungen des Conus terminalis oder der Cauda equina zu ganz ähnlichen Störungen von seiten der Blase kommen kann wie bei Querschnittsläsionen in höheren Segmenten. Initial kann, wie beispiels-

	Blase	Mastdarm	Erektion	Ejaculation	Uterus u.Vag.
Budge	3.—5. Sakralnerv	4. Lendenwirbel		4. Lendenwirbel entsprechend d. 4. Lumbalnerv.	4. Lendenwirbel (Kaninchen)
Eckhard			s_1—s_3		
Körner					1. u. 2. Lendenwirbel (Sakralnerven) (Hund)
Nawrocki und Skäbitschewsky	4. und 5. Lumbalwurzel zum Plexus hypogastric. 2. und 3. Sakralnerv zu den Nn. erigentes				
Sherrington	Katze l_3—l_5; Affe $l_2(_3)$—$l_4(_5)$		Affe s_2—s_3	Vas deferens: Affe l_2 u. l_3;. Katze l_3 u. l_4	Vagina: äuß. Sphincter: Affe s_2 u. s_3; Katze s_1 u. s_2
Kirchhoff	s_3—s_4				
Oppenheim	s_3—s_4				
Sarbó	s_1 s_4				
Langley-Anderson	Katze und Hund s_2 und s_3; Kaninchen s_3 und s_4, (l_2) l_3, l_4	Kolon, Rectum und Sphincter ani internus bei Kaninchen l_2 bis l_5, s_3 und s_4, cocc. 1 oder 2. Katze l_2—l_4 (l_5) (s_1) s_2 und s_3	Katze s_1—s_3; Kaninchen s_2—s_4. Kontraktion der Arterien des Penis: Katze Thorac. 13, (l_1), l_2, l_3-l_5; Kaninchen l_2—l_5	Kaninchen l_2—l_5; Katze l_3—l_5. Sakralnerven enthalten keine Bewegungsnerven für die inneren Geschlechtsorgane	
Schlesinger	s_4	Distal vom Blasenzentrum			
Bechterew und Pussep			Nach Reizversuchen zwischen l_4—s_1, nach der Degenerationsmethode zwischen l_7—s_2	Prostata l_6—s_2	
L. R. Müller	s_4	Sphincter ani externus s_5	s_2	s_3	
Müller und Dahl			s_3	Oberes Lumbalmark	

weise die Beobachtungen der letztgenannten Autoren an den Kriegsverletzten der Eiselsbergschen Klinik zeigten, sowohl Inkontinenz mit Harnträufeln und Ausdrückbarkeit der Blase als auch Retention, ein Unvermögen, den M. sphincter vesicae zu erschlaffen, entstehen. Weiter entwickelt sich das beim Hund von Goltz, beim Menschen von L. R. Müller beschriebene Bild der automatischen Blase[1]: der Harn wird „automatisch" (eigentlich reflektorisch infolge der Blasendehnung durch denselben) in Zwischenräumen ausgestoßen. Die experimentell von Zeißl, Langley, Anderson u. a. erwiesene Tatsache, daß die im Sakralmark entspringenden Nn. erigentes die Harnaustreibung fördern, die im Lendenmark lokalisierten Nn. hypogastrici diese Funktion bis zu einem gewissen Grade hemmen (Druckherabsetzung in der Blase bei Hypogastricusreizung), diese Tatsache der doppelten Beeinflussung vom lumbalen und sakralen Zentrum her hat dagegen in der Klinik noch keinen semiologischen Ausdruck gefunden, was damit zusammenhängen mag, daß auch doppelseitige Hypogastricusdurchtrennung zu relativ geringen Änderungen der Blasentätigkeit führt (s. besonders Dennig). Zur Unterscheidung einer den Conus betreffenden Störung von einer höheren Querschnittsläsion könnte jedoch vielleicht der Umstand herangezogen werden, daß *Zerstörung der sakralen Zentren*, nicht aber eine über dem Conus gelegene Querschnittsläsion zu einem *Ausfall der über das Rückenmark gehenden reflektorischen Beeinflußbarkeit der Blase* führen muß. So beobachtete L. R. Müller, daß bei Querschnittsläsion im Dorsalmark Reizung der Haut an den unteren Extremitäten eine reflektorische Harnentleerung bewirkte, welche bei Erkrankung des Sakralmarks ausblieb.

Ebenso wird sich bei Störungen in der Innervation des *Mastdarms* eine Affektion der im Conus gelegenen Zentren von einer Läsion der zentralen Bahn noch am ehesten dadurch unterscheiden lassen, daß nur im ersteren Falle der über das Rückenmark gehende Reflexbogen unterbrochen ist, so daß die Kontraktion der Sphincteren, unter welchen allerdings der quergestreifte M. sphincter ani externus vor allem in Betracht kommt, bei Berührung der Analschleimhaut ausbleibt[2].

Was die Symptome von seiten der *Genitalien* bei Conuszerstörung anlangt, so weist eine Beobachtung Higiers darauf hin, daß der *Geburtsakt* beim Menschen, ähnlich wie es Goltz am Hunde gesehen hat, auch trotz Zerstörung der sakralen Zentren vor sich gehen kann. Die differentialdiagnostische Verwertung von *Potenzstörungen* wird dadurch beeinträchtigt, daß einerseits L. R. Müller angibt, daß sich bei seinen Hunden nach Entfernung des unteren Sakralmarks Erektion nach Friktion des Penis nicht mehr einstellte, andererseits Marburg und Ranzi bei Kriegsverletzten auch bei histologisch kontrollierten, kompletten Caudaaffektionen Erektionen bloß infolge mechanischer Reizung des Penis beobachteten. Es ist demnach die Möglichkeit nicht von der Hand zu weisen, daß sich ein peripherer (extraspinaler), wenigstens zu einer rudimentären Erektion führender Mechanismus entwickeln kann. Diese Tatsache müssen wir uns vor Augen halten,

---

[1] Was den Mechanismus der sogenannten automatischen Blase anlangt, so macht Barrington darauf aufmerksam, daß bei Katzen wenigstens auch nach Durchschneidung des unteren Thorakalmarks (also auch bei Erhaltenbleiben der lumbosakralen Zentren) die sich entwickelnde automatische Miktion von der normalen recht verschieden ist, da die normale Koordination zwischen Blasenkontraktion und Sphincterenerschlaffung verloren geht, so daß die Blase nie ganz leer wird. Rhythmische Kontraktionen der Perinealmuskulatur sollen nach ihm bei dieser automatischen Miktion eine bedeutsame Rolle spielen.

[2] Beim Hunde scheint sich nach den Beobachtungen von Goltz und Ewald auch nach Entfernung der zugehörigen spinalen Zentren ein gewisser Tonus des M. sphincter ani externus bzw. eine Reaktionsfähigkeit auf Reizung der Analschleimhaut entwickeln zu können, was beim Menschen nicht beobachtet werden konnte.

wenn wir das von Boenheim im Anschlusse an H. Curschmann beschriebene Symptom der „*dissoziierten Potenzstörung*" bewerten wollen.

Die Ejaculation ist in ihrer Endphase, der Ausschleuderung des Samens aus der Pars prostatica urethrae, bekanntlich durch die Kontraktion des quergestreiften M. bulbo- und ischiocavernosus bedingt. Es ist demnach die normale Innervation dieser Vorgänge an die Intaktheit des über das Rückenmark gehenden Reflexbogens geknüpft. Von der Voraussetzung ausgehend, daß das Ejaculationszentrum in S_3 unter dem in S_2 situierten Erektionszentrum liegt, betrachtet Boenheim Fehlen oder Herabsetzung der Ejaculation bei erhaltener Erektionsfähigkeit als charakteristisch für einen Herd im Conus terminalis, sofern dieser Herd überhaupt im Rückenmark liegt. Nachdem ferner der Orgasmus durch die Empfindung der bei der Ejaculation zustandekommenden Muskelkontraktionen bedingt ist, muß ein Herd im Conus, der mit der Läsion des Ejaculationszentrums auch die zentripetalen Erregungen von den Genitalien vernichtet, zu einer Herabsetzung oder Aufhebung des Orgasmus bei vorhandener Libido führen. Der Autor meint, daß dieses Symptomenbild der dissoziierten Potenzstörung: Störung der Ejaculation bei erhaltener Erektion und mangelnder Orgasmus bei erhaltener Libido für die Differentialdiagnose von Conusaffektionen wertvoll sein muß. Die oben erwähnte Tatsache, daß die Erektion auch extraspinal zustande kommen kann, wie Boenheim übrigens selbst annimmt, muß die Wertigkeit dieses Symptoms erheblich beschränken. Es kann somit dieses Symptom, ebenso wie bei einer Erkrankung von S_3 allein, auch bei einer Miterkrankung des Erektionszentrums auftreten. Es kann sich ferner ebensogut bei Conus- wie bei Caudaaffektionen zeigen, da sich ja auch noch bei Betroffensein aller Sakralwurzeln eine (allerdings meist rudimentäre) Erektion einstellen kann. Immerhin muß man Boenheim zugeben, daß bei Miterkrankung des Erektionszentrums oder seiner Wurzeln doch anfangs Erektionsstörungen bestehen werden, die erst allmählich durch den peripheren Mechanismus ausgeglichen werden, so daß jedenfalls eine von *Anfang an bestehende dissoziierte Potenzstörung* ohne Vorhergehen von Erektionsstörungen *als Symptom einer Conuserkrankung* betrachtet werden könnte. Dies alles gilt natürlich nur unter der Voraussetzung, daß tatsächlich ein sakrales Ejaculationszentrum existiert, was aber, wie erwähnt, L. R. Müller neuerlich negiert; für die Lokalisation des Ejaculationzentrums im oberen Lumbalmark spricht nach ihm die Beobachtung, daß bei einem Hunde, dem das obere Lumbalmark herausgenommen worden, der aber noch im Besitze des Sakralmarks geblieben war, durch reibende Bewegungen zwar stärkste Erektion, aber keine Ejaculation ausgelöst werden konnte. Völlig beweisend erscheint mir allerdings diese Beobachtung nicht, da der Eingriff im Lendenmark wohl eine Chokwirkung auf das sakrale Erektions- und Ejaculationszentrum zur Folge gehabt haben konnte, während ein peripherer, extraspinaler Erektionsmechanismus vielleicht noch zur Entwicklung kommen konnte. Hier erscheinen jedenfalls weitere Untersuchungen geboten, bevor von einer sicheren differentialdiagnostischen Verwertbarkeit der dissoziierten Potenzstörungen gesprochen werden kann.

3. Bahnen.
a) Zentrifugale Systeme.

Sind schon unsere Vorstellungen über die spinalen Zentren der einzelnen vegetativen Organe recht unklar, was vor allem darin begründet ist, daß sich verwert-

bare isolierte Affektionen dieser Organe nur selten finden, so stehen der Feststellung der Bahnen, welche mit diesen Zentren in Verbindung treten, noch viel
größere Schwierigkeiten im Wege. Der Grund hierfür scheint mir vor allem in dem
Umstande zu liegen, daß die vegetativen Bahnen kein eigenes, isoliertes, scharf
umschriebenes Areal im Querschnitt besitzen, sondern teils untereinander, teils
mit anderen Bahnen vermengt ohne strengere Abgrenzung verlaufen, so daß
schwerlich isolierte Affektionen einer vegetativen Bahn klinisch in Erscheinung
treten oder auch nur anatomisch zur Beobachtung kommen.

Die *Bedeutung der Seitenstränge* als Hauptstätte efferenter sympathischer
Bahnen (vgl. Kölliker) geht sowohl aus experimentellen Untersuchungen als
auch aus Beobachtungen der Klinik hervor.

Langley reizte verschiedene Stellen des Querschnittes und konnte nachweisen, daß die *Pilomotoren* ihren Weg durch die Seitenstränge nehmen.

Für den Menschen weist André-Thomas darauf hin, daß die von ihm
studierte reflektorische Piloarrektion trotz Degeneration der direkten und gekreuzten Pyramidenbahn, der Hinterstränge, des Kleinhirnseitenstrangs, sowie
Durchschneidung der im Gowersschen Bündel gelegenen Systeme auslösbar sei.
Dieser Reflex scheint daher durch Bahnen vermittelt, die wahrscheinlich in der
innersten Partie des Seitenstrangs, nahe dem Seitenhorn liegen.

Auf die Existenz *vasomotorischer Bahnen* im Seitenstrange wiesen schon die
alten Versuche von Dittmar; dieser Autor durchschnitt in der Höhe des 3. Halswirbels das Rückenmark unter Schonung der Seitenstränge und konnte nachher
feststellen, daß Blutdrucksteigerung auf Ischiadicusreizung noch immer eintritt.
Wie Langendorff aber mit Recht einwendet, läßt sich aus diesem Versuch nicht
mit Sicherheit der Schluß ziehen, daß die vasomotorischen Bahnen in den Seitensträngen verlaufen, weil auch noch nach vollständiger Durchschneidung des
Rückenmarks Blutdrucksteigerung auf periphere Reize eintreten kann, indem die
tiefer liegenden Reflexmechanismen in Aktion treten. Erfahrungen der menschlichen Pathologie machen es aber doch in hohem Grade wahrscheinlich, daß die
Vasomotorenbahnen innerhalb, bzw. in enger Nachbarschaft der Pyramidenbahn
verlaufen, konnte ja Kocher bei Halbseitenläsionen infolge Wirbelsäulenverlet-
zungen an den gelähmten Gliedern Temperatursteigerung infolge Vasomotorenlähmung beobachten, ähnlich wie dies Brown-Séquard schon 1853 (zitiert
nach Vulpian) beschrieben hatte.

Bei dem Bestreben, diese Bahn genauer zu präzisieren, zog man die sogenannte
Dreikantenbahn in Betracht, jenes Bündel, welches sich besonders deutlich im oberen
Cervicalmark als keilförmiges Feld an der Peripherie des Rückenmarks zwischen
Vorder- und Seitenstrang abhebt. Ihr erster Beschreiber, Helweg, fand beim Studium
des Zentralnervensystems von Geisteskranken, daß dieses Bündel sich mit Carmin besonders dunkel färbt; diese besondere Färbbarkeit betrachtet er als Zeichen seiner mangelhaften Entwicklung in den untersuchten Fällen und glaubt, daß mit dieser mangelhaften
Entwicklung die bei Geisteskranken oft beobachteten vasomotorischen Störungen zusammenhängen. Diese besonders dunkle Färbung des Bündels rührt aber nur von einer besonderen Schmalheit der Markscheiden her, welche, wie Obersteiner zeigen konnte,
schon normalerweise diesem Bündel eigentümlich ist und daher schon an Gehirnen nerven-
gesunder Individuen das Bündel als helleres Feld im Weigert-Präparat erscheinen läßt;
der Befund einer Degeneration dieses Bündels ist demnach, soweit er sich nur auf die Auf-
hellung im Weigert-Präparat stützt, mit großer Vorsicht aufzufassen (ein Teil der Fasern
scheint ja nach den Befunden Spillers cerebralen Ursprungs zu sein) und alle Schluß-

folgerungen auf die Funktionen dieses Bündels sind abzulehnen; tatsächlich konnte auch Cassirer das Bündel an vier Fällen als helleres Feld abgrenzen, ohne daß vasomotorische Störungen bestanden hätten.

Die Frage der genaueren Lokalisation der vasomotorischen Bahn im Seitenstrang bleibt demnach noch offen. Ja, Müller und Glaser bezweifeln neuerdings sogar, daß überhaupt der die spinalen Vasomotorenzentren beherrschende Tonus durch lange Bahnen geleitet wird und denken daran, ob er nicht vielmehr die ganze graue Substanz beherrscht. Sie halten es für fraglich, ob das kranielle Vasomotorenzentrum isolierte Innervationsimpulse nach einzelnen Körperregionen sendet, zu deren Leitung es isolierter Bahnen bedarf. Das Vasomotorenzentrum scheint ihnen nur der Aufrechterhaltung und Regulierung des allgemeinen Gefäßtonus zu dienen, eine Auffassung, die aber schon darum unwahrscheinlich erscheint, weil sie das Entstehen zirkumskripter Zirkulationsstörungen bei Läsionen des Markmantels unerklärt läßt.

Das Zusammentreffen von Innervationsstörungen von seiten der Vasomotoren mit Lähmung der quergestreiften Muskulatur bei Halbseitenläsion weist jedenfalls darauf hin, daß Gefäßnervenbahnen in enger Nachbarschaft bzw. vielleicht innerhalb der Pyramidenbahn im Seitenstrang verlaufen. Daß eine ähnliche Lokalisation auch den von höheren Zentren kommenden, die *Nervi accelerantes* erregenden Bahnen zukommt, lassen eigene, noch nicht abgeschlossene Versuche in Gemeinschaft mit Hashimoto vermuten.

Etwas näher muß auf die Frage der *Kreuzung der vasomotorischen Bahnen* im Rückenmark eingegangen werden. Für eine teilweise Kreuzung sprechen schon ältere Versuche von Schiff, der bei Halbseitendurchschneidung des obersten Brustmarks auf der verletzten Seite Erhöhung der Temperatur am Kopf, Vorderarm und Unterschenkel, auf der Gegenseite Temperatursteigerung an Rumpf, Schulter, Oberarm und Oberschenkel beobachtet haben will. Mehr beweisend scheinen die Reizversuche von Nicolaides, der im unteren Brustmark eine Halbseitendurchschneidung vornahm und dann den distalen Teil des durchschnittenen Cervicalmarks reizte, worauf Erblassen beider Nieren zu beobachten war. Karplus und Kreidl schließen nach ihren Durchschneidungsversuchen, daß beim Affen und der Katze jede Rückenmarkshälfte vasomotorischen Einfluß vorwiegend auf die Extremitäten ihrer Seite hat. Es scheint, daß die Verschiedenheit der Ergebnisse der einzelnen Experimentatoren bezüglich der Frage der Kreuzung ihren Grund darin hat, daß der Anteil der kreuzenden und der gleichseitig verlaufenden Fasern bei verschiedenen Tierarten recht wechselnd ist. Die in der Regel beobachtete Geringgradigkeit der Ausfallserscheinung bei partiellen Läsionen des Rückenmarks weist wohl darauf hin, wie Müller und Glaser mit Recht aufmerksam machen, daß auch beim Menschen jede Rückenmarkshälfte vasomotorische Innervationen zu beiden Körperhälften leitet, wenn auch nicht zu vergessen ist, daß bei geringgradiger Läsion der von den höheren Zentren stammenden Bahnen die segmentalen Rückenmarkszentren rasch einen Ausgleich der Störungen leisten können.

Für die Annahme besonderer *Schweißbahnen* verwertet H. Schlesinger das Vorkommen von Störungen der Schweißsekretion bei spinalen Affektionen unabhängig von Vasomotorenlähmung. Dieser Autor kommt insbesondere auf Grund der Beobachtung, daß bei halbseitigem Schwitzen bei Rückenmarksläsion meist die Seite der motorischen Störung mit der der Schweißsekretion zusammenfällt, zur Anschauung, daß es lange Schweißbahnen gibt, welche im Seitenstrang in der Nachbarschaft der Willkürbahnen verlaufen (Fälle von Wagner-Stolper, Bechterew, Koer, Köbner u. a.). Vielleicht kommen für die Schweißleitung, ähnlich wie für die Pilomotoren (s. oben), zum Teil Fasern der seitlichen Grenzschicht in Betracht, nachdem Schlesinger bei gestörter halb-seitiger Schweißsekretion im Gesicht und den oberen Extremitäten ein Faser-system im Winkel zwischen Hinter- und Vorderhorn degeneriert fand; mit Sicher-heit ergibt sich allerdings die Lokalisation der Schweißbahn an dieser Stelle nicht, da in diesem Falle noch andere Störungen vorhanden waren. Auch muß durchaus die Möglichkeit offen gelassen werden, daß die Schweißsekretion z. T. durch kurze Bahnen unter Mitwirkung der grauen Substanz innerviert wird, wie dies Karplus annimmt. Was die Existenz einer *Kreuzung* der Schweißbahnen anlangt, so sind beim Menschen, wie erwähnt, in der Mehrzahl der Fälle die Schweißstörungen der Seite der motorischen Ausfallserscheinungen entsprechend, so daß also in der Hauptsache der Seitenstrang die Bahnen für die gleiche Körperhälfte führt (Schlesinger, Karplus), eine Regel, die auch nicht ohne Ausnahme steht (Herhold, Mann). Daß bei Tieren ein im Rückenmark kreuzender Anteil der sudoralen Fasern neben einem ungekreuzten Anteil vorhanden ist, geht aus den Versuchen von Karplus und Kreidl hervor, die nach Halbseitendurchtrennung des Cervicalmarks in der Höhe von c_1 bei Reizung kranial von der Durchschnei-dungsstelle Schwitzen an allen vier Extremitäten beobachten konnten.

Sehr merkwürdig ist die von verschiedenen Autoren gemachte Beobachtung, daß *leichte Läsion des Rückenmarks zu Hyperhidrosis, schwere zu Anhidrosis* in den gelähmten Körperpartien führen kann (Bikeles und Gerstmann, Schwenken-becher, Karplus, Marburg und Ranzi). Mit der Annahme einer Störung des „Biotonus" (Dieden) verdecken wir unsere Unkenntnis nur durch einen neuen Namen. Wir müssen vielmehr versuchen, die Innervationsverhältnisse des auto-nomen Systems und die der somatischen Sphäre auf ähnliche Gesetzmäßigkeiten zurückzuführen. Erinnern wir uns, daß totale Querschnittsaffektionen auch zu Erlöschen der Sehnenreflexe zu führen vermögen, was auf den Wegfall erregbar-keitsfördernder Impulse von seiten höherer Zentren, bzw. auf Diaschisiswirkung zurückgeführt wird[1]. Ähnliche Momente dürften auch zur Unerregbarkeit der spinalen Schweißzentren führen, wobei hervorzuheben ist, daß quantitative Unter-schiede in der Resistenz bzw. Erholbarkeit der verschiedenen spinalen Zentren zu bestehen scheinen, nachdem Anhidrosis bei gleichzeitiger Erhöhung der Sehnen-reflexe beobachtet wurde (Gerstmann). Einer besonderen Aufklärung bedarf noch die Angabe, daß diese Anhidrosis so weit gehen könne, daß sogar die peri-pheren Endigungen der sudoralen Fasern in den Schweißdrüsen durch Pilocarpin unerregbar werden (Bikeles und Gerstmann). Vielleicht, daß diese Erschei-nung mit gleichzeitigen Änderungen der Durchblutung der gelähmten Gliedmaßen zusammenhängt.

---

[1] Näheres hierüber in meiner Experimentellen Neurologie. I. Teil. Karger, Berlin 1928. Die Annahme, daß diese Anhidrosis mit einer Affektion schweißhemmender Bahnen zu-sammenhänge, müssen wir schon darum fallen lassen, weil die Versuche Diedens, schweiß-hemmende Fasern in peripheren Nerven nachzuweisen, nicht bestätigt werden konnten (Langley, Schilf).

Auch für eine genauere Lokalisation der *sympathischen Bahnen des Auges* reichen unsere bisherigen Kenntnisse nicht aus. Die Erfahrungen der Klinik lassen es allerdings höchstwahrscheinlich erscheinen, daß diese Bahnen ebenfalls im Seitenstrang liegen und von der Medulla oblongata abwärts nicht mehr kreuzen. Denn die sympathische Ophthalmoplegie bei Herden im verlängerten Mark betrifft in der Regel die dem Herde entsprechende Seite (vgl. weiter unten), sie wird durch Herde in der Substantia reticularis bedingt, so daß als die einfachste Verbindung von hier zu den im Seitenhorn gelegenen Ursprungszellen des Halssympathicus (Beobachtung von Jacobsohn) der Seitenstrang anzunehmen ist. Auch die Erfahrungen bei halbseitiger Verletzung[1] des Halsmarks (Weiss, Albanese, Kocher; Röper und Reitsch: Horners Syndrom auf der Seite der Hemiplegie nach Schußverletzung des 6. Halswirbels) sprechen dafür, daß die Fasern im Cervicalmark für das gleichseitige Auge bestimmt sind. Im gleichen Sinne sprechen auch die meisten Erfahrungen des Tierexperiments, nicht nur die älteren Versuche von Salkowski, sondern auch neuere von Levinsohn (oculopupilläres Syndrom gleichseitig bei Halbseitendurchschneidung der Medulla oblongata) und von Trendelenburg und Bumke (Erweiterung der gleichseitigen Pupille bei einseitiger Reizung des oberen Halsmarks). Karplus und Kreidl finden dagegen bei Katzen, daß Halbseitendurchschneidung in der Gegend der I.—VIII. Cervicalwurzel den Effekt der Zwischenhirnreizung auf beide Halssympathici bestehen läßt. Auch zwei Durchschneidungen in verschiedener Höhe, aber auf derselben Seite änderten den Reizeffekt nicht. Sie meinen daher, daß bei der Katze jede Hälfte des Halsmarks Impulse zu den beiden Halssympathicis leitet, und daß ein Teil der Impulse erst nach Passieren des Halsmarks kreuzt. Es ist schwer, den Widerspruch in den Angaben der letztgenannten Autoren gegenüber den früheren Experimenten und den Erfahrungen der Klinik aufzuklären. Sicherlich kann der Ausfall einer schwach entwickelten kreuzenden Bahn bei einer Halbseitenverletzung leicht der Beobachtung entgehen, da Anisocorie (Miose der homolateralen Seite) auftreten wird, ob nun nur die Bahn zum gleichseitigen Halssympathicus oder auch ein schwacher Faseranteil für das Auge der Gegenseite zerstört wurde. Doch weisen auch die Reizversuche von Trendelenburg und Bumke am Halsmark nur auf Beziehungen der gereizten Hälfte zum gleichseitigen Auge. Bei den Karplus-Kreidlschen Reizversuchen am Zwischenhirn sind dagegen die Versuchsbedingungen wohl recht kompliziert, durch die Art der Operation von der Basis her am überhängenden Gehirn wird die Innervation des gleichseitigen Auges gestört, wie die Autoren selbst gegenüber Huet zugeben, wobei sich nicht sicher sagen läßt, wie weit die Zerrung des gleichseitigen Oculomotorius eine Rolle spielt. In einem Teil der Versuche werden vielleicht auch Stromschleifen in Betracht gekommen sein, welche das Corpus sub-

---

[1] O. Fischer beschreibt einen Fall von Schußverletzung in der Höhe des 4. und 5. Halswirbels, wobei nach der Lage des Schußkanals eine Läsion des Halssympathicus ausgeschlossen wurde; er führt daher die der rechtsseitigen spastischen Parese gleichseitige Halssympathicuslähmung auf Verletzung der zentralen sympathischen Bahnen im Seitenstrang zurück. Die Tatsache, daß in seinem Falle die entsprechende Pupille dieselben pharmakologischen Reaktionen wie nach direkter Halssympathicusläsion gab, spricht ihm gegen die Existenz des Budgeschen Zentrum ciliospinale inferius; doch scheint mir die Möglichkeit einer Läsion der austretenden Wurzelbündel in diesem Falle nicht genügend berücksichtigt.

thalamicum der Gegenseite betroffen haben können. An Unterschiede im Verlauf der Bahnen beim Kaninchen, welches die zuerst angeführten Autoren zumeist verwendeten, und bei der Katze, welche Karplus und Kreidl vorwiegend als Versuchstier diente, mag ja auch gedacht werden, doch ist zu bemerken, daß beispielsweise Shima auch in Versuchen an Katzen nach Halbseitendurchschneidung oberhalb des C. ciliospinale eine Wirkung auf die gleichseitige Pupille verzeichnete.

Die Versuche dieses Autors erscheinen mir auch insofern bemerkenswert, als er zeigte, daß Adrenalin, welches normalerweise bei Katzen keine Mydriasis hervorruft, nach Halbseitendurchschneidung des Cervicalmarks eine Erweiterung der zur Durchschneidung gleichseitigen Pupille erzeugt. Es kommt also nicht bloß nach Exstirpation des Gangl. cervicale superius (Braunstein, Lewandowsky, Langendorff, Meltzer und Auer, Straub, Sternschein), sondern auch nach Durchtrennung übergeordneter zentraler Bahnen zu einer Übererregbarkeit der Pupille gegenüber peripheren Reizen. An Isolierungsveränderungen im Erfolgsorgan in diesem Falle, wo die peripheren Neurone noch erhalten sind, zu denken, ist wohl nicht möglich, so daß die Shimaschen Versuche dafür zu sprechen scheinen, daß die zentralen Bahnen die Erregbarkeit des Erfolgsorgans zu dämpfen vermögen.

Das *sakrale autonome System* soll nach L. R. Müller nicht nur in seinem cellulären Aufbau, sondern auch bezüglich der zu ihm in Beziehung tretenden Bahnen einige Besonderheiten aufweisen. Er fand, daß im Conus terminalis aus den Hintersträngen Fasern büschelförmig in die graue Substanz einstrahlen, von welchen er vermutet, daß sie zu den zwischen Vorder- und Hinterhorn gelegenen Gangliengruppen führen. Diese langen absteigenden Hinterstrangbündel des Septum posterius würden also den Rückenmarkszentren der Beckenorgane Impulse von höheren Zentralstellen übermitteln, also der Pyramidenbahn homolog sein. Für diese lange absteigende Bahn nimmt er vor allem das ovale Feld Flechsigs im Lendenmark und das dorsomediale Feld im oberen Sakralmark in Anspruch, denn in diesen Feldern sind bei totaler Querschnittserkrankung über dem Sakralmark Degenerationen wahrzunehmen. Auch beim Studium der Markreifung zeigt sich, daß beim 6 Wochen alten Kinde alle Fasern der Vorderseiten- und Hinterstränge bis auf den Pyramidenseitenstrang und das ovale Feld dicht markhaltig sind, was auch auf die funktionelle Verwandtschaft dieser Hinterstrangsysteme mit der Willkürbahn hinweisen soll. Woher diese Fasern des ovalen Feldes stammen, erscheint noch ungewiß, im Brustmark sind sie an den Seitenpartien der Hinterstränge anzutreffen. Jedenfalls meint Müller, daß sie nicht nur absteigende Äste der hinteren Wurzel enthalten (vgl. Redlich), sondern zum Teil vielleicht aus dem Großhirn stammen. Jedenfalls sprechen ja auch die Untersuchungen von Hoche, Marburg für den Ursprung dieser Fasern aus sehr weit zentral gelegenen Segmenten der Medulla spinalis. Daß corticofugale Systeme in den Hintersträngen verlaufen können, ist immerhin möglich, wenn wir bedenken, daß auch die Pyramidenbahn bei manchen Tieren im Hinterstrang liegt (Mus, Spalax, Sciurus, Delphin usw., vgl. Obersteiner).

So ansprechend nun auch die angeführte Theorie ist, experimentelle Beweise dafür, daß die efferenten Impulse zu den sakralen Blasenzentren in den Hintersträngen verlaufen, lassen sich nicht erbringen. Gegenüber den Versuchen Stewarts, der bei Reizung der dorsalen Abschnitte der Seitenstränge Blasenkontraktionen beobachtete, ließe sich noch immerhin der Einwand erheben, daß eine exakte Lokalisation am Querschnitt in solchen Reizversuchen recht schwierig ist. Es zeigte sich aber auch in *eigenen* Versuchen in Gemeinschaft mit Mac Pherson, daß zum Zustandekommen von Blasenkontraktionen bei Reizung des Hypothalamus bzw. des Pes pedunculi das Erhaltenbleiben der Hinter- und Vorderstränge nicht notwendig ist. Verletzungen, welche beide Seitenstränge betroffen hatten, verhinderten das Zustandekommen einer Blasenkontraktion bei Pes-Reizung, während das Bestehenbleiben des Seitenstrangareals einer Seite zum Entstehen dieses Phänomens genügte. Wir müssen daher, für die Katze wenigstens, die absteigende Blasenbahn ebenso wie die übrigen zentrifugalen, vegetativen Bahnen in den Seitenstrang verlegen.

Ähnliches scheint auch für den Menschen zu gelten; das Fehlen von Blasenstörungen bei spastischer Spinalparalyse spricht allerdings auf den ersten Blick dagegen, daß die gesuchten Bahnen in den Pyramidenseitensträngen verlaufen (vgl. Frankl-Hochwart-Zuckerkandl). Immerhin aber sind Fälle von angeborener spastischer Gliederstarre mit Blasenstörungen (Good) bekannt und Marburg und Czyhlarz glauben, daß auch bei spastischer Spinalparalyse Blasenstörungen auftreten, wenn die Fasern der Pyramidenseitenstränge degenerieren, welche bis in den Conus verlaufen, was der Fall von Schüle bestätigen würde; auch zeigte sich, daß in den Fällen von Minkowsky und Dreschfeld die Pyramidendegeneration den Conus nicht erreicht, womit die fehlende Blasenstörung in diesen Fällen erklärt wäre. Wir müssen es daher mit Marburg und Czyhlarz als recht wahrscheinlich ansehen, daß die willkürliche Blaseninnervation auch beim Menschen in der Gegend der Pyramidenbahn geleitet wird.

b) Zentripetale Systeme.

Die *anatomischen* Grundlagen unserer Kenntnisse über die Systeme, welche afferente Impulse aus inneren Organen den höheren Zentren übermitteln, sind recht spärlich. Während Nottebaum und Huet keine Degeneration im Rückenmark nach Durchschneidung des Halssympathicus nachweisen konnten, hat S. Michailow bei Hunden nach Durchschneidung der verschiedenen zu- und abführenden Zweige des Ganglion stellatum und Ganglion cervicale inferius Marchi-Degenerationen in den verschiedensten Rückenmarkssträngen beschrieben. So fanden sich aufsteigende Degenerationen auf der Seite der Operation, zum Teil auch auf der Gegenseite im direkten Kleinhirnstrang, im Gollschen und den Seitenpartien des Burdachschen Systems und im sogenannten Fasciculus Loewenthal. Die degenerierenden Fasern waren von verschiedener Länge, ein Teil derselben bildete absteigende Bahnen im direkten Kleinhirnstrang, im Loewenthalschen Bündel, im Burdachschen Strang, im intermedialen Kleinhirnstrang (im Gebiet des Pyramidenseitenstrangs) und im vorderen Anteil des Seitenstrangs. Auch diese Systeme waren über eine verschiedene Anzahl von Segmenten zu verfolgen. Ein Teil der Fasern, welche aus dem Rückenmark durch die c_7, d_1—d_2-Wurzeln austraten, um zum Ganglion stellatum zu ziehen, fanden ihre Fortsetzung angeblich nicht in der Peripherie, sondern diese Fasern bildeten rückläufige Systeme, welche das Rückenmark wieder durch die vordere (c_7)- und

hintere (c_7, c_8, d_1)-Wurzel erreichten. Auch diese Fasern sollen sich im Rückenmark in aufsteigende und absteigende Systeme teilen, welche wieder im direkten
Kleinhirnstrang, im Funiculus Goll, Burdach und Loewenthal anzutreffen
sind und bald einen kürzeren, bald längeren Verlauf nehmen sollen. Diese Resultate bedürfen jedenfalls einer Ergänzung und Nachprüfung in mehrfacher Richtung. Vor allem müßte man versuchen, angesichts der Kürze mancher dieser
Degenerationen die Möglichkeit der retrograden Degeneration auszuschalten, und
weiter wäre zu entscheiden, ob die von Michailow beschriebenen Bahnen wirklich nur in einigen wenigen Segmenten verlaufen oder ob es nicht doch lange
Sympathicusbahnen gibt. Hierüber können die Versuche des russischen Autors
keinen Aufschluß bringen; nachdem jede dieser Bahnen meist nur bei einem
Versuche festgestellt wurde, ist die Möglichkeit offen, daß die Wallersche Degeneration in der zwischen der Operation und der Tötung verflossenen Zeit nur
bis zu einem bestimmten Segment vorgeschritten war; daß die betreffende Bahn
aber tatsächlich in diesem Segment endigt, läßt sich erst dadurch beweisen, wenn
man in dieser Höhe ein Einstrahlen des degenerierten Zuges in die graue Substanz
nachweisen kann. Diesen Nachweis hat Michailow für die meisten seiner
Bahnen nicht erbracht.

Als Weg afferenter Impulse kommt vielleicht auch noch die Lissauersche
Randzone in Betracht, nachdem Ranson zeigte, daß die marklosen Fasern der
hinteren Wurzel, welche von den kleinen Zellen der Spinalganglien stammen, diese
Zone bilden helfen. Gegenüber der Vermutung Ingvars, daß dieses System als
Leitungsbahn der Schmerzempfindung anzusprechen sei, macht allerdings neuerdings Wallenberg geltend, daß er hier nur eine winzige Zahl markhaltiger,
exogener Hinterwurzelfasern an Degenerationspräparaten verfolgen konnte.
Wallenberg vermutet seinerseits, daß es sich in dieser Zone um einen Rest der
phylogenetisch alten Zona perimedullaris handle, während er für die sekundäre
visceral-sensible Leitung wahrscheinlich hält, daß sie teils innerhalb der grauen
Substanz um den Zentralkanal in dünnfaserigen Bündeln frontalwärts geleitet
wird, teils nahe dem gekreuzten Tract. spinothalamicus aufsteigt, wie schon
Kohnstamm vermutet hatte.

Angesichts der Vielheit von Bahnen, welche die Anatomie als Weg der zentripetalen Leitung von visceralen Erregungen möglich erscheinen läßt, schien eine
experimentelle Prüfung der Lokalisation der afferenten vegetativen Spinalbahnen
nicht ohne Interesse. Diesbezüglich können wir die Tatsache verwerten, daß sich
im Tierversuch Schmerzen von seiten visceraler Hohlorgane, sowie von seiten des
Gefäßsystems durch Erzeugung von Krampf oder Dehnung der Wand hervorrufen
lassen, oder wir können die zentripetalen Fasern aus den Bauch- bzw. Brusteingeweiden direkt reizen.

So habe *ich* zunächst untersucht, in welchen Teilen des Rückenmarksquerschnitts jene zentripetalen Erregungen verlaufen, die durch *Gefäßkrämpfe* ausgelöst werden; es zeigte sich, daß jene Krämpfe, die durch Injektion von Bariumchlorid in die Femoralarterie erzeugt werden können, nach Hinterstrang- und
Kleinhirnseitenstrangdurchschneidung noch Schmerzreaktionen der Versuchstiere
hervorrufen. Nach Durchtrennung des Vorderseitenstrangs einer Seite im Brustmark ist dagegen die Schmerzreaktion, welche von den beiden Femoralarterien
ausgelöst wird, im Vergleich zu der von der A. brachialis erzeugten deutlich ver-

mindert, so daß geschlossen werden mußte, daß der Vorderseitenstrang zentripetale Erregungen aus den Gefäßen cerebralwärts leite.

Weiterhin entstand die Frage, ob diese im Vorderseitenstrang verlaufende Bahn durch ein einziges langes oder durch mehrere kettenförmig übereinandergelegte kurze Neurone dargestellt wird. Es war zu erwarten, daß hierüber Versuche mit gekreuzter Halbseitendurchschneidung einen gewissen Aufschluß geben könnten; wissen wir ja, daß Schmerzen, wie sie durch Reizung cerebrospinaler Nerven ausgelöst werden, noch nach gekreuzter Hemisektion supraspinal geleitet werden können (Schiff, Rothmann, Karplus und Kreidl). Tatsächlich ließ sich zeigen, daß Einspritzung von Bariumchlorid sowohl in die rechte als auch in die linke Femoralarterie noch deutliche Schmerzreaktionen des Tieres (Katze) herbeiführte, wenn vorher die linke Rückenmarkshälfte im unteren Brustmark, die rechte im Halsmark durchschnitten war. Es scheint also auch für den Gefäßschmerz die Möglichkeit der zentripetalen Leitung durch kurze, unter Benutzung der grauen Substanz die Seite kreuzende Bahnen zu bestehen.

Um den Weg zentripetaler Impulse aus den *Eingeweiden* zu verfolgen, wurde in Versuchen in Gemeinschaft mit Bernis untersucht, an welche Spinalbahnen die afferente Leitung von Erregungen geknüpft ist, die durch Krämpfe der Eingeweidemuskulatur hervorgerufen werden, wie sie z. B. durch Auftropfen einer 10%igen Lösung von Bariumchlorid auf die Darmschlingen ausgelöst werden. Nachdem wir wissen, daß die Schmerzreize aus Magen und Darm das Rückenmark ausschließlich auf dem Wege der Nn. splanchnici erreichen, schien neben der Erzeugung von Darmkrämpfen die elektrische Reizung des zentralen Splanchnicusstumpfes die Methode der Wahl, um die Rückenmarksbahnen der Visceralsensibilität zu studieren. Um nicht nur grob sichtbare Allgemeinreaktionen des Tieres, sondern auch die Wirkung schwächerer zentripetaler Erregungen der Beobachtung zugänglich zu machen, wurde die Atmung registriert, indem in einem Nasenloch eine Glaskanüle befestigt wurde, die mit einem Mareyschen Tambour in Verbindung stand. Jene Hemmung der Atmung, die nach faradischer Reizung des zentralen Splanchnicusstumpfes in typischer Weise auftritt (vgl. Lewandowsky), erwies sich als sehr geeignet, um zu studieren, ob die in den obersten Thorakal- bzw. letzten Cervicalsegmenten vorgenommenen Durchschneidungsversuche die zentripetale Bahn der Eingeweidesensibilität betroffen hatten.

Auch hier wieder zeigte sich (vgl. Abb. 8), daß Durchtrennung der Hinterstränge das Zustandekommen der durch Splanchnicusreizung ausgelösten Atmungshemmung nicht verhinderte; ebensowenig vermochte dies das Hinzutreten einer ein- oder doppelseitigen Zerstörung des Kleinhirnseitenstranges.

Wurde der Vorderseitenstrang nur einseitig auf der der Splanchnicusreizung homolateralen Seite oder auf der Gegenseite verletzt, so war höchstens eine Abschwächung der Atmungsreaktion die Folge. Ihre völlige Aufhebung trat erst ein, wenn der Vorderseitenstrang beiderseits in die Läsion einbezogen war.

Es braucht wohl nicht besonders hervorgehoben zu werden, daß diese Aufhebung der Atmungshemmung nach Splanchnicusreizung auf eine Läsion des zentripetalen Schenkels dieses Reflexes zu beziehen ist, nachdem die Rückenmarksdurchschneidung im untersten Halsmark bzw. obersten Brustmark erfolgte und die Nasenatmung registriert wurde. Daß eine Läsion der vom medullären

Atmungszentrum absteigenden Bahn an dem Ausbleiben der vom Splanchnicus her ausgelösten Atmungshemmung nicht schuld trug, beweist auch der Umstand, daß im übrigen die Spontanatmung keine grobe Störung zeigte.

Auch die Schmerzreaktionen der Tiere bei Auftropfen von $BaCl_2$ auf Magen, Dünndarm oder Dickdarm (Kontraktionen der Skelettmuskulatur, Aufbäumen des Tieres) waren nach doppelseitiger Vorderseitenstrangdurchtrennung nicht mehr auslösbar.

Wir müssen also schließen, daß *zentripetale Erregungen* aus den Eingeweiden, soweit sie wenigstens zu Schmerzäußerungen bzw. Atmungsänderungen führen, *durch den Vorderseitenstrang zu den supraspinalen Zentren geleitet werden und daß die Erregungen aus dem N. splanchnicus einer Seite im Vorderseitenstrang der gleichen wie der gekreuzten Seite ihre Fortsetzung finden.* Diese im Vorderseitenstrang aufsteigende Bahn muß Zweige an die im Rhombencephalon gelegenen Atmungszentren abgeben, da wir noch nach Decerebration durch Mittelhirndurchtrennung die Atmungshemmung durch Splanchnicusreizung auslösen konnten.

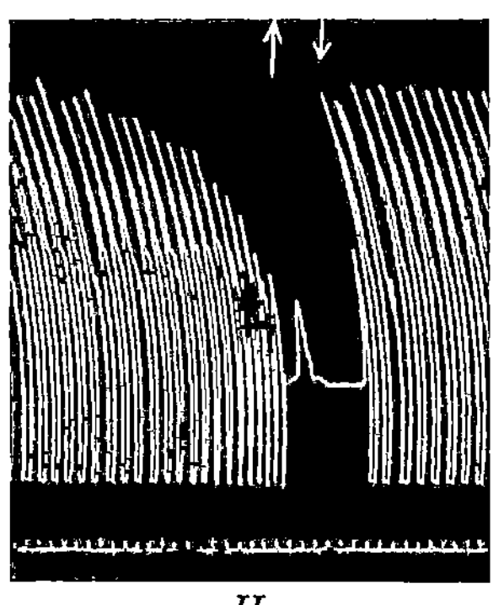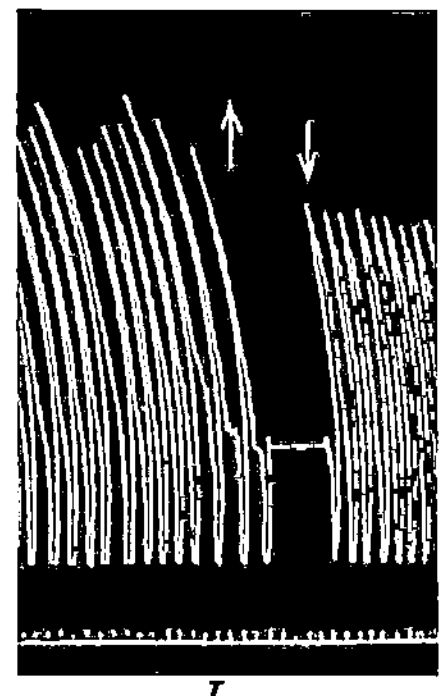

Abb. 8a. Atmungshemmung durch Splanchnicusreizung (von ↓ bis ↑) vor (*I*) und nach (*II*) Hinterstrangzerstörung. Nasenatmung. Zeit in Sekunden. Kurve von rechts nach links zu lesen. Versuch mit Bernis.

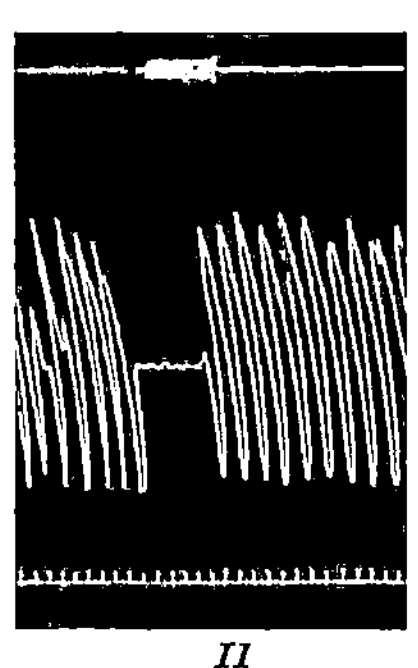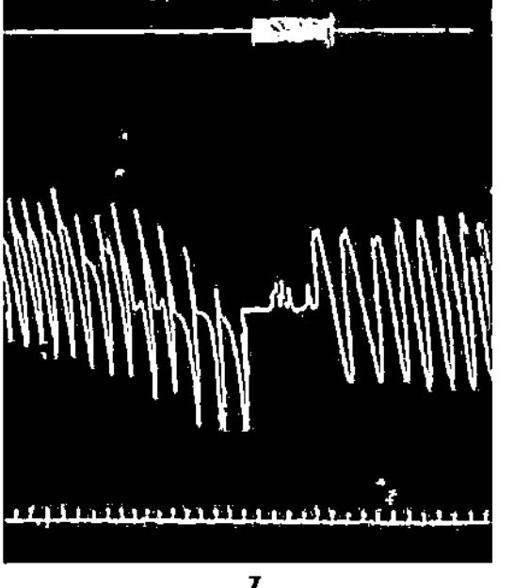

Abb. 8b. Atmungshemmung durch Splanchnicusreizung vor (*I*) und nach (*II*) beiderseitiger Verletzung des Flechsigschen Bündels.

Wir müssen uns natürlich auch für die zentripetale Leitung der Eingeweidesensibilität die Frage vorlegen, ob hier kurze, unter Benutzung der grauen Substanz die Seite kreuzende Bahnen eine Rolle spielen. Hier stellen sich aber der oben erwähnten Methode der doppelseitigen Hemisektion deshalb große Schwierigkeiten entgegen, weil die Visceralsensibilität erst nach einer Rückenmarkdurchtrennung von d_5 (Kappis) aufwärts aufgehoben ist, andrerseits die Rückenmarksverletzung nicht kranial von den untersten Halssegmenten gemacht werden kann, wenn die Spontanatmung nicht leiden soll. Je mehr aber die beiden Hemisektionen einander genähert werden, desto geringere Aussicht besteht, nachher eine deutliche Schmerzreaktion bei Reizung des caudalen Körperabschnitts zu erhalten (vgl. Karplus und Kreidl). Wir können daher bloß vermutungsweise, in Analogie zu den Verhältnissen der Gefäßsensibilität, auf die Möglichkeit hinweisen, daß auch die Eingeweidesensibilität zum Teil durch kurze, kreuzende Neurone geleitet wird.

Jedenfalls lassen die Erfolge der besonders von Schüller und Spiller empfohlenen *Chordotomia anterolateralis* bei gastrischen Krisen (Foerster, Sicard) daran denken, daß der phylogenetisch alte Vorderseitenstrang auch beim Menschen die hauptsächlichste Bahn des Eingeweideschmerzes darstellt. Daß ähnliche Verhältnisse auch für die afferente Leitung aus Herz und Aorta gelten, darauf weisen neuere *eigene* Versuche mit Hashimoto, in welchen die zentripetale Faserung aus diesen Organen an ihrer Durchgangsstation, dem G. stellatum, durch Quetschen desselben gereizt und das Erhaltenbleiben der Schmerzreaktion nach Durchtrennung der verschiedenen Rückenmarksstränge geprüft wurde.

Bezüglich der sensibeln Bahnen aus den Beckenorganen sei die Beobachtung vermerkt, daß das *Gefühl der Völle* von Blase und Rectum bei Läsion des Markmantels im untersten Abschnitt des Conus noch ausgelöst werden kann (Kocher, L. R. Müller), während die motorischen Zentren dieser Organe nicht mehr funktionieren. Es treten also die sensiblen Fasern dieser Organe anscheinend höher oben ins Rückenmark ein, als die motorischen; Erhaltenbleiben der Blasen- und Mastdarmsensibilität bei bestehender Lähmung dieser Organe spricht demnach dafür, daß der Prozeß, der die motorischen Zentren dieser Organe zerstört hat, nicht in den Markmantel der höheren Segmente vorgedrungen ist.

Zusammenfassung.

Nach alledem läßt sich jedenfalls soviel aussagen, daß die um den Zentralkanal angeordneten Zellgruppen (Tract. intermediolateralis, Clarkesche Säule, solitäre Zellen, parazentrale Gruppen [Mittelzellen, Nebenzellen]) für vegetative Innervationen in Anspruch zu nehmen sind. Eine funktionelle Gruppierung dieser Kerne begegnet heute noch großen Schwierigkeiten. Es scheint allerdings, daß sich die Zentren efferenter Fasern, wozu insbesondere der Tractus intermediolateralis zu rechnen ist, den motorischen Vorderhornkernen anlagern, während die receptorischen Gruppen Teile der Hinterhornbasis bzw. des angrenzenden Teiles der Zona intermedia bilden. Unter diesen receptorischen Gruppen kommen Zellen der Clarkeschen Säule bzw. der mit ihnen vikariierenden Mittelzellen in Betracht, welche vielleicht von den Eingeweiden kommende Impulse, zum Teil wenigstens, zum Kleinhirn leiten, weiter die Nebenzellen, aus denen vielleicht zum Teil sekundäre viscerale Bahnen zum Zwischenhirn ihren Ursprung nehmen. Die Subst. gelatinosa Rolandi dürfte durch marklose Fasern der Lissauerschen Randzone ebenfalls Innervationen von vegetativen Organen empfangen.

Die Annahme vasomotorischer, sekretorischer und pilomotorischer Zentren und solcher für den Dilatator der Pupille ist ziemlich gut begründet; eine exaktere Lokalisation im Querschnitt ist am ehesten für das Centrum ciliospinale durchführbar, für welches die Zellen an der Spitze des Seitenhorns am Übergang zwischen Hals- und Brustmark in Anspruch genommen werden. Es ist zu vermuten, daß die verschiedenen vegetativen Elemente der Haut z. T. durch gemeinsame Ursprungszellen präganglionärer Fasern (ebenfalls im Seitenhorn gelegen?) innerviert werden. Für die *Höhendiagnostik* spinaler Querschnittsaffektionen ist neben der Beobachtung der Pupille am ehesten das Studium der *pilomotorischen Reflexe* verwertbar. Auch die segmentalen Beziehungen der zentripetalen Fasern aus den Eingeweiden sind diagnostisch (für die Auffindung des erkrankten, schmerzauslösenden Organs) von Bedeutung.

Die von den Nervi pelvici versorgten Beckenorgane haben ihr sakrales Zentrum vorzugsweise in den Zellen des Nucl. sympathicus later. inferior, ohne daß sich aber am Querschnitt umschriebene Kerne für die einzelnen Organe abgrenzen lassen; auch in kraniocaudaler Richtung überdecken sich infolge der plurisegmentalen Innervation der einzelnen Organe die Ursprungszonen der ihnen zugehörigen Pelvicusfasern.

Über die zentrifugalen Rückenmarksbahnen des autonomen Systems läßt sich jedenfalls so viel aussagen, daß sie alle, soweit sie untersucht wurden, im Seitenstrang, und zwar in enger Beziehung zur Willkürbahn verlaufen. Dies gilt nicht nur für die Bahnen zu den spinalen Ursprungsstätten des thorakalen autonomen Systems, sondern auch für die Impulse zu den sakralen Blasenzentren. Doch sind alle unsere Kenntnisse über die genauere Lage der zentrifugalen vegetativen Bahnen noch sehr unsicher, was damit zusammenhängen mag, daß wir es nicht mit streng abgrenzbaren, auf ein enges Querschnittsfeld begrenzten Bahnen, sondern mit Systemen zu tun haben, welche vielfach mit anderen Elementen untermengt sind. Eine partielle Kreuzung der spinalen Bahnen kann noch am ehesten für die Vasomotoren angenommen werden, die Fasern für die Schweißdrüsen, Pilomotoren und die Pupille verlaufen wenigstens beim Menschen vorwiegend zur gleichen Körperhälfte.

Der phylogenetisch alte Vorderseitenstrang scheint unter anderem der Schmerzleitung sowohl aus den Extremitätengefäßen, als auch aus den Brust- und Bauchorganen zu dienen. Diese Bahn verläuft, beim Quadrupeden wenigstens, sowohl auf der entgegengesetzten, als auch auf der gleichen Seite wie die eintretenden Hinterwurzelfasern. Daneben ist auch eine Leitung durch kurze, unter Benutzung der grauen Substanz die Seite kreuzende Bahnen in Betracht zu ziehen, wie besonders für die Schmerzen von seiten der Gefäße der hinteren Extremität gezeigt wurde.

Medulla oblongata und Pons.

Im Bereiche des Rhombencephalon kommen die Ursprungsstätten präganglionärer Fasern des kranialen autonomen Systems, des Vagus und der Speichel- bzw. Tränendrüsennerven, weiter Zentren höherer Ordnung in Betracht, die den segmentären, spinalen Zentren übergeordnet sind, und schließlich Endstätten zentripetaler Hirnnerven, die eine Reflexwirkung auf das autonome Nervensystem entfalten.

1. Zentren des Nervus vagus.

Über die Bedeutung der einzelnen Ursprungsgebiete des X. *Hirnnerven* ist man in den letzten Jahren zu einer gewissen einheitlichen Auffassung gelangt. Während in der älteren Literatur nur der N. ambiguus als Kerngebiet efferenter Vagusfasern angesehen wurde, leitete Gaskell den *dorsalen Vaguskern* von den isolierten Zellen an der Basis des Hinterhorns ab (ähnlich später Onuf und Collins), welchen Zellen er fördernden Einfluß auf die Eingeweidemuskulatur zuschrieb; er vermutete daher, daß diesem Teil des X.-Kerns ähnliche Funktionen zukommen, während der N. ambiguus ein Zentrum für die quergestreifte Muskulatur im Bereiche des N. vagus darstelle. Auch Forel schrieb nach den Untersuchungen von Mayser dem Dorsalkern motorische Funktion zu und Dees zeigte mittels Durchschneidungsversuchen an Kaninchen, daß der Dorsalkern zentrifugale Fasern entsende, er sieht in ihm ein Zentrum für vasomotorische Fasern. Marinesco fand im Dorsalkern nach Durchschneidung des Glossopharyngeus-Vagus eine „réaction à distance", woraus er folgert, daß die Zellen mit den durchschnittenen Fasern in direkter Verbindung sein müssen. Nachdem der Dorsalkern sich in der Form seiner Zellen von dem Typus der Vorderhornzellen unterscheidet (vgl. Abb. 10), neigt er der Ansicht zu, daß er für die glatte Muskulatur bestimmt sei („noyau musculo-lisse"). Bruce studierte die Degenerationen, welche ein Tumor an der Schädelbasis verursacht hatte, der den N. glossopharyngeus mit einbezog, den

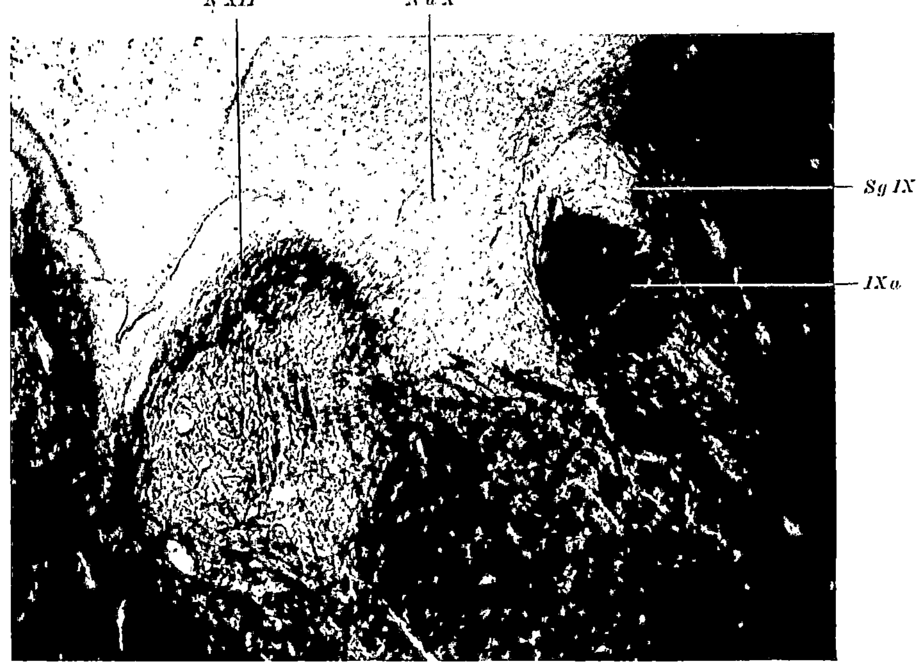

Abb. 9. Medulla oblongata. Mensch. Weigert-Präparat. *IX a* Spinale Glossopharyngeuswurzel (Tract. solitar.), *N d X* dorsaler Vaguskern, *N XII* Hypoglossuskern, *S g IX* Subst. gelatinosa von *IX a*.

Vagus aber verschont hatte. An Marchi-Präparaten fanden sich degenerierte Fasern nur zum Tractus solitarius, nicht aber zum dorsalen X-Kern oder zum Nucleus ambiguus, womit auch für den Menschen gezeigt war, daß *der dorsale X-Kern motorischer Natur sein müsse*.

Ja, van Gehuchten und seine Schule gingen sogar so weit, im dorsalen X-Kern auch ein Zentrum der Larynxmuskeln zu erblicken, eine Meinung, welche durch Holm schon in etwas anderer Weise ausgesprochen wurde; dieser Autor sah bei Fällen von isolierter Sklerose im dorsolateralen Anteil des dorsalen X-Kerns den Tracheobronchialreflex. erlöschen, den er infolgedessen in diese Kernabschnitte verlegte; das Respirationszentrum lokalisierte er in die ventromedialen Teile des dorsalen X-Kerns, nachdem er nur bei Totgeborenen in diesem Kern eine mindere Entwicklung der Fasern fand, nicht aber bei respirationsfähigen Früchten (Kritik dieser Auffassung bei Cassirer und Schiff). Van Gehuchten und seine Schüler (de Beule, Alfewski) durchschnitten oder durchrissen nun die Kehlkopfzweige des N. vagus und kamen zu dem Schlusse, daß der dorsale X-Kern rein motorischer Natur sei; die sensiblen Zentren dieses Nerven sollen ausschließlich im Ganglion jugulare und Ganglion nodosum zu suchen sein, während nach Durchschneidung der motorischen Kehlkopfnerven sich nur im dorsalen X-Kern eine Degeneration finde, also dieser Kern das Zentrum der Kehlkopfmuskulatur darstelle; diese Anschauung hat sich indes keine Anerkennung zu verschaffen vermocht. Schon Bunzl-Federn läßt die Nervi laryngei aus dem N. ambiguus, und zwar den N. laryngeus superior aus der dichten Formation des Nucleus ambiguus, den Nervus laryngeus inferior aus der lockeren Formation dieses Kerns entspringen.

Die Anschauung, daß der dorsale Vaguskern Ursprungsstätte efferenter vegetativer Fasern sei, der N. ambiguus quergestreifte Muskeln innerviere, findet schon im differenten *morphologischen Charakter* dieser beiden Kerne eine Begründung. Haben ja die Zellen des N. ambiguus ausgesprochen Vorderhornzellcharakter, während die viel kleineren ovalen bzw. birn- oder spindelförmigen, in eine faser-

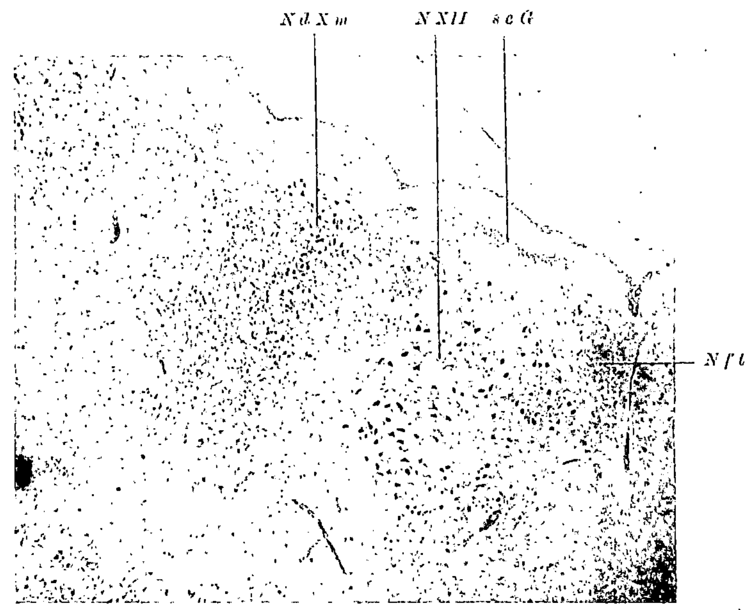

Abb. 10. Mensch. Medulla oblongata. Nissl-Färbung. *N d X m* Nucl. dorsalis vagi medialis, *N XII* Hypoglossuskern, *N f t* Nucl. funiculi teretis, *s e G* subependymale Glia.

arme Grundsubstanz eingebetteten Zellen des dorsalen Vaguskerns (Abb. 9 u. 10) an die Zellen des Seitenhorns erinnern, deren Zurechnung zum vegetativen Nervensystem ziemlich allgemein anerkannt ist. Wichtiger als die Tatsache, daß sich eine dorsomediale von einer ventralen Abteilung innerhalb des dorsalen Vaguskerns abgrenzen läßt, erscheint mir der Umstand, daß man schon normalerweise hier einzelne Zellen verstreut finden kann, die sich durch Spärlichkeit ihrer feinen Tigroidschollen bzw. Randständigkeit des Kerns auszeichnen. Hierauf hinzuweisen erscheint mir vor allem deshalb wichtig, weil uns dies dazu führen muß, mit Schlußfolgerungen auf pathologische Veränderungen im dorsalen Vaguskern recht vorsichtig zu sein, solche nur dann anzunehmen, wenn tatsächlich eine größere Zahl von Zellen dieses Kerns, bzw. Gruppen von Zellen in ihrem Tigroidgehalt, der Stellung ihres Kerns verändert erscheinen, eine Forderung, die nicht immer in der Literatur erfüllt ist.

Einer besonderen Besprechung bedarf das *lateral vom dorsalen Vaguskern* gelegene Gebiet; es ist von kleinsten Zellen erfüllt und geht ohne scharfe Grenze in den Kern der spinalen Glossopharyngeus-Vaguswurzel mit seinen ganz ähnlichen Zellen über. Hier scheinen *Endstätten zentripetaler Vagusfasern* vorzuliegen. So gelangen schon Kohnstamm und Wolfstein auf Grund ihrer Versuche an Hunden und Katzen zu einer Dreiteilung des Ursprungsgebiets des X. Hirnnerven: Während der Nucleus ambiguus die quergestreifte Muskulatur des Kehlkopfs und Schlunds versorgt, dem Dorsalkern die Innervation vegetativer Organe obliegt, finden sich lateral vom dorsalen X.-Kern die Endstätten sensibler X.—IX. Fasern. Dieses letztere Gebiet wird von ihnen weiterhin unterteilt in 1. den Kern des Tractus solitarius, 2. das markfaserarme Gebiet zwischen diesem und dem Ventrikelboden (Griseum dorsale areae vagi), 3. den N. parasolitarius lateral vom Tractus solitarius; die Zellen dieses Kerns sollen Strangzellen bilden, welche verschiedene Höhen des Vaguskerns miteinander verbinden und so den geordneten Ablauf von Erregungen, beispielsweise der Peristaltik der Speiseröhre bedingen. Schließlich sollen sich um den Dorsalkern selbst Endbäumchen sensibler Fasern verzweigen. Auch Shima kommt auf Grund vergleichend-anatomischer Tatsachen zur Folgerung, daß lateral vom eigentlichen dorsalen X-Kern, welcher Lungen, Magen und Herz versorgt, ein eigenes Zellgebiet (N. dorsalis vagi lateralis) besteht; dieser Kern bildet ein diffuses Grau mit eingesprengten kleinen Ganglienzellen und gelatinöser Substanz. Er fand, daß dieses Gebiet bei verschiedenen Tieren eine verschiedene Entwicklung zeigt und auffallend mit der Substantia gelatinosa der spinalen IX-Wurzel vikariiere, woraus er die Annahme ableitet, daß dieser laterale Kern vielleicht ein sensibler sei. Ähnlich hält auch Marburg an der Unterscheidung eines sensiblen lateralen, dorsalen Vaguskerns vom Kern des Tractus solitarius fest, nachdem die Grundsubstanz des ersteren feinfaseriger, des letzteren mehr gelatinös ist.

Wenn nun auch ziemlich übereinstimmend angenommen wird, daß der dorsale Vaguskern ein Zentrum glatter Muskulatur bzw. sekretorischer Fasern sei und es von dem ihm lateral anliegenden Kerngebiet sehr wahrscheinlich ist, daß hier zentripetale Erregungen aus den Eingeweiden endigen (vgl. Obersteiner, Edinger), so herrscht über die *genauere Lokalisation* einzelner Viscera noch keineswegs Übereinstimmung. Die außerordentliche Entwicklung des dorsalen X-Kerns bei Vögeln läßt es Kosaka und Yagita wahrscheinlich erscheinen, daß dieser Kern mit der motorischen *Mageninnervation* etwas zu tun habe. Nach Durchschneidung der Rami gastrici in der Höhe der Kardia fanden diese Autoren die caudalen Partien des dorsalen X-Kerns (sehr deutlich beim Kaninchen, weniger ausgesprochen beim Hund) in Degeneration. Sie glauben, daß die meisten Zellen des dorsalen X-Kerns zu der glatten Muskulatur des Verdauungstraktes in Beziehung stehen. Damit stimmen auch vergleichend-anatomische Untersuchungen von Vermeulen gut überein, der den dorsalen X-Kern bei Tieren mit großem Magen besonders entwickelt fand und nach vergleichenden Studien an Wiederkäuern im speziellen das Psalterium in die am meisten caudal gelegenen Abschnitte des Kerns verlegt. Ob die glatte Muskulatur der *Luftwege* auch Fasern vom dorsalen Kern empfängt, erscheint Kosaka und Yagita nicht sicher. Sie finden zwar nach Durchschneidung des Vagus zwischen Abgang des N. recurrens und der Lungenzweige zahlreichere Zellveränderungen als bei Durchschneidung weiter caudal, nachdem aber die Vagi während ihres intrathorakalen Verlaufs zahlreiche Zweige zum Oesophagus abgeben, ist es den Autoren nicht möglich, zu entscheiden, ob der Dorsalkern an der Innervation der glatten Muskulatur der Luftwege teilnimmt oder nicht. Jedenfalls empfängt die Lunge nicht viele motorische Fasern vom Vagus, da nach Ausschneidung eines unteren Lungenlappens beim Hunde im Dorsalkern nur sehr wenige Zellen verändert waren. In einer zweiten Arbeit vermutet Kosaka, daß die glatte Muskulatur der Trachea und Bronchien auf dem Wege des Sympathicus vom Dorsalkern beeinflußt wird. Die untere Abteilung des Nucleus ambiguus (entsprechend der lockeren Formation von Bunzl-Federn) zerfällt in eine dorsale und eine ventrale Gruppe; während die dorsale die Kehlkopfmuskulatur mit Ausnahme des M. cricothyreoideus versorgen soll, wird in die ventrale das Herzhemmungszentrum verlegt.

Auch Marinesco und Parhon fanden nach Durchschneidung des Nervus X über dem Eintritt ins Abdomen Degeneration in der unteren Kolonne des Dorsalkerns, wo sie demnach zentrifugale Elemente des Bauchanteils dieses Nerven, besonders für den Magen, entspringen lassen, die Oesophagusmuskulatur muß dagegen, wenigstens beim Hund, der nur quergestreifte Fasern im Oesophagus besitzt, in die äußeren Anteile der dichten Formation des Nucl. ambiguus verlegt werden. Molhant unterscheidet im N. dorsalis X von vorn nach rückwärts zu Zellgruppen für den Magen, die Lunge, das Herz und die Tracheobronchialmuskulatur. Die *vorwiegende Beziehung des dorsalen Vaguskerns zu den Bauchorganen* geht neuerdings wieder aus den Studien Hustens hervor, der nach Durchschneidung des Vagus unterhalb des Abgangs der Lungenäste noch zwei Drittel der Zellen des dorsalen Vaguskerns in Degeneration fand. Daß die Zellen für Magen und Oesophagus in einer bestimmten Höhe des Kerns eine geschlossene Masse bilden sollten, scheint ihm nach seinen Präparaten kaum wahrscheinlich und es ist ihm jedenfalls beizustimmen, daß eine scharfe Abgrenzung der den einzelnen Organen zugehörigen Zellgruppen innerhalb des dorsalen Vaguskerns nicht möglich erscheint.

Untersuchungen beim *Menschen* verdanken wir vor allem Hudovernig, der Fälle von Carcinom der Epiglottis, des Oesophagus, des Magens und der Lunge und einen Fall von Vagusdurchschneidung untersuchen konnte. Er fand keine Anhaltspunkte dafür, daß die Halsganglien des Vagus beim Menschen das ausschließliche sensible Vaguszentrum darstellen, wenn auch ein Teil der sensiblen X-Fasern in diesen Ganglien endigt. Was die Kerne der Oblongata anlangt, so bilden die Kerngebiete des IX., X. und XI. Hirnnerven ein physiologisch zusammengehöriges Gebiet, wie ja auch Kreidl die austretenden Fasern dieser Nerven als ein gemeinsames Wurzelgebiet betrachtet. Im speziellen stellt der Nucl. dorsalis ein gemischtes, teilweise motorisches, teilweise sensibles Zentrum dar, in der ventralen Gruppe seines spinalen Anteils ist der Plexus gastricus, vielleicht auch der Plexus pulmonalis zu lokalisieren. Hier sollen aber auch ebenso wie an Zellen des solitären Bündels sensible Fasern aus dem N. laryngeus superior endigen. In der Längsmitte des Kerns stehen die Zellen des solitären Bündels mit dem Oesophagus, im cerebralen Abschnitt des dorsalen Kerns sind Zellen der dorsalen und ventralen Gruppe des dorsalen Kerns mit dem Plexus pulmonalis oder Plexus gastricus in Verbindung. Das motorische Oesophaguszentrum wird in die innere Gruppe des Nucl. ambiguus entsprechend der Längsmitte des Kerns verlegt; aber auch Magen und Lunge sollen teilweise im N. ambiguus, und zwar in

dessen lockerer Formation (= äußere Grüppe) vertreten sein. Während er sich
also bezüglich der vorwiegenden Lokalisation des Magens im spinalen Abschnitt
des Dorsalkerns in Übereinstimmung mit Kosaka und Yagita befindet, glaubt
er außerdem ein Zentrum des Magens und Oesophagus im N. ambiguus nachweisen zu können.

Am unklarsten ist noch die Frage nach dem Ursprung der *herzhemmenden
Fasern* des Vagus. Für ihre Lokalisation in der ventralen Gruppe des spinalen
Abschnitts des N. ambiguus (Kosaka und Yagita) sprechen Versuche von
Schaternikoff und Friedenthal. Marinesco und Parhon vermuten, daß
die Nachbarschaft der lockeren Formation des N. ambiguus hierfür in Anspruch
zu nehmen sei, während Stuurmann nach seinen Durchschneidungsversuchen
bei Kaninchen annimmt, daß das Herzhemmungszentrum nicht in den caudalen
Abschnitten des N. ambiguus liegt, wie Kosaka meint, sondern im oralen Abschnitt dieses Kerns gemeinsam mit dem Ursprung der Rr. pharyngei et laryngei
superiores. C. U. Ariens Kappers, der anfangs der Lokalisation im dorsalen
Kern zugeneigt hatte, gibt die Möglichkeit zu, daß das Zentrum der quergestreiften
Muskulatur des Herzens gemeinsam mit jenen Gruppen, welche der Kehlkopf-
innervation zugehören, nach ventral gewandert ist. Kohnstamm, L. R. Müller
und Molhant halten dagegen an der Lokalisation im dorsalen Kern fest, und
neuerdings gibt Blumenau an, daß er bei Hunden nach Durchschneidung der
Herzäste des Vagus Degenerationen nur im dorsalen Vaguskern fand. Hier sind
wohl noch weitere Untersuchungen nötig[1].

Dasselbe gilt auch für die Angabe von Brugsch, Dresel und Lewy, daß
nach Exstirpation des *Halssympathicus* Zellgruppen des dorsalen Vaguskerns degenerieren. Angesichts der vielfältigen Anastomosen, die zwischen Vagus und
Sympathicus in der Peripherie bestehen, muß man immerhin daran denken, daß
in diesen Versuchen die Degenerationen im dorsalen Vaguskern auf Läsion von
Vagusfasern zurückzuführen seien, die wohl eine Strecke weit im Halssympathicus
verlaufen, aber nicht in Grenzstrangganglien, sondern weiter peripher in eigenen
Ganglien unterbrochen werden. Von einem Beweis der Annahme, daß der „sympathische Acceleranskern" bzw. das bei der Piqûre getroffene „Zentrum der
Nebennieweninnervation" im Bereich des dorsalen Vaguskerns liege, sind wir aber
noch weit entfernt.

Angesichts des Umstands, daß schon unter scheinbar leicht überblickbaren Bedingungen, wie nach Durchschneidung einzelner Vagusäste verschiedene Autoren
zu recht differenten Resultaten bezüglich der Lokalisation der diesen Ästen zugehörigen Ursprungszellen gelangten, erscheint besondere *Vorsicht in der Verwertung pathologischer Befunde* an den Vaguszentren nötig. Wie vieldeutig pathologische Befunde sind, wenn sie nicht streng lokalisierte Herde ohne Druckwirkung
auf die Nachbarschaft darstellen, zeigt der Fall von Edinger und Neubürger.

---

[1] Azonskij und Viktorow vermuten, daß in der Medulla oblongata zwei Herzzentren,
ein hemmendes und ein förderndes nahe beieinander liegen, von denen das erstere bei
Sommerfröschen durch elektrische Reize eher erschöpft wird als das letztere. Es handelt
sich anscheinend in diesen Versuchen bei der Hemmung um Reizung eines Teils der Vaguskerne, bei der Förderung der Herzaktion um Reizung von Zellen oder Fasern der S. reticularis, die Impulse zu den spinalen Ursprungsstätten der Acceleratoren leiten. Hierfür
spricht das Bestehenbleiben der fördernden Reizwirkung nach Vagusdurchschneidung.

Klinisch bestanden Erscheinungen von Vagusreizung, als deren Ursache die mikroskopische Untersuchung ein Blutextravasat in der dorsomedialen Abteilung des Seitenstrangs ergab, welches die obere Wurzel des XI. Nerven in ihrem Verlauf getroffen hatte. Die Autoren sahen in diesem Falle eine Bestätigung der Ansicht von Schiff und Heidenhain, wonach die Herzhemmungsfasern durch die XI-Wurzel dem N. vagus zugeführt werden; diese Ansicht kann aber nicht mehr aufrechterhalten werden, nachdem Kreidl, Vas und Grossmann zeigten, daß die Herzhemmungsfasern im N. vagus verlaufen. Kohnstamm sieht demgemäß in diesem Falle einen Beweis seiner Ansicht, daß die Zellen der Formatio reticularis als Zentrum des Herzvagus beim Menschen betrachtet werden müssen, nachdem der Herd im Falle von Edinger und Neubürger sich weiter nach vorne als die Accessoriuswurzel erstreckte. Mit derselben Berechtigung könnten jene, welche den N. ambiguus als Zentrum der Herzhemmungsfasern betrachten, annehmen, daß der in Nachbarschaft dieses Kerns gelegene Herd auf dessen Zellen eine Druckwirkung hervorgerufen habe. Man sieht, wie verschiedene Meinungen sich aus dergleichen Beobachtung ableiten lassen, ohne daß die eine Meinung mehr Stützpunkte hätte als die anderen.

Besonders deutlich wird die diffuse Wirkung von hirndrucksteigernden Prozessen durch die Befunde von Toyojro Kato, der die pathologisch-anatomische Grundlage verschiedener Allgemeinsymptome von *Hirntumoren* aufzudecken suchte; er fand bei Fällen von Hirndrucksteigerung durch Tumoren nicht nur die kleinen Zellen des dorsalen X-Kerns lädiert, sondern auch Veränderungen im N. ambiguus. Außerdem zeigten die Wurzeln des IX. und X. Nerven Ödem, Marchi-Schollen, so daß nicht gesagt werden kann, auf welche Läsion die intra vitam beobachtete Bradykardie bzw. Labilität des Pulses zu beziehen ist. Wie wichtig es ist, den Zustand der Wurzeln auch bei scheinbar normalen Kernen zu berücksichtigen, konnte ich mich selbst beim Studium von *Meningitiden mit Hirndruckerscheinungen* überzeugen (unpubliziert). Hier wies die Mehrzahl der Zellen der dorsalen Vaguskerne keine Veränderungen auf, welche die Grenzen der (ziemlich weiten) physiologischen Variationsbreite überschritten hätten. Aber auch die Zellen des Nucl. ambiguus waren relativ intakt, während sich in den austretenden Wurzelbündeln des Vagus entzündliche Veränderungen, von den Meningen übergreifend, teilweise auch Markfaserzerfall nachweisen ließen.

Natürlich soll nicht geleugnet werden, daß es bei Erkrankung des dorsalen Vaguskerns bzw. einzelner Teile desselben zu Symptomen von seiten zugehöriger Organe kommen kann. So können durch Reizung des dorsalen Vaguskerns *Spasmen* der Eingeweidemuskulatur entstehen (Schule, Steindl); auch konnte ich selbst einen Fall histologisch untersuchen, der klinisch die Erscheinungen eines *Pylorospasmus* bot (klinisch beobachtet und publiziert von Porges) und bei dem eine Carcinommetastase, die von der linken Kleinhirnhemisphäre auf den Boden der Rautengrube übergriff, anscheinend durch Druck auf den dorsalen Vaguskern die Magensymptome hervorgerufen hatte. Holler und Pollak berichten über Veränderungen im visceromotorischen Vaguskern bei akutem *Magengeschwür*. So interessant auch solche einzelne Fälle sein mögen, dürfen sie uns natürlich nicht dazu verleiten, die neurogene, zumal zentrale Komponente in der Pathogenese des Ulcus ventriculi zu überschätzen.

2. Zentren der Speichel- und Tränensekretion.

Unsere Kenntnis über die zentrale Lokalisation der *Speicheldrüsen* ist vor allem durch die Untersuchungen Kohnstamms begründet. Nach Durchschneidung der Chordafasern (vgl. Abb. 11) zur *Glandula submaxillaris* beim Hund fand dieser

Autor auf der Gegenseite, zum Teil auch auf der Seite der Durchschneidung Nissl-
Degeneration in einer Zellgruppe, die sich zwischen dem caudalen Pol des Facialiskerns und dem frontalen Ende des Kaumuskelkerns erstreckt und deren Zellen
zwischen Raphe, Deitersschem Kern und Ventrikelboden zerstreut liegen (N.
salivatorius superior). Die ventrale Grenze dieses Kerngebiets entspricht etwa
der dorsalen Umrandung des Facialiskerns. Es besteht aus Zellen vom Vorderhorntypus, seine Wurzelfasern bilden den Nerv. intermedius; dem gekreuzten
Faseranteil entsprechen wahrscheinlich jene Fasern, welche man bisher als
kreuzende VII-Fasern angesprochen hat. Damit stimmt überein, daß nach intrakranieller Reizung des N. intermediofacialis Köster Sekretion der Glandula submaxillaris beobachtet hat. Ein Teil der austretenden Fasern scheint sich aber dem
Nerv. vestibularis anzulagern und den sogenannten Fasciculus vestibularis medialis
(Kaplan) zu bilden. Schon Bischoff konnte Fasern, die er als gekreuzte Facialis-
fasern auffaßt, bei der Katze als medialste Fasern des N. vestibularis in zentrifugaler Richtung verfolgen und Leidler fiel es auf, daß beim Kaninchen bei
Verletzungen nahe dem Facialisknie das in Rede stehende Bündel konstant in die
beiderseitigen Vestibularisstämme degeneriert; er ist im Anschluß an Kohnstamm
der Ansicht, daß die bei dieser Operation getroffenen kreuzenden Bündel aus-
tretende Fasern des Nucl. salivatorius enthalten, dessen Wurzeln demnach zum
Teil gemeinsam mit denen des Nerv. vestibularis die Medulla oblongata verlassen.

Das Sekretionszentrum der *Glandula parotis* muß mehr caudal liegen,
denn Parotislähmung tritt nach Durchschneidung der Wurzeln des N. glossopharyngeus, nicht aber nach intrakranieller Durchschneidung des N. facialis ein
(Heidenhain). Kohnstamm nimmt für dieses Zentrum seinen N. salivatorius
inferior in Anspruch, der gleichseitig und gekreuzt zwischen unterer Olive und
N. ambiguus liegen, frontal bis zum caudalen Ende des Facialiskerns, caudal fast
bis zum Ende des Ventrikels reichen soll. Die Zelldegeneration muß aber, wie
Kohnstamm und Wolfstein selbst bemerken, mit großer Vorsicht beurteilt
werden, da die Zellen schon normalerweise tigrolytischen sehr ähnlich sehen. Jener
Teil der Zellen der Nn. reticulares laterales, der in der Höhe der Nn. salivatorii
liegt, hat wahrscheinlich die Koordination zwischen Kauakt und Speichelsekretion
zu besorgen.

Zu ganz ähnlichen Resultaten bezüglich des Zentrums der *Glandula submaxillaris* gelangten Yagita und Hayama. Sie fanden nach Chordadurchschneidung
ebenfalls degenerierte Zellen von motorischem Typus in der Formatio reticularis
im Niveau des VII-Kerns, zwischen diesem und dem Deitersschen Kern; im
Deitersschen Kern selbst konnten sie dagegen im Gegensatz zu Solomowicz
keine degenerierten Zellen nachweisen. Auch betonen sie gegenüber Kohnstamm, daß degenerierte Zellen nur auf der Seite der Operation zu finden waren,
während der letztgenannte Autor auch einen gekreuzten Ursprung annahm.

Was das Zentrum der *Parotisdrüse* anlangt, so betonen die japanischen Forscher, daß entsprechend dem N. salivatorius inferior von Kohnstamm zwischen
dem oberen Teil der unteren Olive und der spinalen V-Wurzel degeneriert er-
scheinende Zellen sich schon an normalen Nissl-Serien finden. Zwecks genauerer
Darstellung des Parotiszentrums durchschnitt Yagita unter Schonung der Chorda
tympani die Jacobsohnsche Anastomose (= N. tympanicus) in der Pauken-
höhle, welche die Sekretionsnerven der Parotis vom N. glossopharyngeus über-

nimmt (Loeb, Heidenhain, vgl. Abb. 11). Nach den konsekutiv sich einstellenden Veränderungen der Nissl-Struktur schließt er, daß das Sekretionszentrum

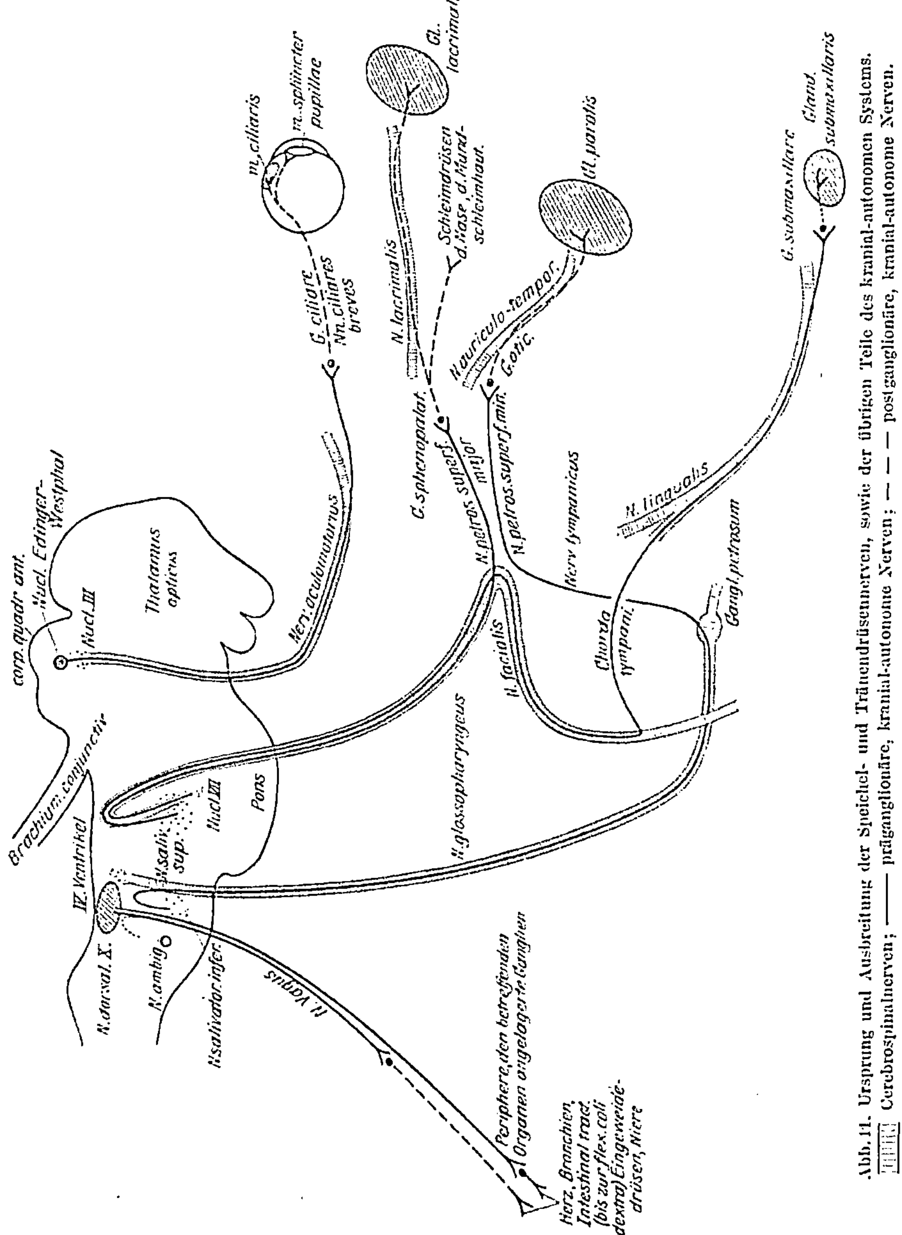

Abb. 11. Ursprung und Ausbreitung der Speichel- und Tränendrüsennerven, sowie der übrigen Teile des kranial-autonomen Systems. Cerebrospinalnerven: ——— präganglionäre, kranial-autonome Nerven; — — — postganglionäre, kranial-autonome Nerven.

der Parotis die caudale Fortsetzung des Zentrums der sekretorischen Chordafasern bildet und in der Formatio reticularis grisea entsprechend der Höhe des Glosso-pharyngeusgebiets liegt; die Zellen entsprechen aber nicht dem von Kohnstamm beschriebenen N. salivatorius inferior, der in seiner Struktur nicht besonders von der Norm verändert ist, sondern liegen in der direkten Fortsetzung des Chordazentrums, sind gruppenweise ventromedial von der spinalen Acusticuswurzel, zum kleineren Teil zerstreut weiter ventral in der Formatio reticularis zu treffen, wo sie sich bis zur dichten Formation des N. ambiguus oder zum VII-Kern erstrecken. Der Parotiskern wird von kleinen Zellen vom Charakter jener des dorsalen Vaguskerns gebildet, ihre Achsenzylinder gehen nach Yagita nur in die gleichseitigen Glossopharyngeuswurzeln, während Kohnstamm nach einseitiger Chordadurchschneidung beiderseits Nissl-Degeneration fand.

Beobachtungen vom *Menschen*, welche zur Lehre von der zentralen Innervation der Speicheldrüsen beitragen könnten, liegen nur spärlich vor. Die bei Bulbärparalyse gleichzeitig bestehende Lähmung der Muskulatur der Mundhöhle führt schon an sich zu Speichelfluß und läßt darum in der Regel nicht entscheiden, ob Störungen der Speichelsekretion bestehen oder nicht. Hierher gehört die Beobachtung von J. Fischl, der bei apoplektiformer Bulbärparalyse auf der Seite der VII-Lähmung vermehrte Speichelsekretion beschreibt, sowie ein Fall von Spiller. Mit der Nissl-Methode ist der Fall von Feiling untersucht. Es handelt sich um eine Schädelbasisfraktur mit Schädigung der Stämme des linken IX., X., XI. und XII. Nerven ohne Läsion der Gehirnsubstanz. Es wurde Zelldegeneration auf der Seite der Verletzung außer im linken Accessoriuskern, N. ambiguus, dorsalen X- und XII-Kern in verstreuten Zellen in der grauen Substanz des oberen Teils der Medulla oblongata dorsal von der unteren Olive gefunden. Diese degenerierten Zellen fanden sich von Schnitthöhen durch den Eintritt des N. cochlearis bis zu Schnitten durch das obere Ende der unteren Olive, nach innen und ventral vom VII-Kern. Der Autor ist geneigt, seine Befunde denen von Kohnstamm und Yagita zu homologisieren, obwohl klinisch keine Sekretionsstörungen von seiten der Speicheldrüse bestanden.

Die *Drüsen des weichen Gaumens* werden durch Fasern erregt, welche ebenfalls mit dem N. facialis austreten und über den N. petrosus superficialis maior verlaufen. Réthi wies außer einem sympathischen Zentrum in der Höhe des 5. und 6. Brustwirbels einen zweiten Kern unter dem Boden der Rautengrube beiderseits von der Mittellinie nach, dessen Fasern mit dem N. facialis austreten. Weiter konnte er zeigen, daß der Sekretfluß am Gaumensegel, welcher nach intrakranieller Reizung des Facialis zu beobachten ist, nach Durchschneidung des N. petrosus superficialis maior ausbleibt. Daß die präganglionären, aus dem N. facialis in den N. petrosus superficialis maior übertretenden Fasern im Ganglion sphenopalatinum endigen und hier das zweite Neuron entspringt, geht daraus hervor, daß Yagita nach Durchschneidung der Nn. palatini beim Hund dieses Ganglion degeneriert fand. Durchschneidung des zum Ganglion sphenopalatinum führenden N. petrosus superficialis maior hingegen führt nach Yagita homolateral zu Degenerationen von multipolaren Zellen der Formatio reticularis, welche dorsal vom VII-Kern, ventral von den Zellen der Speichelsekretion liegen, aber weiter cerebral als diese letzteren bis in Querschnittebenen des oralen Drittels des VII-Kerns reichen. Auch beim Menschen läßt sich im Niveau des mittleren Drittels des VII-Kerns eine analoge Zellgruppe zwischen VII-Kern und der spinalen VIII-Wurzel nachweisen, welche Gruppe auch bis ins cerebrale Drittel des VII-Kerns, lateral vom sogenannten accessorischen VII-Kern gelegen, zu verfolgen ist. Diese Gruppe stellt demnach das Zentrum der kranial-autonomen Innervation des weichen Gaumens dar.

Bezüglich der *Tränensekretion* neigt man jetzt der Ansicht zu, daß die sekretorischen Fasern mit dem N. intermediofacialis aus der Medulla oblongata austreten und in der Gegend des Ganglion geniculi diesen Nerven verlassen, nachdem nur bei Läsionen des VII-Nerven oberhalb dieses Ganglions Störungen der Tränensekretion beobachtet wurden (Goldzieher, Klapp, Landolt, Köster). Ob aber die Ursprungszellen im Facialiskern selbst zu suchen sind, wie Jendrassik vermutet, oder ob sie in der Nähe des Kerngebiets des Glossopharyngeus liegen (Schirmer), darüber fehlen sichere anatomische Befunde (vgl. L. R. Müller und W. Dahl). Nachdem die aus dem N. facialis austretenden Sekretionsfasern der Tränendrüse weiter über den N. petrosus superficialis maior zum Ganglion sphenopalatinum ziehen sollen, würden die oben beschriebenen Befunde Yagitas nach Durchschneidung des N. petrosus superficialis maior darauf hinweisen, daß die dorsal vom VII-Kern gelegenen Zellen der Formatio reticularis vielleicht auch Zentren der Tränensekretion darstellen, doch lassen sich die beim Hund erhobenen Befunde nicht ohne weiteres auf den Menschen übertragen, wie Yagita selbst hervorhebt. Es muß auch daran gedacht werden, daß vielleicht die beiden Tränendrüsen verschieden innerviert werden, die eine von Fasern, die mit dem N. VII austreten, die andere durch den N. trigeminus (Campos), so daß sich nicht ausschließen läßt, daß auch im Bereich der motorischen Trigeminuskerne Zentren der Tränensekretion liegen; hier können nur neue Tatsachen Aufklärung bringen.

3. Vasomotoren-, Schweiß- und Stoffwechselzentren.

Die Lehre, daß im verlängerten Mark das Zentrum der *Vasomotoren* zu suchen sei, geht bekanntlich auf die Ludwigsche Schule zurück. Owsjannikow durchtrennte mit einem Messerchen, welches er durch eine Trepanöffnung in den Schädel einführte, das verlängerte Mark und die Brücke in systematischen Schnittreihen unter gleichzeitiger Bestimmung des Blutdrucks und grenzte auf diese Weise ein Gebiet, welches 1—2 mm unterhalb der Vierhügel beginnt, nach caudal bis 4 bis 5 mm ober dem Calamus scriptorius reicht, als Vasomotorenzentrum ab. Nach Dittmar, der eine ähnliche Versuchsreihe anstellte, reicht allerdings das Vasomotorenzentrum nur bis zum unteren Ende des Corpus trapezoides und Brustein fand bei Reizversuchen an Hunden, welche er im Bechterewschen Laboratorium anstellte, die stärkste Wirkung bei Reizung der Seitenteile der Oblongata zwischen mittlerem und unterem Drittel der Rautengrube, so daß er das Vasomotorenzentrum in die Formatio reticularis grisea verlegt. Auch Kohnstamm spricht Zellen der Formatio reticularis als Ursprungsstätten spinalwärts gerichteter Fasern aus dem Vasomotorenzentrum an.

Die Existenz eines rhombencephalen, den spinalen segmentären Ursprungszellen der Vasomotoren übergeordneten Zentrums wurde erst in den letzten Jahren in Zweifel gezogen, besonders als durch die Versuche von Karplus und Kreidl die schon älteren Autoren bekannte Einwirkung höherer Hirnteile, besonders diencephaler Zentren, auf den Blutdruck näher präzisiert und sichergestellt wurde (vgl. weiter unten). Müller und Glaser vermissen sichere Beweise für die Existenz eines Vasomotorenzentrums in der Medulla oblongata und Brücke, und vermuten, daß die durch Reizung bzw. Läsion der Formatio reticularis erzielten Erscheinungen bloß auf descendierende Fasern von höheren Zentren zu beziehen seien.

Es erscheint daher nötig, auf diese Frage etwas näher einzugehen.

Man muß zugeben, daß es um den Beweis eines rhombencephalen Vasomotorenzentrums auf Grund *pathologischer Beobachtungen* am Menschen recht schlecht bestellt ist. Der Versuch Helwegs, die Ergebnisse der Ludwigschen Schule auf den Menschen zu übertragen und in den Seitenteilen der Oblongata das Gefäßnervenzentrum zu lokalisieren, ist schon darum abzulehnen, weil es unsicher bleibt, ob überhaupt die von Helweg untersuchten Geisteskranken vasomotorische Störungen boten oder nicht. Aber auch der Versuch Reinholds, ein Gefäßzentrum am Boden der Rautengrube zu beweisen, scheiterte, wie Cassirer in seiner eingehenden Kritik näher ausführte. Es sei darum hier nur kurz daran erinnert, daß weder die von Frerichs zitierten Fälle von Glykosurie (vgl. Stieda, Recklinghausen) beweisend sind, nachdem auch bedeutende Veränderungen am Ventrikelboden oft ohne Glykosurie einhergehen, noch auch die Fälle Reinholds selbst. Wie Cassirer näher ausführt, ist es überhaupt unsicher, ob in den drei von Reinhold beschriebenen Fällen zentral bedingte vasomotorische Störungen bestanden, denn Decubitus, Absceßbildung, Hämatome, subnormale Temperaturen bei einem Paralytiker sind noch keine Beweise hierfür und ebenso ist die in zwei Fällen beobachtete Glykosurie nicht mit Sicherheit auf zentrale vasomotorische Störungen zurückzuführen. Daß es bei Leuten, welche an Intoxikation oder Infektionskrankheiten sterben (Fall 1 und 2 von Reinhold starben an Pneumonie), leicht zu Hyperämie, asphyktischen agonalen Blutungen unter dem Ventrikelboden, leichtem Markfaserausfall kommen kann, ist allgemein bekannt. Vor allem aber muß man sich fragen, welche Kerngebiete unter dem Ventrikelboden eigentlich als Vasomotorenzentrum in Betracht kommen könnten. Reinhold nimmt hierfür ein ziemlich großes Gebiet (von der Spitze der Ala cinerea bis über die Striae acusticae) in Anspruch. Von Kernen, welche innerhalb dieses Gebiets in Betracht zu ziehen sind, denkt Reinhold vor allem an den Nucl. funiculi teretis, dessen Zellen ja tatsächlich an sympathische Elemente erinnern. Doch zeigt die vergleichend-anatomische Untersuchung (Spiegel), daß dieser Kern beim Menschen höchst variabel, in der Tierreihe bis zu den Primaten fast gar nicht entwickelt ist, was mit der außerordentlichen Bedeutung der Gefäßregulierung für den Warmblüter schwer vereinbar ist. Sonst aber findet sich in der bezeichneten Region unter dem Ventrikelboden keine umschriebene Kerngruppe, welche als allgemeines Vasomotorenzentrum in Betracht kommen könnte.

So sind wir bei dem Mangel von Beweisen aus der menschlichen Pathologie auf die Prüfung der Frage im *Tierversuch* angewiesen.

Am exaktesten ließe sich der Nachweis eines allgemeinen Vasomotorenzentrums im verlängerten Mark dadurch erbringen, daß man caudal vom Thalamus zwischen diesem und der Brücke eine Querschnittsunterbrechung setzt, die sekundäre Degeneration im Gefolge dieser Läsion abwartet und nachher versucht, ob Durchschneidung der Medulla oblongata neuerlich zu einer Blutdrucksenkung bzw. Reizung bestimmter Teile ihres Querschnitts zu einer allgemeinen Vasoconstriction führt.

Solche Versuche haben natürlich mit der Schwierigkeit zu kämpfen, „Mittelhirn-" bzw. „Rautenhirntiere" genügend lange am Leben zu erhalten, damit die Degeneration der von kranialen Zentren herabziehenden Bahnen eintreten kann.

Es scheint aber auch möglich, im akuten Versuch einen direkten Beweis für die Existenz eines rhombencephalen, den segmentären Rückenmarkszentren übergeordneten Zentrums zu führen dadurch, daß man die Reaktionsfähigkeit des Tieres auf reflektorische und Blutreize nach Anlegung von Querschnitten in verschiedenen Ebenen prüft. Schon Karplus und Kreidl erwähnen (IV. Mitteilung), daß sie auch nach vollkommener Durchschneidung des Mittelhirns Blutdrucksteigerung nach Ischiadicusreizung auftreten sahen; dieser Effekt könnte natürlich ebensogut durch reflektorische Beeinflussung eines in der Medulla oblongata gelegenen allgemeinen als auch bloß segmentaler Vasomotorenzentren bewirkt sein. Es ist aber zu betonen, daß nach Querdurchtrennung caudal von der Medulla oblongata Ischiadicusreizung höchstens eine geringgradige Blutdrucksteigerung erzeugt, im Gegensatz zu der recht beträchtlichen Steigerung (z. B. von 90 auf 180 mm in einem Versuch mit Yaskin) beim Rautenhirntier. Ferner lehrten schon frühere Versuche mit Démétriades, daß die durch Labyrinthreizung (siehe unten) auslösbare Blutdrucksenkung auch noch nach Querdurchtrennung des Gehirns caudal vom Mittelhirn erhalten bleibt, also die Existenz des diencephalen Vasomotorenzentrums zum Zustandekommen dieses Reflexes, der in der Hauptsache in einer Hemmung des Splanchnicustonus besteht, nicht nötig ist. Das gleiche gilt für die (auf ähnliche Weise zustande kommende) Blutdrucksenkung, die durch Reizung des zentralen Vagusstumpfes erzielt wird (Depressorreflex), wie ich mich in weiteren Versuchen mit Yaskin überzeugen konnte (Abb. 12). Vor allem aber geht aus der letzterwähnten Experimentalreihe hervor, daß Blutdrucksteigerung infolge des Reizes des CO_2-überladenen Blutes bei Asphyxie nach Querdurchtrennung des Gehirns caudal vom Mittelhirn noch deutlich (Abb. 13), nach Durchtrennung caudal von der Medulla oblongata nur mehr in geringem Grade zu erhalten ist, solange es nicht zu Krämpfen der Skelettmuskulatur infolge der Asphyxie kommt.

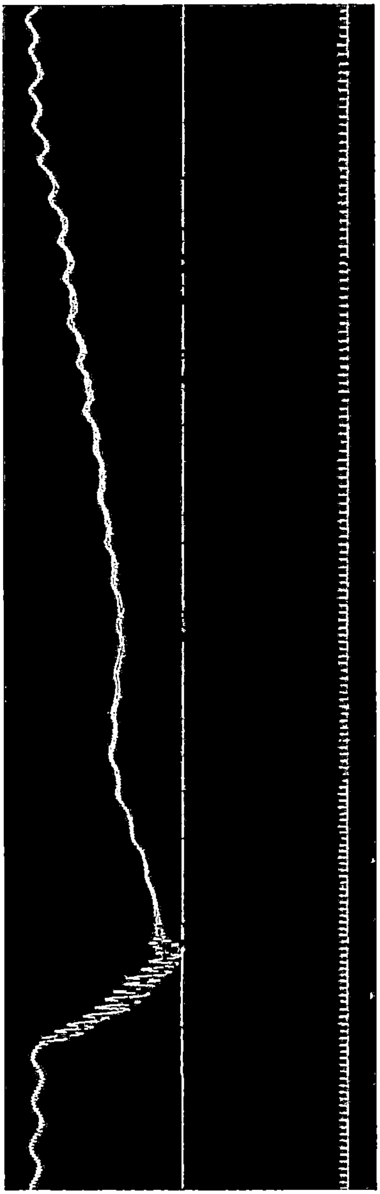

Abb. 12. Farad. Reizung des zentralen Vagusstumpfes einer decerebrierten Katze. Versuch mit Yaskin (Nr. XVI). Rollenabstand 7 cm, Blutdruck von der Carotis geschrieben, vor der Reizung 100 mm. Hg. Zeit in Sek.

Wir müssen demnach an der *Existenz eines rhombencephalen Vasomotoren-zentrums festhalten*, das den spinalen Gefäßzentren, speziell den Ursprungszellen des Nerv. splanchnicus, übergeordnet ist, auf reflektorische und hämatogene Reize mit Änderungen des allgemeinen Blutdrucks (in erster Linie durch Beeinflussung des Splanchnicustonus) zu reagieren vermag.

Die Tatsache, daß elektrische Reizung der Formatio reticularis (vgl. oben Brustein) zu Blutdrucksteigerung führt, rechtfertigt es, das hier gelegene Zentrum als vor allem den Vasoconstrictoren übergeordnet zu betrachten, die Blutdrucksenkung bei Depressor- bzw. Labyrinthreizung als reflektorische Hemmungswirkung auf dieses Zentrum aufzufassen [1]. Dagegen liegen *keine ausreichenden Beweise* für die Existenz spezieller *vasodilatatorischer Zentren* vor. Die Beobachtung von Ranson und Billingsley, daß Reizung des caudalsten Anteils der Fossa rhomboidalis zu Blutdrucksenkung führt, dürfte auf Reizung der Endigungen afferenter Vagusfasern (Depressorfasern) bzw. der Ursprungszellen herz-

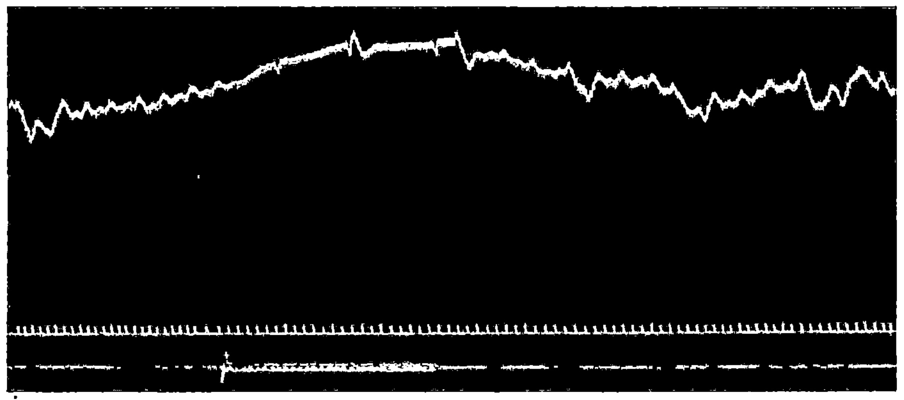

Abb. 13. Katze, Vorder-, Zwischen-, Mittelhirn und vorderster Teil der Brücke abgetragen. Carotisblutdruck während Abklemmung der Trachealkanüle. Versuch mit Yaskin.

hemmender Vagusfasern beruhen, wofür insbesondere die Versuche von Scott und Roberts sprechen.

Recht wenig wissen wir über die Existenz von *rhombencephalen Schweißzentren*, die den segmentären Rückenmarkszentren übergeordnet wären. Schon Dieden wendet gegenüber den Versuchen von Luchsinger und Nawrocki, welche durch Einleitung von CO_2 mit dem Blut der A. carotis bei der Katze Schweißsekretion auf allen vier Pfoten erzielten und diese auf Reizung von Zentren im verlängerten Mark bezogen, mit Recht ein, daß auf diese Weise ebensogut das Zwischenhirn gereizt werden könnte.

Besonders schwierig ist die Frage nach der Existenz besonderer *Stoffwechselzentren* in der Medulla oblongata zu beantworten. Hier muß man sich vor allem

---

[1] Natürlich kommt es entsprechend dem Prinzip der reziproken Hemmung der Antagonisten (vgl. weiter unten) gleichzeitig mit Erregung bzw. Tonusherabsetzung der Vasoconstrictoren zu entgegengesetzten Zustandsänderungen vasodilatatorischer Nerven, wie besonders aus Versuchen von Bayliss und Asher hervorgeht. Insofern eine solche Wirkung eintritt, hat natürlich das rhombencephale Vasomotorenzentrum auch auf die Vasodilatatoren Einfluß.

vor Augen halten, daß Störungen in bestimmten Stoffwechselvorgängen bzw. in der Funktion bestimmter Organsysteme nach Einstichen an verschiedenen Punkten des Ventrikelbodens noch lange keinen Beweis dafür darstellen, daß in dieser Region spezielle „Zentren" der gestörten Funktionen oder Systeme liegen. Zu den klassischen Piqûre-Versuchen der älteren Literatur (Cl. Bernard, Eckhard), welche die Möglichkeit der Auslösung von Glykosurie bzw. auch unabhängig davon die Auslösbarkeit von Polyurie durch Einstich in den Boden der Rautengrube ergaben, ist noch der „Salzstich" (Jungmann und E. Meyer, Elektrolytausschwemmung auch ohne Polyurie, vgl. auch Veil) und der „Harnsäurestich" (Michaelis, vermehrte Allantoinausscheidung beim Kaninchen) hinzugekommen.

Es sind vor allem drei Möglichkeiten bei Deutung dieser verschiedenen Wirkungen in Betracht zu ziehen: 1. Reizung durchziehender Bahnen von höheren (z. B. diencephalen) zu den segmentären spinalen Zentren; 2. Reizung von rhombencephalen, den spinalen übergeordneten Zentren, die vor allem in der Formatio reticularis zu suchen sind, und 3. Reizung der Ursprungszellen präganglionärer, kranial-autonomer Fasern, also vor allem des dorsalen Vaguskerns. Eine sichere Entscheidung zwischen den beiden erstgenannten Möglichkeiten durch Reizversuche nach Degeneration der durchziehenden Bahnen ist bisher meines Wissens nicht getroffen worden.

Die Vermutung, daß es sich um Reizwirkung auf Zellen der *Formatio reticularis* handle (Brugsch, Dresel und Lewy für den Salzstich), hat noch am ehesten für jene Piqûre-Wirkungen eine gewisse Wahrscheinlichkeit, die, wie die Glykosurie oder die Allantoinausscheidung, an das Erhaltenbleiben der Splanchnici gebunden sind. Haben wir ja bei Besprechung des Vasomotorenzentrums erwähnt, daß dieses vor allem den Tonus der vom N. splanchnicus innervierten Gefäße beherrscht, und es ist immerhin daran zu denken, daß die durch Reizung der S. reticularis bedingte Splanchnicuserregung nicht nur auf Vasomotoren übertragen wird, die im Solarplexus entspringen, sondern auch auf postganglionäre Neurone aus dem G. coeliacum zur Leber, Nebenniere[1] usw. und daß auf diese Weise die genannten Stoffwechselwirkungen ausgelöst werden. Zeigten ja Houssay und Molinelli, welche die Nebennierenvene eines Hundes (des Spenders) mit der V. jugularis eines zweiten Hundes (des Empfängers) in Anastomose setzten, daß Piqûre des Spenders beim Empfänger Adrenalinämie und auch Erhöhung des Blutzuckers erzeugt. Nachdem die Nebenniere zentrale Impulse in der Hauptsache durch die Nn. splanchnici empfängt, weisen also diese Versuche darauf hin, daß durch die Piqûre der Oblongata nicht nur der Tonus der Splanchnicusgefäße, sondern auch der Zustand der von den Splanchnicis innervierten Drüsen beeinflußt werden kann. So ist zu vermuten, daß die *Stoffwechseländerungen* bei Einstich in die Oblongata *zum Teil wenigstens durch dieselben Elemente ausgelöst werden, welche das Vasomotorenzentrum bilden.* Eine genauere Lokalisation bzw. Abgrenzung gestatten aber weder die vorliegenden

---

[1] Für die Hemmung der Darmtätigkeit, die man bei Einstich in die Oblongata erhalten kann, haben Tournade und Chabrol gezeigt, daß sie nicht bloß auf direkten Nervenreiz, sondern, zum Teil wenigstens, auf Adrenalinausschüttung zurückzuführen ist. Nach Verbindung der Nebennierenvene eines Hundes B mit der V. jugularis eines Hundes A erzeugte nämlich Piqûre von B bei beiden Tieren eine Hemmung der Darmtätigkeit.

Experimente, noch die klinisch beobachteten Glykosurien (Chabrol, Reinhold, Rossolimo, Allen-Starr, Bonnier, Marinesco, E. Müller u. a., vgl. auch Marburg).

Was die dritte der oben erwähnten Möglichkeiten, die Auslösung von Stoffwechseländerungen durch Einwirkung auf den *dorsalen Vaguskern* anlangt, so müssen wir jedenfalls zugeben, daß der dorsale Vaguskern auch sekretorische Nerven für die großen Verdauungsdrüsen abgeben könnte, nachdem Äste vom Vagus zur Leberpforte und zur Leber nachweisbar sind (L. R. Müller) und Pawlow den spezifisch sekretorischen Einfluß des Vagus auf das Pankreas für erwiesen hält[1]. Nun geben Brugsch, Dresel und Lewy an, daß der Cl. Bernardsche Zuckerstich, der zu Hyperglykämie und Glykosurie führt, auf Reizung von Zellen des dorsalen Vaguskerns in seinem mittleren Drittel zu beziehen sei. Der diesen Abschnitt des Vaguskerns treffende Reiz soll längs der Splanchnici zu den Bauchorganen übertragen werden; als Stütze hierfür wird der Nachweis retrograd degenerierender Zellen in dem betreffenden Areal des dorsalen Vaguskerns nach Halssympathicusexstirpation angeführt. Wir haben schon oben auseinandergesetzt, daß diese Befunde noch keineswegs ausreichen, um den Ursprung präganglionärer Fasern des thorakal-autonomen Systems (speziell von Fasern, die mit dem Splanchnicus in Beziehung treten sollen) im dorsalen Vaguskern zu begründen. Die retrograde Degeneration nach Halssympathicusexstirpation kann ebenso gut auf Läsion durchziehender Vagusfasern bezogen werden, deren zugehöriges postganglionäres Neuron erst zu bestimmen wäre. Jedenfalls haben wir noch keinen Anlaß, von der Anschauung abzugehen, daß die zu Glykosurie führende, über die Splanchnici ablaufende Erregung durch Reizung von Zellen oder Bahnen der Formatio reticularis ausgelöst sei.

Wichtiger erscheint jener Teil der Versuche von Brugsch, Dresel und Lewy, in welchem sie bei Einstich in das vorderste Drittel des dorsalen Vaguskerns ein Absinken des Blutzuckers beobachteten. Wissen wir ja, daß Vagusreizung teils durch Steigerung der inneren Sekretion des Pankreas (Asher und Corral), teils durch direkte Leberwirkung (Eiger) den Aufbau des Leberglykogens zu fördern vermag. Um Reizung dieser Fasern könnte es sich bei den Einstichen in den vordersten Anteil des dorsalen Vaguskerns handeln. Die Angaben der genannten Autoren über retrograde Degeneration dieses Kernanteils nach Pankreasexstirpation sind allerdings umstritten (vgl. Hess und Pollak).

4. Reflexwirkungen afferenter Hirnnerven auf die vegetativen Zentren des Rautenhirns.

Zwei Hirnnerven vor allem vermögen mittels ihrer zentripetalen Fasern eine reflektorische Wirkung auf die rhombencephalen vegetativen Zentren auszuüben: der Nerv. vagus und der Nerv. vestibularis. Zunächst ist es vom *Vagus* bekannt, daß seine afferenten Fasern aus der Aorta ascendens (Depressorfasern) eine reflektorische Blutdrucksenkung zu bewirken vermögen (Ludwig und Cyon, Tschermak und Köster) und normalerweise wahrscheinlich durch Dehnung

---

[1] Vgl. auch die Bedeutung des Vagus für den Wärmehaushalt durch Regulation der Verbrennungen in den Verdauungsdrüsen (Freund und Strasmann, Freund und Grafe).

des Anfangsteils der Aorta infolge Blutdrucksteigerung erregt werden; weiter
kennen wir seit Breuer und Hering die ebenfalls durch Erregung zentripetaler
Vagusfasern bewirkte „Selbststeuerung" der Atmung (Inspirationshemmung bzw.
Auslösung von Exspiration durch Aufblähung der Lunge, Auslösung von Exspiration durch Kollabieren der Lunge); und drittens löst Reizung der aus den
Abdominalorganen, besonders dem Magen stammenden, afferenten Vagusfasern
den Brechreflex aus.

Wir wissen noch nicht, in welchen Abschnitten der oben erwähnten sensiblen
Anteile der Vaguskerne (sensibler, lateraler dorsaler Vaguskern, Kern des Tract.
solitarius) diese verschiedenen Vagusfasern aus Aorta, Lunge, Magen endigen. Es
läßt sich nach den Untersuchungen, insbesondere von van Gehuchten und
Allen, nur soviel aussagen, daß die Vagusfasern im Solitärbündel am weitesten
medial liegen und daß dieses Bündel außer an den ihm anliegenden Kern auch
Fasern an den Nucl. commissuralis der Commissura infima und an den dorsalen
visceromotorischen Vaguskern abgibt. Für das Verständnis der oben angeführten
Reflexwirkungen ist außer den Beziehungen der afferenten Vagusfasern zum visceromotorischen Vaguskern die Tatsache wichtig, daß die sekundären Bahnen
aus den sensiblen Anteilen der Vaguskerne (ähnlich wie auch die sekundären Trige-
minusbahnen) Kollateralen an die Zellen der Subst. reticularis entsenden, wie schon
Kölliker beobachtete. Denn damit ist der Weg gezeichnet, den der Depressorreflex nimmt: die in die Medulla einstrahlenden, hemmenden Impulse erreichen
die unter dem Ventrikelboden gelegenen sensiblen Vaguskerne und werden von
hier aus dem in der Subst. reticularis gelegenen Vasomotorenzentrum und von
diesem weiter vor allem den spinalen Splanchnicuszentren übertragen. Damit ist
auch die oben erwähnte Tatsache begreiflich, daß Reizung der caudalsten Anteile
des Ventrikelbodens zu Blutdrucksenkung zu führen vermag.

Einen ähnlichen Weg über die sensiblen Endstätten des Vagus zur Formatio
reticularis müssen wir auch für das Zustandekommen des *Brechreflexes* in Betracht
ziehen; von der Subst. reticularis können die Impulse einerseits zu den spinalen
Zentren des Diaphragmas und der Bauchmuskulatur, andererseits zu den Ursprungszellen der Splanchnici übertragen werden. Nun kommt es aber beim Erbrechen nicht nur zu Erhöhung der Bauchpresse durch die genannten quergestreiften Muskeln und zu Pylorusverschluß unter dem Einfluß des N. splanchnicus, sondern es wird auch Öffnung der Kardia durch eine besondere Innervation und zwar
durch zentrifugale Vagusfasern vermittelt (bes. Klee). Es müssen also beim Zustandekommen des Brechreflexes die afferenten Vagusimpulse den visceromotorischen Anteil der Vaguskerne erreichen. Aber auch insofern unterscheidet sich der
Mechanismus des Brechreflexes von dem des Depressorreflexes, als es im ersteren
Fall zu einer Erhöhung, im letzteren zu einer Dämpfung des Splanchnicustonus
kommt. Die Ursache dieses Unterschieds dürfte wohl, in Analogie zu anderen
zentralen Hemmungswirkungen, in der Richtung zu suchen sein, daß die Er-
brechen-auslösenden, zentripetalen Vagusimpulse die Zellen der Formatio reticularis ziemlich wenig abgeschwächt erreichen und dadurch hier Erregung auszulösen vermögen, während der vom Depressor eintreffende Impuls (vielleicht
durch zwischengeschaltete Neurone) soweit abgeschwächt wird, daß er keine Erregung mehr hervorzurufen vermag; er hinterläßt aber auf dem durchlaufenen
Wege wahrscheinlich ein Refraktärstadium, so daß Impulse, die normalerweise

das Vasomotorenzentrum in Erregung erhalten, zu diesem nicht vordringen bzw. es nur abgeschwächt erreichen können[1].

Die anatomischen Differenzen im Bau der beiden Reflexbögen, welche diese unterschiedlichen Wirkungen bedingen, bedürfen noch eines genaueren Studiums. Vorderhand sei nur die Tatsache festgehalten, daß Reizung des Ventrikelgraus entsprechend den sensiblen Endstätten des Vagus Erbrechen auslösen kann (vgl. besonders Hatcher und Weiss), und daß zum Zustandekommen dieses Mechanismus die Existenz der kranial von der Medulla oblongata gelegenen Teile des Zentralnervensystems nicht nötig ist, wie ich mich selbst in Versuchen mit Ullmann überzeugen konnte.

Als Endstätte der Breuer-Heringschen Fasern zur *Selbststeuerung der Atmung* nehmen Lewandowsky und Kohnstamm speziell den Kern des Tract. solitarius an.

Die von Mislawsky neben der Raphe medial von den Hypoglossuswurzeln beschriebenen Zellgruppen, die er als Atemzentrum auffaßt und in welche nach Bechterew Vagusfasern aus dem solitären Bündel ziehen sollen, können dagegen nach Bunzl-Federn nicht als Vagusendigungen betrachtet werden.

Kollateralen der sekundären sensiblen Bahn werden wohl wieder die Vermittlung an die Subst. reticularis besorgen, deren Neurone ihrerseits die Erregungen den segmentären Ursprungskernen der Atemmuskulatur (Facialis-, Ambiguuskern, Phrenicuszentrum im Cervicalmark, thorakale Zentren der Brustmuskulatur) übertragen[2]. Lewandowsky nimmt speziell den Fasciculus Thomasi, dessen Ursprung im caudalen Teil der Formatio reticularis er feststellte, für die Übertragung der Ateminnervationen aus der Medulla oblongata gegen das Rückenmark in Anspruch. Eine Durchschneidung des Seitenstrangs führt auch in der Tat (Rothmann) zum Atemstillstand. Störungen der Atmung werden natürlich nicht nur bei Läsion des wichtigsten Teils dieses Apparats entstehen können, der in der Subst. reticularis zu suchen ist (Gad-Marinesco, neuere Studien besonders durch Lumsden), sondern auch bei Schädigung (Reizung oder Ausfall) der auf ihn einwirkenden vagalen Reflexe durch experimentelle Läsionen in der Gegend des Calamus scriptorius (Flomeus), im Tract. solitarius (Gierke) oder durch krankhafte Veränderungen in der Nähe der Rautengrube (Leyden, Lemcke, Giuffré, Ladame und Monakow).

Nicht minder mannigfaltig als die reflektorischen Wirkungen des Vagus sind die des *Nerv. vestibularis* auf das vegetative Nervensystem. Es sei nur darauf hingewiesen, daß Labyrinthreizung nicht nur zu Nausea, Speichelfluß, Erbrechen, sondern auch zu Pupillenänderungen (zuerst Miosis, dann Mydriasis und Hippus), Blutdrucksenkung mit konsekutiver Hirnanämie, Anregung der Pendelbewegungen des Dünndarms, Atemänderungen zu führen vermag[3].

Hier können wir nur auf den zentralen Mechanismus dieser Reflexe etwas näher eingehen. Zunächst fragt es sich, welche Anteile der Endkerne des Nerv.

---

[1] Siehe über das Wesen der Reflexhemmungen meine „Experimentelle Neurologie". S. 126ff.

[2] Eine genauere Besprechung des zentralen Atemapparates, der ja, streng genommen, nicht zum vegetativen System gehört, müssen wir uns hier versagen und können nur auf seine Beeinflussung durch vagale Impulse etwas näher eingehen.

[3] Zusammenfassende Darstellung siehe Spiegel im Handb. d. Neurol. d. Ohres von Alexander-Marburg 3, 631 (1926).

vestibularis der Reflexübertragung der durch das periphere Neuron zugeführten Impulse auf das autonome Nervensystem dienen.

Der Vestibularis endet bekanntlich direkt bzw. mit Kollateralen der ins Rautenhirn einströmenden Fasern in fünf Gebieten:

1. Im Nucl. magnocellularis Deiters, 2. im Nucl. parvicellularis triangularis Schwalbe, 3. im Nucl. angularis Bechterew, 4. in den der spinalen Acusticuswurzel eingelagerten Zellmassen, 5. im Kleinhirn.

Bezüglich der Beziehungen dieser Endstätten des Vestibularis zu vegetativen Reflexen gestattet uns die Anatomie nur, Vermutungen aufzustellen. Am ehesten sind noch die *Faserverbindungen* wegweisend. Schon bei Obersteiner findet sich die Angabe, daß aus dem Nucl. triangularis Fasern in die Subst. reticularis einstrahlen, und Held macht neuerdings auf die Existenz eines Tract. vestibuloreticularis, der vornehmlich im Nucl. triangularis zu entstehen scheint, aufmerksam. Er bezieht die Symptome von Übelkeit, Erbrechen bei Labyrinthreizung auf diese Reflexleitung; außerdem beschreibt er noch Fasern aus dem Tract. vestibulospinalis, die zur Formatio reticularis ziehen und in welchen er die anatomische Grundlage für eine Einwirkung auf Atmungs- und Gefäßzentren vermutet, während Wallenberg nach seinen Versuchen an Tauben Beziehungen der spinalen Acusticuswurzel zu den Visceralkernen als Basis für die gastrischen Störungen bei Erkrankungen des Vestibularis ansieht. Andererseits scheint Bechterew, nach seiner etwas unklaren Beschreibung zu urteilen, auch aus dem Deitersschen Kern Fasern in die Subst. reticularis einstrahlen gesehen zu haben. Auf Grund vergleichend anatomischer Untersuchungen gelangt neuerdings Takagi zu der Anschauung, daß das Triangularis-Intercalatusbündel von Fuse, das dorsale Längsbündel von Schütz und die dorsal und ventral vom XII. Kern die Seite überschreitenden Kranzfasern Teile eines Systems seien, das Vestibularisimpulse auf Koordinationskerne der Medulla oblongata überträgt. Es sind also Beziehungen sowohl des Nucl. triangularis, als auch des Nucl. Deiters und des Kerns der spinalen VIII. Wurzel zu vegetativen Zentren behauptet worden, so daß die Faseranatomie uns keinen sicheren Aufschluß geben kann, welche der medullären Endstätten des Vestibularis die Reflexwirkung auf dieselben vermittelt.

Was die *Morphologie* der Vestibulariskerne selbst anlangt, so macht Kaplan darauf aufmerksam, daß bei manchen Tieren in diese Kerne Zellgruppen eingelagert sind, die eine helle, faserarme, nahezu gelatinöse Grundsubstanz aufweisen und damit an vegetative Kerne erinnern. Er findet aber solche Zellgruppen in so verschiedenen der von ihm untersuchten Kerne (in den die spinale Acusticuswurzel begleitenden, sogenannten Acusticomarginalkernen, im kleinzelligen dorsalen Teil des spinalen Acusticuskerns, im Nucl. vestibularis triangularis), daß aus diesen Befunden keine Schlußfolgerungen bezüglich der Lokalisation vegetativer Funktionen abgeleitet werden können. Von allgemein morphologischen Betrachtungen her sucht Spitzer der Bedeutung der einzelnen Kernabschnitte näher zu kommen. Er unterscheidet ein idiotropes Nervensystem, welches die einzelnen Teile des Körpers miteinander in Beziehung bringen soll, von einem oikotropen System, welches den Körper mit der Umwelt in Relation setzt. Die dem oikotropen System zugehörenden Zellgruppen liegen in lateralen Teilen der Oblongata, die idiotropen Kerne in deren medialen Abschnitten. Entsprechend dieser Einteilung soll innerhalb der Vestibulariskerne die äußere Kernsäule der Beziehung zur Umwelt, die innere der Wirkung auf den Körper selbst, speziell der reflektorischen Beherrschung der Nahrungsaufnahme, bzw. der ihr dienenden Organe vom Vestibularis aus dienen. Ein anderes Prinzip wieder legt Marburg der Einteilung der Vestibulariskerne zugrunde. Er homologisiert ihre einzelnen Anteile den Ausstrahlungen der sensiblen Wurzeln der Spinalnerven und meint, daß die kleinzelligen Anteile des Nucl. triangularis und angularis den Hinterstrangkernen, die mittelgroßen Zellen des Triangularis, resp. jene der spinalen Vestibulariswurzel der Clarkeschen Säule entsprechen, während er die großen Zellen des Nucl. Deiters als ein Reflexorgan analog den Vorderhornzellen betrachtet. Man sieht, daß die Morphologie zu den verschiedensten Gesichtspunkten führen kann, zu Theorien, die wohl heuristisch sehr wertvoll sind; die Beantwortung der Frage über die Lokalisation bestimmter Funktionen bleibt aber schließlich doch Aufgabe des unter entsprechender anatomischer Kontrolle durchgeführten Experiments.

In *Versuchen* gemeinsam mit Démétriades zeigte sich zunächst, wie oben schon erwähnt wurde, daß die *vestibuläre Blutdrucksenkung* auch nach totaler Mittelhirndurchtrennung erhalten bleibt.

Wie zu erwarten, verhindert auch nicht Abtragung des Kleinhirns, die wir mittels der von Baginski und Lehmann zuerst zur Exstirpation des Corpus striatum verwendeten Methode der Absaugung vornahmen, das Entstehen der vestibulären Blutdrucksenkung.

Damit reduziert sich unsere Frage nach dem zentralen Mechanismus der vestibulären Blutdrucksenkung auf die Untersuchung, welche der medullären Endstätten des Nerv. vestibularis den vom Labyrinth her kommenden Reiz auf das in der Subst. reticularis zu supponierende Vasomotorenzentrum überträgt.

Zerstörung des Deitersschen und des Bechterewschen Kerns hebt die vestibuläre Blutdrucksenkung bei calorischer Reizung des Labyrinths der entsprechenden Seite nicht auf. Was den Kern der spinalen Acusticuswurzel anlangt, so ist es natürlich schwer, denselben in seiner ganzen Länge isoliert in einem Versuch zu zerstören. Jedoch konnte gezeigt werden, daß sowohl bei Läsionen, welche den caudalen Abschnitt dieses Kerngebiets betreffen, als auch bei Verletzungen seines oralen Anteils die Reaktion erhalten bleibt. Schon diese Versuche weisen also per exclusionem darauf hin, daß die Reflexwirkung vom Labyrinth auf das Vasomotorenzentrum durch den Nucl. triangularis vermittelt wird. Tatsächlich läßt sich bei Tieren, bei welchen die mikroskopische Untersuchung diesen Kern auf einer Seite von der Zerstörung betroffen bzw. von Blutungen durchsetzt erweist, Ausfall der Blutdrucksenkung bei calorischer Reizung des homolateralen Labyrinths nachweisen (vgl. Abb. 14—16).

Wir gelangen also zu der Vorstellung, daß Zellgruppen innerhalb des Nucl. triangularis die Übertragung labyrinthärer Reize auf das rhombencephale Zentrum der Vasomotoren vermitteln. Es handelt sich um eine Hemmungswirkung, ähnlich der vom N. depressor vagi bewirkten, die ebenfalls vorwiegend durch eine Herabsetzung des Tonus der im Bereich der Splanchnici gelegenen Gefäße zustande kommt.

In welchem Teil dieses ausgedehnten Kerns, der sicherlich auch noch anderen Funktionen dient (vgl. die Versuche von Lorento de No über den zentralen Mechanismus des Nystagmus), diese Zellgruppen liegen, kann vorderhand nicht mit Sicherheit angegeben werden. Die vergleichend histologische Untersuchung der Fälle mit einseitiger Aufhebung des Labyrinthreflexes auf den Blutdruck zeigte bisher nur soviel, daß die kleinste Verletzung, die zur Vernichtung dieser Reaktion führte, frontale Abschnitte des Nucleus triangularis betraf. Ob dies darauf zurückzuführen ist, daß die gesuchte reflexübertragende Zellgruppe in oralen Abschnitten des Triangularis liegt, oder darauf, daß die zu dieser Zellgruppe ziehenden Vestibularisfasern in oralen Ebenen eintretend, innerhalb des Triangularis eine Strecke nach rückwärts verlaufen, um erst in seinen caudalen Abschnitten zu enden, muß vorderhand offen bleiben.

Was die weitere Reizübertragung vom Triangularis zur Subst. reticularis, dem vermutlichen Ort des rhombencephalen Vasomotorenzentrums, anlangt, so scheint

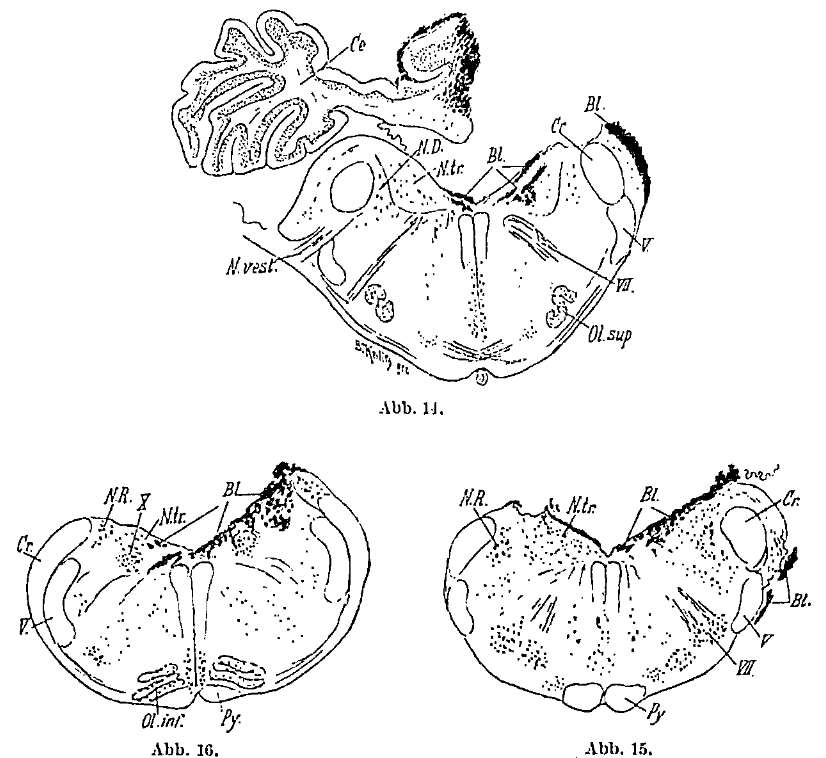

Abb. 14—16. Kaninchen *Tr XIX* der Versuchsreihe mit Th. Démétriades. Absaugung des caudalen Anteils der rechten Kleinhirnhälfte und des Ventrikelbodens entsprechend dem Gebiete des r. Nucl. triangularis. Vestibuläre Blutdrucksenkung vom rechten Labyrinthe aus nicht, vom linken deutlich auslösbar. *Bl* Blutung, *Cc* Cerebellum, *Cr* Corp. restiforme, *N D* Nucl. Deiters, *N tr* Nucl. triangularis, *N R* Kern der spinalen VIII. Wurzel, *Ol. inf.* Oliva inferior, *Ol. sup.* Oliva superior, *Py* Pyramidenbahn, *V* spinale Trigeminuswurzel, *VII* Facialis, *X* dorsaler Vaguskern.

hierfür der schon erwähnte Befund von Obersteiner sowie Held die anatomische Grundlage abzugeben. Die Verbindungen des Nucl. triangularis mit der Subst. reticularis dürften sowohl homolaterale als auch doppelseitige sein, da bei einem Kaninchen, bei welchem die letztgenannte Region auf einer Seite fast in der ganzen Längsausdehnung der Medulla oblongata zerstört war, die Blutdrucksenkung von beiden Labyrinthen her ausgelöst werden konnte.

Bezüglich des zentralen Mechanismus der Labyrinthwirkung auf den *Intestinaltrakt* ist jedenfalls soviel sicher, daß wir auch die vestibuläre Reflexwirkung auf den Dünndarm noch nach Mittelhirndurchtrennung beobachteten und daß bei einseitiger Labyrinthreizung dieser Reflex vorwiegend durch Erregung des homolateralen, zum Teil auch des kontralateralen Vagus der Peripherie übermittelt wird.

Was den intrazentralen Verlauf des *vestibulären Pupillenreflexes* anlangt, so fand ich nach Zerstörung des Fasciculus longitudinalis posterior im vorderen Teil der Brücke Aufhebung der sonst während der Drehung einsetzenden Pupillenverengerung bei erhaltener Lichtreaktion. Dagegen wurde manchmal, wenn auch in geringerem Grade als am intakten Tier, so doch noch deutlich eine Verstärkung des oft schon in der Ruhe zu beobachtenden Hippus beobachtet; dieser ist also nur zum Teil durch die Übertragung vestibulärer Erregungen auf den Sphincterkern via Fasciculus longitudinalis posterior bedingt, an seiner Entstehung wirken noch andere Faktoren mit (psychische Erregung, Kontraktion der Willkürmuskulatur). Schließlich konnte in Versuchen, in welchen das Labyrinth nach der von de Kleijn beschriebenen Methode einseitig exstirpiert wurde, das Erhaltenbleiben der Reaktion auf beiden Augen festgestellt werden. Es genügt also ein Labyrinth, um beide Sphincterkerne zu beeinflussen, es müssen also die Vestibularisendkerne sowohl homolaterale, als auch gekreuzte Verbindungen mit den vegetativen Anteilen des Oculomotoriuskerns eingehen.

Bezüglich des Ortes, an welchem die *Kreuzung* erfolgt, gibt ein Versuch einen gewissen Aufschluß, bei welchem zufälligerweise statt der geplanten doppelseitigen Durchschneidung nur ein hinteres Längsbündel (und zwar das rechte) im oralen Teil der Brücke verletzt wurde. In diesem Falle war nur eine spurweise Verengerung der Pupille auf der operierten Seite während der Drehung nachzuweisen, der Hippus gegenüber der Gegenseite, die sowohl Miosis als auch die nachfolgenden Pupillenschwankungen sehr ausgesprochen zeigte, deutlich abgeschwächt. Wir müssen also, soweit sich aus dieser einen Beobachtung schließen läßt, vermuten, daß die Kreuzung der aus den Vestibulariskernen ins hintere Längsbündel eintretenden, zum autonomen Anteil des Oculomotoriuskerns ziehenden Fasern vorwiegend im hinteren Teil der Brücke erfolgt.

5. Bahnen.

Was die Bahn der *Vasomotoren* anlangt, so zeigten schon Fälle der älteren Literatur, daß es bei Affektionen in der Medulla oblongata herdgleichseitig zu Störungen in der Gefäßinnervation des Gesichts, herdkontralateral zu Innervationsstörungen der Vasomotoren der Extremitäten kommen kann. Schon Brown-Séquard, Vulpian und Philipeaux kannten Temperaturerniedrigung auf den Extremitäten der Gegenseite als Folge von halbseitigen Verletzungen der Medulla oblongata und der Brücke. Die Häufigkeit des Auftretens dieser Störungen bei Herden, welche die *Subst. reticularis* betreffen, läßt schließen, daß *vasomotorische Bahnen* in diesem Gebiet verlaufen, ohne daß aber eine Gegenüberstellung jener Fälle, von welchen Sektionsbefunde vorhanden sind (beispielsweise Fälle von Duchek, Wernicke, Eisenlohr, Lemcke, Breuer-Marburg, E. Müller u. a.); eine genauere Lokalisation gestatten würde. Was klinische Beobachtungen anlangt, so zeigten von zwei Fällen von Senator der erste (Thrombose der linken A. vertebralis (Kältegefühl im Gesicht auf der linken Seite, livide Verfärbung der rechten Extremitäten, der zweite Fall (ebenfalls Erweichung in der linken Hälfte der Medulla oblongata) auch Kältegefühl im Gesicht der gleichen Seite, die Hand der Gegenseite fühlte sich wärmer und feuchter an. In einem Fall von J. Hoffmann kam es bei einer apoplektiformen Bulbärparalyse zur Vasokonstriktion auf dem Fuß der Gegenseite. P. Meyer beobachtete bei einem Fall von Ponsblutung eine geringgradige, nur im Anfang der Erkrankung bestehende Temperaturerniedrigung auf der Gegenseite des Herdes. Daß es bei Hemiplegien, die in den verschiedensten Höhen zwischen Cortex und Medulla spinalis entstehen können, oft zu vasomotorischen und damit auch zu thermischen Störungen an den gelähmten Extremitäten kommt, also *im Bereiche der Pyramidenbahn Vasomotoren* liegen, war ja schon lange bekannt. Aber erst Babinski lenkte das Augenmerk beonders auf die Tatsache, daß es bei einseitigen Herden in den lateralen Partien der Medulla oblongata auch *unabhängig von Störungen der Willkürbewegungen zu einer „Thermoasymétrie et Vasoasymétrie"* kommen könne, daß also die Bahn der Vasomotoren in der Oblongata, zum Teil wenigstens, getrennt von jener der Körpermuskulatur ziehen dürfte; in den beiden Fällen von Babinski war es herdkontralateral zu einer Herabsetzung der Hauttemperatur gekommen, welche er auf eine Vasokonstriktion (Reizerscheinung?) zurückführt, weil der Patient auf jener Seite auch subjektiv Kältegefühl empfand, weil ferner zeitweise ein Temperaturausgleich zwischen beiden Seiten unter Anstieg der Körpertemperatur auf der kühleren Seite erfolgte und drittens schließlich, weil Hallion plethysmographisch nachweisen konnte, daß die Vasokonstriktion nach Eintauchen der Hand in kaltes Wasser auf der kühleren Seite ungleich länger anhielt als auf der Gegenseite. Eine gewisse Bestätigung des von Babinski beschriebenen Syndroms brachte der Fall von Français und Jaques, der nur leider eine sichere anatomische Lokalisation nicht zuläßt, nachdem sich außer einem Herd in der Gegend des linken N. ambiguus, der die Vasokonstriktion auf der rechten Körperhälfte und das linksseitige Hornersche Syndrom erklären könnte, Erweichungsherde in der rechten Pyramidenbahn und in der Schleife der linken Seite nebst einer tabischen Hinterstrangserkrankung und Veränderungen der Meningen zeigten. Souques dagegen stellte einen Fall vor, der eine motorische und sensible Lähmung der rechten Seite, kombiniert mit Lähmung des sensiblen V., des VI., VII., VIII. linken Hirnnerven, linksseitige Miosis und vasomotorische Störungen an den Extremitäten der rechten Seite zeigte. Ein zweiter Fall von Souques und Vincent, als Beleg für die Babinskische Thermoasymmetrie betrachtet, zeigte linksseitige Extremitätenlähmung, kombiniert mit rechtsseitiger Oculomotoriusparese und im linken Arm Temperaturherabsetzung, Kontraktion der Gefäße und subjektives Kältegefühl. Strenggenommen kann man aber diese Fälle nicht dem Babinskischen Syndrom zurechnen, da ja das unterscheidende Merkmal der Fälle von Babinski die Thermoasymmetrie bei fehlenden Lähmungserscheinungen von seiten der Körpermuskulatur bildete.

Wir müssen also *zwei Formen von vasomotorischen Störungen* bei Erkrankungen des Rautenhirns unterscheiden: solche bei *Affektion der Pyramidenbahn*, wobei es zu Gefäßerscheinungen an den gelähmten Gliedmaßen, ähnlich wie bei Kapsel- oder Pedunculusherden (s. später) kommt, und solche bei *Läsion des S. reticularis*, bzw. ihrer Bahnen, wobei das Babinskische Syndrom der Thermoasymétrie et Vasoasymétrie unabhängig von Störungen der Willkürmuskeln entstehen kann.

Neuerdings bringt Depisch einen interessanten Beitrag zur Frage des Verlaufs der vasomotorischen Bahn. In seinem Falle handelt es sich wahrscheinlich um einen Herd in der Nähe des linken Deitersschen Kerns, der auf der gleichen Seite erhöhte Temperatur des Gesichts, Erweiterung der Retinagefäße, Erniedrigung der Temperatur an Stamm und Extremitäten, Vermehrung von Schweiß-,

Speichel- und Tränensekretion, Reizerscheinungen von seiten der sympathischen Muskulatur des linken Auges verursachte, während sich auf der Gegenseite Störungen von seiten der Motilität der unteren Extremitäten fanden (Steigerung der Patellarsehnenreflexe, Zeichen von Babinski). Nachdem ähnlich wie im Fall von Babinski auf der objektiv kälteren (linken) Seite auch subjektiv Kältegefühl bestand, die Temperatur auf dieser Seite in spontanen Krisen oder nach Gebrauch von Pharmacis (Atropin, aber auch Pilocarpin) sich erhob, muß angenommen werden, daß die Temperaturdifferenz am Stamm und den Extremitäten durch eine Vasokonstriktion auf der linken Seite bedingt war; im Gesicht und an den Retinagefäßen zeigte sich dagegen eine abnorme Vasodilatation ebenfalls auf der linken Seite. Während man bisher gewohnt war, die vasomotorischen und Schweißstörungen am Stamm und den Extremitäten gekreuzt zu den vegetativen Störungen im Gesicht und auf der gleichen Seite wie die motorischen Störungen zu beobachten, zeigt also dieser Fall herdgleichseitig vasomotorische Störungen von Kopf und Extremitäten, herdkontralateral Störungen von seiten der Motilität der Beine. Ohne anatomischen Befund ist es natürlich schwer möglich, aus dieser Beobachtung bindende Schlüsse zu ziehen. Wenn tatsächlich ein Herd alle Erscheinungen verursacht, so muß er vasomotorische Fasern für den Kopf, wie auch für die Extremitäten schon caudal von ihrer Kreuzung, die Willkürbahn dagegen kranial von ihrer Decussation getroffen haben. Damit ist aber noch keineswegs gesagt, daß die Gesamtheit der vasomotorischen Fasern für die Extremitäten oral von der Kreuzung der Willkürbahn auf die andere Seite übertritt. Es erscheint wohl möglich, daß der Pyramidenanteil der Vasomotoreninnervation gemeinsam mit dem die Skelettmuskulatur innervierenden corticospinalen Neuron kreuzt, außerdem aber die Reticulospinalbahnen einen kreuzenden und einen ungekreuzten Anteil haben, so daß es bei Reizung bloß des letzteren zu Vasokonstriktion der homolateralen Extremitäten kommen kann, Läsion des ersteren, bzw. des Pyramidenanteils der Vasomotoren zu kontralateraler Lähmung der Extremitätengefäße führt, wie in den früher erwähnten Fällen. Es ist aber auch möglich, daß durch Druckwirkung des Herdes nahe der Mittellinie verlaufende (s. unten) Vasomotorenfasern der gegenseitigen S. reticularis noch kranial von ihrer Kreuzung gereizt wurden und auf diese Weise die Konstriktion der homolateralen Extremitätengefäße entstand. Angesichts der Vieldeutigkeit des Falles von Depisch und unserer mangelhaften Kenntnisse der Reticulospinalbahnen ist es also nicht ohne weiteres möglich, einfach anzunehmen, daß die Vasomotorenbahn der Extremitäten oral von der Willkürbahn kreuzt.

Jedenfalls aber weisen die schon erwähnten Fälle von Bulbärparalyse mit herdgleichseitigen Lähmungserscheinungen von seiten der Vasomotoren des Kopfes, herdgegenseitiger Paralyse der Gefäße des Stammes und der Extremitäten darauf hin, daß die Vasomotorenbahn der Extremitäten distal von der Kreuzung der Vasomotoren des Kopfes auf die Gegenseite übertritt.

Ähnliche Verhältnisse wie für die Vasomotorenbahnen scheinen für die *Schweißdrüseninnervation* zu bestehen. So bestand im zweiten Fall von E. Müller Anhidrose des Gesichts auf der Seite des bulbären Herds unabhängig von Vasomotorenstörungen, im zweiten Fall von Senator geringgradige Hyperhidrose der kontralateralen Hand; ähnliche Beobachtungen bringen Thomas und Hun. Nachdem halbseitige Läsion im Cervicalmark schon zu herdgleichseitigen Sekretionsstö-

rungen der Schweißdrüsen auch im Bereich des Rumpfs und der Extremitäten
führt, können wir wohl mit Schlesinger und Karplus annehmen, daß die Kreuzung der sudoralen Bahn des Rumpfs und der Extremitäten in die Nähe der Pyramidenbahn zu verlegen sei.

Für die genauere Lokalisation der Lage der sympathischen Bahnen suchten
Breuer und Marburg die Bulbärparalysen mit Hornerschem *Symptomenkom-*
plex zu verwerten. Aus dem Fall von Wernicke und einer ähnlichen Beobachtung von Lemcke leiten sie ab, daß sympathische Bahnen für die *Pupille* in die
dorsomediale Partie der Subst. reticularis in der Nähe des Abducenskerns zu verlegen seien. Eine ähnliche Lage in der Nähe des dorsalen X-Kerns scheint diese
Bahn in der Oblongata einzunehmen, wie die Fälle von Lemcke, Leyden,
Ordt, Hun, Giuffré zeigen. Die Lage dieser Bahn nahe der Mittellinie gibt
ferner nach Marburg und Breuer eine Erklärung dafür, daß die sympathischen
Erscheinungen auch auf der Gegenseite des Herdes zur Beobachtung kommen
können (Fälle von Kussmaul, Griesinger), wenn die Affektion nur um ein
geringes die Mittellinie überschreitet.

Es kann nicht übersehen werden, daß es auch bei Herden, die in den lateralen
Gebieten der Subst. reticularis angenommen werden müssen, zur sympathischen
Ophthalmoplegie kommen kann. So bestand beispielsweise im Falle von Hatschek neben dem Hornerschen Syndrom nur Störung von seiten des rechten
sensiblen V., Analgesie, Thermohypästhesie auf der linken Körperhälfte (ein pa-
thologisch-anatomischer Befund fehlt allerdings, so daß ein Hinübergreifen der
Affektion auf das mediale Gebiet der Subst. reticularis nicht mit Sicherheit ausgeschlossen werden kann). Jedenfalls aber ist Gerstmann zu widersprechen,
wenn er gegen die Annahme, daß die sympathischen Fasern für die glatte Muskulatur der Orbita im dorsomedialen Teil der Subst. reticularis liegen, anführt,
daß das Versorgungsgebiet der A. cerebelli inferior posterior nicht so weit medial
liegt, es aber in der Regel bei Zirkulationsstörungen im Bereich dieses Gefäßes zu
oculopupillären Symptomen kommt; wissen wir ja, wie variabel die Grenzen dieses
Gefäßgebiets gerade nach medial sind. Noch weniger ist einzusehen, warum Fälle
von reiner Ptosis oder Miosis (Fälle von Leyden, van Ordt, Hun, Heinicke,
R. Meyer; vgl. Wallenberg) nicht verwertet werden sollen, sofern nur eine Beteiligung des Oculomotorius ausgeschlossen ist. Wissen wir ja, daß es auch bei
Halssympathicusaffektionen oft nur zu Miosis der betreffenden Seite kommt.

Wir müssen bei dem derzeitigen Stand unserer Kenntnisse, die auch durch
neuere Beobachtungen (Higier, Goldstein u. a.) bezüglich der Lage der sympathischen Bahnen nicht erweitert sind, ein relativ großes Gebiet der Subst. reticularis für die zentralen Bahnen des autonomen Systems in Anspruch nehmen. Die
durch Marburg und Breuer durchgeführte Analyse erweist meines Erachtens
zwar nicht mit Sicherheit, daß die sympathischen Bahnen nur im dorsomedialen
Teil der Subst. reticularis zu suchen sind, es geht aus ihr jedenfalls so viel hervor,
daß die Grenze der sympathischen Bahnen bis nahe an die Mittellinie verlegt
werden muß.

Auch der extrapyramidale Anteil der Bahn der *Vasomotoren* scheint zum Teil
in enger *Nachbarschaft der sympathischen Bahnen für die Orbita zu verlaufen,* das
erweisen die zahlreichen Beobachtungen von gleichzeitigen Störungen von seiten
der autonomen Innervation der Augen und der Gefäßinnervation (Duchek,

Wernicke, Eisenlohr, Remak, Senator, Strümpell, Lemcke, Fall 3 von Hofmann, Fall 2 von Breuer-Marburg, E. Müller, Cestan und Chenais, Babinski, Depisch). Dies wie auch der Umstand, daß die eben erörterten autonomen Fasern für das Auge mit Wahrscheinlichkeit bis nahe an die Mittellinie heranreichen, läßt vermuten, daß vielleicht ein Gleiches für die Ausdehnung der Vasomotorenbahn gilt. Es könnte dadurch ein Herd in der Subst. reticularis, der gleichseitige Vasomotorenstörung im Gesicht, gleichseitiges Hornersches Syndrom verursacht, durch Überschreiten der Mittellinie um ein geringes Vasomotorenfasern der Gegenseite noch vor ihrer Kreuzung treffen (besonders an Reizwirkung durch Druck auf die Gegenseite ist zu denken!), so daß ebenfalls herdgleichseitige Symptome von seiten der Vasomotoren des Rumpfes und der Extremitäten zustande kommen (vgl. den oben besprochenen Fall von Depisch).

Über die Bahn, welche zu den *Beckeneingeweiden* zieht, läßt sich nur so viel sagen, daß sie wahrscheinlich in enger Beziehung zur Pyramidenbahn steht. Denn bei einem Tumor der Basis (Jacobsohn und Yamane), der abwechselnd Retention und Inkontinenz der Blase verursachte, hatte nur die motorische Bahn der Brücke beträchtlich gelitten, die sensible war frei. Auch Czyhlarz und Marburg verzeichnen Störungen der Blaseninnervation (in ihrem ersten Fall auch mit schwerer Obstipation einhergehend) in zwei Fällen von Ponstumor, bei welchen die histologische Untersuchung vor allem eine weitgehende, im ersten Fall bis in den Conus reichende Pyramidendegeneration aufgedeckt hatte, während in einem dritten Fall von Ponstumor ohne Blasenstörungen sich nur eine einseitige Pyramidendegeneration fand, im Conus Degeneration vermißt wurde. Wieso es in den Versuchen Barringtons an Katzen nach beiderseitiger Verletzung ventral von der inneren Ecke des Brach. conjunctivum im kranialen Teil der Brücke zu einer dauernden Unfähigkeit die Harnblase zu entleeren, kam, bedarf wohl noch der Aufklärung. Die Versuche, die mit dem Clarkeschen stereotaxischen Instrument ausgeführt wurden, sind sicher sehr genau, es wäre aber vor allem wohl wichtig zu wissen, welche Fasersysteme nach dem gesetzten Eingriff degenerierten, um die Beziehungen der verletzten Region zu den Nervi pelvici zu verstehen. Daß auch extrapyramidal verlaufende Bahnen aus höheren Zentren Impulse zu Beckenorganen leiten, läßt das Vorkommen von Ejaculationsstörungen bei Erkrankung des Tegmentum pontis (Stenvers) vermuten.

Von der im Vorderseitenstrang aus dem Rückenmark *aufsteigenden Leitung visceraler Erregungen* läßt sich nicht viel aussagen. Wallenberg vermutet sie in der Formatio reticularis dorsal von der medialen Schleife. Die von ihm betonte Faserabgabe an Reticulariskerne dürfte die anatomische Grundlage der von Spiegel und Bernis beobachteten Atembeeinflussung durch Reizung des zentralen Splanchnicusstumpfs bei decerebrierten Katzen darstellen. Vielleicht, daß auch die von Spiegel in Gemeinschaft mit Worms beobachtete Verstärkung der Extensorstarre decerebrierter Katzen, zum Teil wenigstens, auf einem ähnlichen Wege (Reflexwirkung auf die Tonuszentren der Subst. reticularis) zustande kommt.

Die Endigung *zentripetaler Vagusfasern*, vor allem im sensiblen lateralen dorsalen Vaguskern und im Kern des Tract. solitarius, haben wir schon erwähnt. Es ist nun interessant, daß jener Anteil der Trigeminussensibilität, der aus der Mund- und Zungenschleimhaut stammt, eng benachbart dem Fasc. solitarius, nämlich im dorsalsten Anteil der descendierenden V. Wurzel verläuft und dementspre-

chend auch in dorsalen Anteilen des Kerns der spinalen V. Wurzel bzw. des pontinen V. Kerns endet (Wallenberg). Die sekundären visceralsensiblen Bahnen
aus den erwähnten Hirnnervenkernen (vgl. Wallenberg, Economo, Allen)
scheinen auf ihrem thalamopetalen Weg durch die Subst. reticularis ebenfalls zahlreiche Kollateralen an deren Kerne abzugeben.

Zusammenfassung.

Unsere derzeitigen Kenntnisse über die Lokalisation in der Medulla oblongata
und Brücke lassen sich demnach folgendermaßen darstellen: *Der dorsale Vaguskern kann mit* Jacobsohn *als Nucl. sympathicus n. vagi bezeichnet werden, er ist
gemischter Natur, in seinem medialen Anteil motorisch, während vor allem die lateral
liegenden grauen Kerne (lateraler dorsaler Vaguskern, Kern des Tract. solitarius)
Endstätten afferenter Fasern darstellen. Am ehesten ist noch sichergestellt, daß im
dorsalen Vaguskern der Magen-Darmtrakt lokalisiert ist, wahrscheinlich, daß auch
der Plexus pulmonalis aus diesem Kerngebiet Fasern erhält, während die Versuche
einer feineren Lokalisation innerhalb des dorsalen Vaguskerns zu keinem eindeutigen
Ergebnis geführt haben. Die Oesophagusmuskulatur, vor allem soweit sie quergestreift
ist, vielleicht auch ein Teil der Magenmuskulatur, ist im N. ambiguus vertreten. Am
wenigsten geklärt ist die Lage des Herzhemmungszentrums, welches teils in den dorsalen Kern, teils in den N. ambiguus lokalisiert wird.*

*Das Zentrum der Speicheldrüsen scheinen verstreute Zellen der Subst. reticularis
darzustellen, im speziellen wird für die Glandula parotis der caudale Anteil dieser
Gruppe in der Höhe der IX-Wurzel, für die Glandula submaxillaris der mittlere Anteil, entsprechend dem unteren und mittleren Drittel des VII. Kerns, in Anspruch
genommen, während die Drüsen des Gaumens an Querschnitten entsprechend dem
oralsten Drittel des VII-Kerns vertreten sind. Ob das Zentrum der Tränendrüse
ebenfalls in die Nähe des Facialiskerns zu verlegen ist, erscheint noch durchaus unsicher.*

*Für die Existenz eines rhombencephalen Gefäßzentrums, das den segmentalen,
spinalen Vasomotorenzentren (speziell jenen des Splanchnicusgebiets) übergeordnet
ist, spricht die Möglichkeit, auch nach Hirnstammdurchtrennung caudal vom Mittelhirn sowohl durch reflektorische als auch durch Blutreize den Blutdruck zu beeinflussen. Weniger begründet ist die Annahme eines bulbären Schweißzentrums; auch
ist es noch unentschieden, inwiefern die durch Einstich in den Boden der Rautengrube erzielten Stoffwechselwirkungen auf Reizung durchziehender Bahnen, inwiefern
sie auf Irritation von Zellen der Formatio reticularis beruhen, wenn auch zu vermuten ist, daß sie zum Teil (Zucker-, Allantoinausschwemmung) durch dieselben Elemente ausgelöst werden, welche das Vasomotorenzentrum bilden und die Nn. splanchnici beherrschen. Auch mag in manchen Versuchen (Erzeugung von Hypoglykämie)
Reizung der im dorsalen Vaguskern gelegenen Ursprungszellen vagaler Fasern zu den
Eingeweidedrüsen in Betracht kommen.*

*Die Reflexwirkungen zentripetaler Vagusfasern (Blutdrucksenkung, Erbrechen,
Atmungssteuerung) kommen wahrscheinlich durch Kollateralen der sekundären Bahn
aus den sensiblen Vaguskernen zur Subst. reticularis, bzw. durch Reizübertragung
auf den visceromotorischen dorsalen Vaguskern zustande.*

*Für das Entstehen der vestibulären Blutdrucksenkung sind der N. triangu-
laris und dessen Verbindungen mit der Subst. reticularis in Betracht zu ziehen.*

Das hintere Längsbündel vermittelt vestibuläre Erregungen nicht nur den Kernen der äußeren Augenmuskulatur, sondern auch dem mesencephalen Sphincterzentrum der Pupille.

Zentrifugale vegetative Bahnen verlaufen sowohl im Bereiche der Pyramidenbahn (ein Teil der Vasomotoren- und Schweißbahnen, Fasern zu den Beckenorganen) als auch extrapyramidal im Bereiche der S. reticularis (die übrigen Vasomotorenbahnen, die zum Zentrum ciliospinale infer. absteigenden Fasern). Auf Affektion dieser Substanz ist wohl das Vorkommen von halbseitigen Störungen der Gefäßinnervation der Extremitäten unabhängig von Symptomen von seiten der Skelettmuskulatur zu beziehen. Die Fasern für die glatte Muskulatur der Orbita nehmen wahrscheinlich ein relativ großes Areal ein, das sehr weit dorsomedial in der Subst. reticularis reicht. Während die Pupillenfasern und die Bahn der Vasomotoren des Gesichts schon oral von der Brücke kreuzen, überschreiten die Fasern für die Vasomotoren und Schweißdrüsen des Stammes und der Extremitäten die Mittellinie erst in der Medulla onlongata; ein sicherer Anhaltspunkt dafür, daß diese Kreuzung unabhängig von der Willkürbahn erfolgt, liegt nicht vor.

Die im Vorderseitenstrang zum Thalamus aufsteigende viscerale Schmerzleitung tritt mit dem Atemzentrum, wahrscheinlich auch mit den Tonuszentren der S. reticularis in Beziehung; auch von den sekundären visceralsensibeln Bahnen aus den Hirnnervenkernen dürften Zellgruppen der S. reticularis Impulse empfangen.

Kleinhirn.

Die alte Lehre Galls über die Beziehungen des Kleinhirns zum Geschlechtstrieb hat wohl nur mehr historisches Interesse. Dasselbe gilt wohl auch für die Angaben über den Einfluß dieses Organs auf die Bewegungen der weiblichen Genitalien (Budge) bzw. die Samendrüse (Séglas).

Aber auch die Beobachtungen über Wirkungen von Kleinhirnläsionen oder -reizungen auf die Blasen- und die Darmbewegungen (Borgherini und Gallerani), auf die Herztätigkeit (Balogh), haben sich teils überhaupt nicht bestätigen lassen (vgl. Bechterew), teils sind sie als Nachbarschaftssymptome durch Mitverletzung der Medulla oblongata und ihrer Bahnen zu deuten. Was die Angaben von Dresel und Lewy, sowie Shinosaki anlangt, daß Verletzung (Reizung?) des Kleinhirnwurms im Bereich der Uvula (Bolks Abschnitt b des Lobus medianus posterior) zu einer bis 4 Tage anhaltenden Hyperglykämie führt, so wären Kontrollversuche sehr wünschenswert. Wenn die Anschauung dieser Autoren richtig ist, daß der afferente Schenkel der Zuckerregulation über den Kleinhirnwurm verläuft, sowie daß das Kleinhirn durch Beziehungen zum Hypothalamus in den Zuckerstoffwechsel eingreift, dann müßten sich ähnliche Änderungen des Blutzuckerspiegels wie nach der Wurmverletzung nach isolierter Läsion der spinocerebellaren Bahnen nachweisen lassen, bzw. es müßte der Effekt der Wurmverletzung durch vorherige Durchschneidung der efferenten Kleinhirnbahnen (Bindearm) verhindert werden können.

Klinisch wurden bei Kleinhirnerkrankungen einige Male *Blasenstörungen* beobachtet (Fälle von Ferber, Gjör, Rosenthal, Kühnel, Leimbach, Jacobson und Yamane, zitiert bei Czyhlarz und Marburg), doch ist es schwer, in diesen Fällen die beobachtete Incontinentia urinae mit der Affektion des Kleinhirns in direkten Zusammenhang zu bringen, da alle diese Fälle, mit Ausnahme jenes von Leimbach, der aber mit einer Meningitis tuberculosa mit Übergreifen auf das Rückenmark kompliziert war, Schädigung der Pyramidenbahn durch Druckwirkung zeigten. Marburg und Czyhlarz, welche auf diese Fälle näher eingehen, heben hervor, daß sonst bei Blasenstörungen infolge von reiner Pyramidenläsion die Retention primär sei, die Inkontinenz dagegen erst relativ spät auftrete, während in allen diesen Fällen von Kleinhirnaffektion die Inkontinenz im Vordergrund stehe. Sie denken daher an die Möglichkeit, daß das Betroffensein des Kleinhirns die bestehende Innervationsstörung der Blase steigern könne, greifbare Anhaltspunkte für eine Beteiligung des Kleinhirns an der Innervation der Blase oder anderer Organe besitzen wir aber nicht.

Angesichts der Tatsache, daß die Beziehungen des Kleinhirns zum *Tonus* der quergestreiften Muskulatur seit Luciani im Vordergrund der Erörterungen über die Funktionen dieses Hirnteils stehen, sowie des Umstandes, daß insbesondere Boeke vegetative Endigungen in quergestreiften Muskeln nachwies und de Boer die Hypothese der sympathischen Innervation des Skelettmuskeltonus experimentell zu begründen suchte, kann es nicht Wunder nehmen, daß der Gedanke auftauchte, das Kleinhirn sei das Zentrum des sympathisch innervierten Muskeltonus (Camis, Kuré und Mitarbeiter).

Wenn wir diese interessante Theorie ablehnen, so geschieht es weniger darum, weil der Einfluß des Kleinhirns auf den Muskeltonus neuerdings zur Diskussion steht (vgl. Dusser de Barenne, Rademaker), als vielmehr deshalb, weil keine ausreichenden Beweise für die sympathische oder parasympathische Innervation des Muskeltonus vorliegen und alle Versuche, die ich in dieser Richtung anstellte, gegen die Hypothesen der vegetativen Tonusregulation sprachen [1]. Aber auch die Vermutung, daß eine Beziehung des Kleinhirns zur vegetativen Innervation der Muskulatur im Sinne einer Beeinflussung ihrer Trophik bestehe (vgl. besonders Bechterew), kann sich nicht auf ausreichende experimentelle Beweise stützen.

Dennoch scheinen mir die Beziehungen des Kleinhirns zum vegetativen Nervensystem nicht ganz ohne Bedeutung, allerdings vor allem die Beziehungen zu afferenten Fasern. Wenn sich die Beobachtung jener Autoren als richtig erweist, welche die Zellen der Clarkeschen Säule, bzw. die mit ihnen vikariierenden Mittelzellen auch unter dem Einfluß afferenter vegetativer Fasern stehen lassen (vgl. Rückenmark), so würde der Tract. spinocerebellaris ventralis und dorsalis auch Erregungen von inneren Organen dem Kleinhirn übermitteln und damit die anatomische Grundlage für eine *Beeinflussung* der koordinatorischen Funktionen *dieses Hirnteils durch Impulse von seiten der Eingeweide* gegeben sein.

Mittelhirn.

1. Ursprungsort der vegetativen Fasern des Nervus oculomotorius.

Die motorische Innervation der Binnenmuskulatur des Auges wird durch vegetative Fasern des Oculomotorius besorgt, die im Ganglion ciliare unterbrochen und durch dessen Axone, die Nn. ciliares breves bis zum Ringmuskel der Iris bzw. dem M. ciliaris fortgesetzt werden. Die Stelle, wo die genannten, aus dem Mittel-

---

[1] Eine Erörterung dieser Fragen würde den Rahmen unseres Themas überschreiten. Diesbezüglich sei auf die ausführliche Darstellung in meinem „Tonus der Skelettmuskulatur", II. Aufl., Berlin, Julius Springer 1927, verwiesen.

hirn austretenden vegetativen Anteile des Oculomotorius entspringen, ist noch nicht völlig sichergestellt, obwohl ihre genaue Kenntnis besonders für das Studium der Physiologie und Pathologie des Lichtreflexes der Pupille recht wichtig wäre.

Was nun zunächst das *Pupillenzentrum* anlangt, so hat schon Monakow darauf hingewiesen, daß das Ganglion habenulae (Mendel) nicht in Betracht kommen kann, weil an dieses Opticusfasern gar nicht herantreten. Bezüglich des nach Darkschewitsch benannten Kerns vermutet neuerdings wieder Lenz auf Grund von Bielschowsky-Präparaten, daß er in den Reflexbogen des optischen Pupillenreflexes, bzw. wenigstens in einen Teil desselben eingeschaltet sei (vgl. unten). Er meint aber selbst, daß der Kern von Darkschewitsch nicht das Sphincterzentrum darstellen könne, da aus ihm keine Oculomotoriusfasern entspringen; er hält diesen Kern vielmehr bloß für eine Schaltstation im Verlauf von Pupillenfasern zum Sphincterkern. Doch sind m. E. die Beziehungen zum f. long. post. nicht zu vernachlässigen.

Die Meinung von Raecke, daß das *Pulvinar* als Sitz des Pupillenzentrums anzusprechen sei, hat durch Probst, der nach ausgedehnten Thalamusläsionen die Pupillenreaktion intakt fand, eine Widerlegung erfahren. Den komplizierten Weg, den Bach für den Pupillenreflex angenommen hat, hat schon Marina in eingehender Kritik abgelehnt und anscheinend der Autor selbst aufgegeben (siehe Pupillenlehre 1908).

Nur kurz braucht die Frage besprochen zu werden, ob aus den Zellen des *Vierhügeldachs* selbst Fasern entstehen, welche zum Ganglion ciliare ziehen und die glatte Muskulatur des Auges innervieren. Majano beschrieb Fasern, die aus den lateralen Gebieten der vorderen Vierhügel entspringen, in der Mittellinie als Fibrae rectae herabziehen, in der Meynertschen Kreuzung die Seite wechseln, im Fasciculus praedorsalis (Fasciculus sublongitudinalis) eine Strecke nach rückwärts ziehen und sich schließlich dem Oculomotorius zugesellen, als Bahn des Pupillenreflexes. Die Beobachtungen, auf welche er diese Hypothese stützt, sind nichts weniger denn einwandfrei, in zwei Fällen waren die Pupillen überhaupt nicht untersucht, in den drei anderen fanden sich neben der beobachteten Atrophie der geschilderten Fasern Veränderungen im Edinger-Westphalschen Kern, auf welche die Pupillenstarre bezogen werden könnte. Das Macacusgehirn, aus dessen Untersuchung er den geschilderten Faserverlauf ableitet, zeigt nebst völliger operativer Zerstörung der Hinterhauptslappen und Läsion der obersten Partie der vorderen Vierhügel entzündliche Prozesse in diesen bis an den Aquaeductus reichend, so daß bei der Ausdehnung der primären Läsion und bei der unscharfen Abgrenzung des daran anschließenden entzündlichen Prozesses nicht mit Sicherheit gesagt werden kann, wo die Fasern entspringen, welche als bloß atrophisch geschildert werden.

Mit der Ablehnung der angeführten Zentren bleibt per exclusionem nur die Möglichkeit übrig, daß die von Edinger und Westphal beschriebene kleine Gruppe bzw. der vor ihr liegende N. medianus anterior Zentrum der glatten Muskulatur des Auges seien oder daß dieses Zentrum in die großzelligen Anteile des Oculomotoriuskerns zu verlegen sei. Edinger und Westphal beschrieben fast gleichzeitig eine Zellgruppe, die dorsomedial dem lateralen Hauptkern des Oculomotorius in seinen oralen Teilen anliegt (vgl. Abb. 17), sich beim Menschen in einen dorsolateralen und einen ventromedialen Kernabschnitt gliedert, von welchen der letztere als eine schmale, vertikal gestellte Zellsäule frontal über die vordersten Abschnitte des eigentlichen Oculomotoriuskerns hinausreicht. Der vorderste Anteil wurde durch **Perlia** als N. medianus anterior abgetrennt, eine Trennung, die von einigen Autoren (**Cassirer-Schiff**) beibehalten, von **Obersteiner**, **Kölliker** beispielsweise nicht aufrechterhalten wird. Die Zellen des **Edinger-Westphal**schen Kerns gleichen nach den Kriterien von **Jacobsohn** den sympathischen des Zentralnervensystems.

Das *Faserpräparat* läßt nur mit einer gewissen Wahrscheinlichkeit vermuten, daß die feinen Fibrae rectae, welche medial von den groben Oculomotoriusbündeln herabziehen (Abb. 17), aus diesem Kerngebiet entspringen, wie **Bernheimer** an-

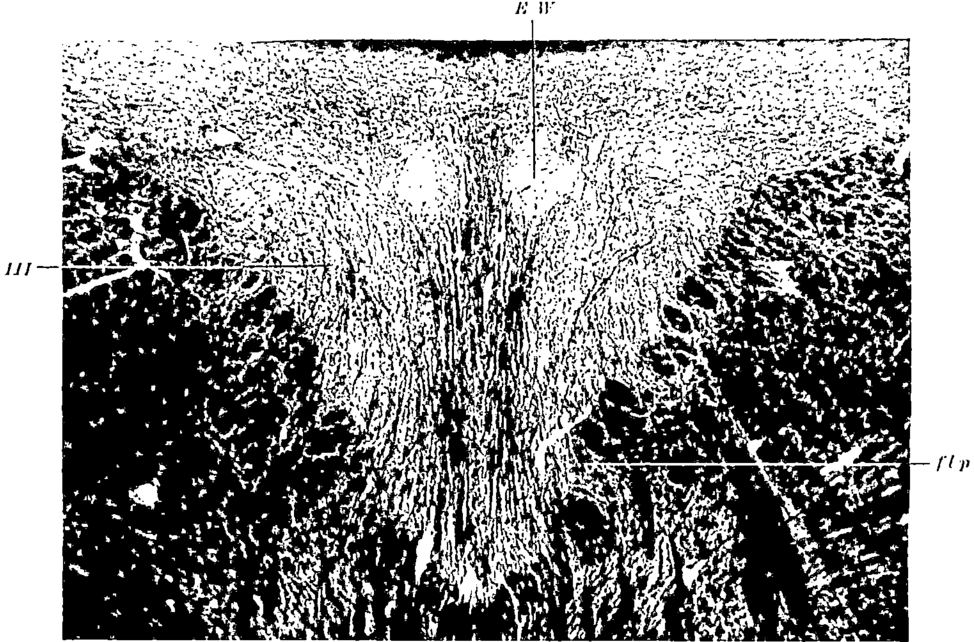

Abb. 17. Mensch. Mittelhirn. **Weigert-Färbung**, *E W* **Edinger-Westphal**scher Kern, *f l p* Fascic. longitud. poster., *III* Oculomotoriushauptkern.

nimmt. Die Anschauung, daß die feinen Fasern die efferente Bahn autonomer Nerven darstellen, ist immerhin sehr verlockend, sollen sich ja überhaupt nach den Untersuchungen von **Langley**, **Edgeworth**, **Fischer** u. a. die autonomen Fasern von den zur quergestreiften Muskulatur ziehenden durch ihre Feinheit auszeichnen. Den Ursprung dieser Fasern aus dem Gebiet des **Edinger-Westphal**schen Kerns ganz abzulehnen (vgl. **Cassirer** und **Schiff**) scheint mir jedenfalls zu weit gegangen.

Der Befund, daß diese Fasern anscheinend später markhaltig werden als die des übrigen Oculomotorius (**Tsuchida**), mag auch damit zusammenhängen, daß sie infolge ihrer Markarmut leicht als noch nicht markhaltig zu einer Zeit erscheinen, wo beginnende Markreifung an ihnen schon vorhanden ist, die viel dickeren Bündel des willkürlichen Oculomotoriusanteils aber schon einen beträchtlichen Markbelag besitzen. Außerdem möchte ich erwähnen, daß man nicht nur im Bereiche der Fibrae rectae, sondern auch zwischen den dicken Oculomotoriusfasern feine Fäserchen finden kann, für welche ein Ursprung aus dem **Edinger-Westphal**schen Kern, soweit sich aus den normalanatomischen Präparaten Schlüsse ziehen lassen, ziemlich wahrscheinlich ist.

Weder das vorliegende *pathologisch-anatomische Material*, noch die bisherigen experimentellen Ergebnisse gestatten mit Sicherheit die Entscheidung der Frage, ob die Pupillenfasern des Nerv. oculomotorius im Edinger-Westphalschen Kern entspringen oder nicht. Die Literatur über vorhandene oder fehlende Veränderungen in diesem Kerngebiet bei Argyll-Robertsonschem Phänomen scheidet von vornherein schon darum aus, weil ja noch immer der grösste Widerspruch darüber herrscht, wohin eigentlich dieses Phänomen zu lokalisieren ist (vgl. unten). Es kann darum den immerhin spärlichen Befunden von Veränderungen im Edinger-Westphalschen Kern bei reflektorischer Pupillenstarre (Boettiger, Kostenitsch, Leube, Oppenheim, Pacetti, Siemerling) ebensowenig Bedeutung für diese Fragestellung zukommen wie den negativen Berichten (Cassirer-Schiff, Halban-Infeld, Juliusberger und Kaplan, Naka, Oppenheim, Pineles, Siemerling und Boedeker, Tsuchida u. a.). Die Fälle mit Veränderungen im Edinger-Westphalschen Kern bei bestehendem Argyll-Robertsonschen Phänomen können schon deswegen nicht herangezogen werden, weil es sich meist um ziemlich diffuse Prozesse handelt, welche das in Rede stehende Kerngebiet nicht allein, sondern zusammen mit dem zentralen Höhlengrau bzw. Wurzelfasern des Oculomotorius betreffen. R. Brouwer, bei dem ich einen ganz analogen Standpunkt vertreten fand, hebt auch gegenüber Cassirer und Schiff, Tsuchida hervor, daß kein Fall der Literatur existiere, in welchem bei vorhandener Pupillenreaktion und Akkommodationsfähigkeit eine totale Destruktion des Edinger-Westphalschen Kerns beobachtet wurde, und daß bei den in diesem Sinne gedeuteten Fällen von Boedeker, Jacob, Majano, Kaiser noch Kernreste vorhanden waren.

Ähnliche Bedenken, wie gegenüber den pathologischen Befunden, gelten gegenüber den bisherigen *experimentellen Untersuchungen*. Gegenüber den Versuchen von Bernheimer, der durch Läsion der Edinger-Westphalschen Zellgruppe das Argyllsche Phänomen zu erzeugen suchte, wurde nicht mit Unrecht der Einwand erhoben, daß dabei Anteile der großzelligen Oculomotoriuskerne mitverletzt wurden (Bach), so daß auch Levinsohn bei Nachprüfung der Versuche Bernheimers zu dem Schlusse kam, daß diese keine sichere Lokalisation des Sphincterkerns zulassen. Weniger Bedeutung hat der Einwand, daß der Zugang zu dem in Rede stehenden Kerngebiet nur durch den Vierhügel hindurch gewonnen werden konnte und dadurch afferente Opticusfasern lädiert werden mußten, deren Läsion an dem Ausfall der Pupillenreaktion schuld sein könnte (Majano). Haben ja schon Knoll, Gudden und Bechterew trotz Abtragung der oberflächlichen Schichten des vorderen Vierhügels und weiter Bernheimer trotz Läsion benachbarter Kerngebiete die Pupillenreaktion erhalten gefunden (vgl. auch die weiter unten angeführten eigenen Versuche mit Nagasaka).

Mit mehr Sicherheit als die Eingriffe im Vierhügelgebiet müßte die Methode der *axonalen Degeneration* zu erkennen gestatten, welche Teile des III-Kerns für die glatte Muskulatur des Auges in Betracht kommen. Die ursprüngliche Angabe von Bernheimer, daß nach Exstirpation des Bulbus Degenerationen im Edinger-Westphalschen Kern zu beobachten seien, konnte schon darum nicht richtig sein, weil das Ganglion ciliare in den Verlauf des autonomen Anteils der Oculomotoriusfasern eingeschaltet ist (vgl. Marina). Aber auch nach Exstirpation dieses Ganglions selbst vermißte Bach Veränderungen in diesem Kern, allerdings war seine

Methode unzureichend, da er nur Faserfärbungen in Anwendung brachte. Levinsohn dagegen konnte bei Katzen an Nissl-Präparaten Degenerationen im vordersten Teile des Edinger-Westphalschen Kerns und im Nucl. medianus anterior
nach Abtragung des Ganglion ciliare feststellen, jedoch kann man die ablehnende
Stellung Bachs gegenüber diesen Versuchen begreifen, wenn man bedenkt, wie
schwer Degenerationserscheinungen an den kleinzelligen, tigroidarmen Elementen
des Edinger-Westphalschen Kerns mit Sicherheit festzustellen sind[1].

Bei der Unmöglichkeit, aus den normalanatomischen, pathologischen und
experimentellen Untersuchungen sichere Schlüsse auf die Bedeutung dieser Gruppe
zu ziehen, sind vielleicht *vergleichend-anatomische* Untersuchungen nicht ohne
Wert. Aber auch diese haben zu den verschiedensten Meinungen geführt. Während alle Untersucher über die Existenz dieses Kerngebiets beim Menschen einig
sind, nur dessen Variabilität hervorgehoben wird (Tsuchida), herrscht schon
bezüglich seines Vorhandenseins bei den Affen Unsicherheit; während Bach,
Brouwer und Panegrossi beim Macacus den Edinger-Westphalschen Kern
nachweisen konnten, negiert Tsuchida seine Existenz bei diesem Tier. Bernheimer und Biervliet wieder vermißten ihn beim Kaninchen, bei dem ihn
Bach, Brouwer, Cajal und Kappers angedeutet finden. Diese Divergenzen
sind teilweise darauf zurückzuführen, daß die einen Autoren den N. medianus
anterior, der sich bei Tieren schärfer als beim Menschen als eigenes Gebiet absondern läßt, zum Edinger-Westphalschen Kern zurechnen, die anderen nicht.
So meint Panegrossi, der die Unterscheidung zwischen Edinger-Westphal-
schem Kern und N. medianus anterior strenger durchführt, daß der letztere Kern
in der ganzen Säugetierreihe konstant anzutreffen sei, der erstere dagegen erst
bei den höchstentwickelten Säugern auftrete und beim Menschen seine stärkste
Entwicklung erfahre. Zum Teil mag der Grund der verschiedenen Literaturangaben auch in dem Umstande zu suchen sein, daß die diffusen Zellanhäufungen
des Ventrikelbodens sich vielfach schwer von einem gering entwickelten Edinger-
Westphalschen Kern unterscheiden lassen; so meint beispielsweise Bach, die
Zellen dieses Kerns seien beim Kaninchen nicht so dicht gelagert wie beim Menschen, und identifiziert sie nur nach der Zellform, womit natürlich dem individuel-
len Ermessen großer Spielraum eröffnet wird.

Bei den geschilderten großen Schwierigkeiten, welche einer exakteren Lokalisation der glatten Muskulatur des Auges entgegenstehen, leitete mich der Gedanke, ob es nicht möglich wäre, der Klärung der Frage näherzukommen, wenn
man die ganz verschiedenen Funktionen, welche diese Muskeln zu erfüllen haben,
schärfer auseinanderhält. Die glatte Muskulatur des Auges hat zwei Aufgaben
zu leisten: Die Kontraktion der Pupille durch den M. sphincter pupillae und die
Akkommodation durch den M. ciliaris. Die Pupillenkontraktion ist in der ganzen
Wirbeltierreihe vorhanden, wenn auch Verschiedenheiten in der Schnelligkeit und
Stärke dieser Reaktion vorkommen, beispielsweise beim Kaninchen eine viel trä-
gere Pupillenreaktion zu beobachten ist als bei der Katze (vgl. Hess). Die Fähigkeit der Akkommodation dagegen hängt mit den Lebensgewohnheiten des Tieres
eng zusammen. Nur jene Lebewesen, welche in der Einstellung der Retina auf
Fern- und Nahsicht oft wechseln müssen (Raubtiere, Vögel), bedürfen eines aus-

---

[1] Damit mag es auch zusammenhängen, daß Neiding und Frankfurter nach Durchschneidung des Nerv. III Veränderungen im Edinger-Westphalschen Kern vermißten.

gebildeten Akkommodationsapparates, ein Tier, das seine Nahrung immer in gleicher Entfernung sucht (Pflanzenfresser), wird viel weniger in die Lage kommen, seine Akkommodationsmuskulatur in Anspruch zu nehmen (z. B. Bemerken einer nahenden Gefahr). Ferner bedürfen, wie Beer näher ausführt, Tiere, welche einmal am Lande, einmal unter Wasser leben, also Schwimm- und Tauchvögel, Robben, Delphine und Wale einer besonders starken Akkommodation, um die wechselnde Brechkraft des sie umgebenden Mediums auszugleichen. Auch nächtliche Lebewesen sind auf gute Akkommodation angewiesen. Schließlich hängt dieselbe auch von der Größe des Auges und der damit zusammenhängenden Größe der Retinabilder zusammen. Tatsächlich ergaben auch Messungen von Hess und Heine, daß beispielsweise der Macacus eine Akkommodationsbreite von 10 bis 12 Dioptrien, der Hund nur eine solche von $2\,^1/_2$—$3\,^1/_2$ Dioptrien, die Katze von 1—$2\,^1/_2$ Dioptrien besitzt, während sie beim Kaninchen gleich Null ist.

Ich veranlaßte daher seinerzeit Herrn Dr. H. Zweig, an dem reichhaltigen Material des Wiener neurologischen Instituts die vergleichende Anatomie des zentralen Höhlengraus und der darin abgrenzbaren Kerngruppen nochmals einer systematischen Untersuchung zu unterziehen. Ohne auf die speziellen Befunde näher einzugehen, sei hier nur so viel bemerkt, daß in der Tat der caudale Teil des Edinger-Westphalschen Kerns eine äußerst variable Entwicklung in der Tierreihe zeigt, bei Rodentiern, Insectivoren, Fledermäusen (welchen nach Beer ebenfalls eine geringe Akkommodation zukommt) nur sehr schwer vom zentralen Höhlengrau als eigene Zellgruppe abzugrenzen ist, eine auffallende Entwicklung bei Phocaena gewinnt, bei allen Anthropoiden vorhanden ist und beim Menschen sicherlich seine stärkste Ausbildung erreicht. Sein Fehlen bei Spalax typhlus (Blindmaus), welchem Tiere, wie Frankl-Hochwart beschreibt, auch sonst die Augenmuskelkerne mangeln, kann allerdings nicht mit Sicherheit verwertet werden, da bei den Rodentiern überhaupt dieser Kern nur angedeutet ist, von einer scharfen Abgrenzung aber nicht die Rede sein kann. Als Zentrum des M. sphincter pupillae kann jedenfalls diese so variable Kerngruppe nicht in Betracht kommen, während ihre wechselnde Entwicklung in der Tierreihe, ihre ausgezeichnete Differenzierung beim Menschen sich gut mit der Annahme vereinen läßt, daß sie das Zentrum des M. ciliaris, des Akkommodationsmuskels, darstellt.

Viel häufiger findet man kleinzellige Elemente in circumscripter Anordnung im zentralen Höhlengrau dorsal vom vordersten Anteil des Oculomotoriuskerns, entsprechend dem cranialsten Teil des E.-W. Kerns, dem sogenannten N. medianus anterior, den Panegrossi direkt als konstant in der Säugerreihe betrachtet. Soweit kann man allerdings bei Untersuchung einer größeren Zahl von Serien nicht gehen, es läßt sich aber nachweisen, daß bei Tieren, welche den N. medianus anterior nur undeutlich ausgeprägt zeigen, in den vorderen Abschnitten des lateralen Oculomotoriushauptkernes zahlreiche kleinzellige Elemente eingesprengt sind (Kaninchen, Cavia, Schwein), so daß man wohl behaupten kann, daß sich entsprechend dem oralsten Abschnitt des Oculomotoriuskerns, sei es im N. medianus anterior, sei es im vorderen Abschnitt des lateralen Hauptkerns selbst, konstant in der Säugetierreihe kleinzellige Elemente vorfinden. Eine völlig gleichmäßige Ausbildung dieser Zellgruppen in der Säugetierreihe läßt sich allerdings auch nicht konstatieren, doch ist ja, wie schon erwähnt, auch die Pupillenreaktion gewissen Schwankungen unterworfen. Nehmen wir dazu den Umstand, daß gerade die vordersten Wurzel-

bündel des Nerv. oculomotorius Pupillenfasern zu enthalten scheinen, wie die
Untersuchungen von Kahler und Pick, der Fall von Oyon, Reizversuche von
Hensen und Völckers, Bernheimer und Angelucci, neuerdings auch die
Versuche von Magnus und Rademaker erweisen, so ist der Schluß verlockend,
*in diesen vordersten kleinzelligen Elementen, die sich teils noch nicht vom Haupt-
kern isoliert haben, teils den N. medianus anterior bilden, das Zentrum der Pupil-
lenfasern zu erblicken.* Ähnlich vermutet ja auch Tsuchida, daß die kleinen
Zellen im frontalen Pol des Lateralkerns mit der Pupilleninnervation in Beziehung stehen, und auch er schließt die Beteiligung kleiner Zellen über dem
Oculomotoriuskern nicht aus.

Es muß aber betont werden, daß diese Lokalisation nur mit der Einschränkung
aufgefaßt werden kann, welche überhaupt auf eine feinere Lokalisation im Bereiche des Oculomotoriusursprungs Anwendung finden muß. Man kann besonders
bei Tieren *nur sagen, ein bestimmter Muskel sei vorwiegend in einer bestimmten Zellgruppe lokalisiert,* nicht aber ausschließlich, was in ähnlicher Weise Siemerling
und Boedeker, Wilbrandt und Sänger, Marburg auf Grund ihres pathologischen Materials aussprechen. Das zeigt am deutlichsten die vergleichend-
anatomische Betrachtung. Während bei den niederen Vertebraten (Amphibien,
Fische) die Augenmuskelkerne noch eine recht einheitliche Kernmasse darstellen
(vgl. C. U. Ariens-Kappers), differenzieren sich bei jenen Tierklassen, welche
eine besonders exakte Einstellung ihres optischen Apparats benötigen, nämlich
den Vögeln einerseits, den höheren Säugern andererseits, bestimmte Kerngruppen
schärfer, ohne aber den Zusammenhang mit den übrigen Kernen aufzugeben.
Besonders schön zeigt sich ja diese Differenzierung bei den Vögeln, wo dorsal
vom eigentlichen Oculomotoriuskern eine deutlich abgrenzbare Zellgruppe zu
finden ist, die von Brandis, Mesdag beschrieben, von Cajal direkt als Edinger-
Westphalscher Kern bezeichnet wird, eine Homologisierung, der sich auch
Kappers anschließt. Cajal bildet direkt den Ursprung von Oculomotoriusfasern
aus diesem Kern ab, wovon wir uns auch an Präparaten von Anser anas überzeugen konnten und wofür Brouwer einen schönen Beweis im Fehlen dieser
Gruppe bei einem augenlosen Star gibt. Daß speziell im Zentrum des M. sphincter
pupillae dieser Differenzierungsvorgang bei verschiedenen Tiergruppen wechselnd
vor sich gegangen ist, mag damit zusammenhängen, daß dieser Muskel bei Amphibien und Vögeln noch quergestreift ist, in der aufsteigenden Tierreihe durch
glatte Muskulatur ersetzt wird, aber auch beim Menschen noch einwandfreie
Beobachtungen von willkürlicher Pupilleninnervation gemacht wurden. So sind
noch bei den Säugern teils die vordersten Anteile des lateralen Hauptkerns, teils
der N. medianus anterior als das wahrscheinliche Pupillenzentrum anzusprechen.

Es erscheint mir daher möglich, daß die wechselnde Ausbildung des Edinger-
Westphalschen Kerns bzw. seines caudalen Teils damit zusammenhängt, daß
dieser vor allem das Zentrum des M. ciliaris repräsentiert, dessen Bedeutung in der
Tierreihe ungemein wechselt, während die viel konstantere Pupillenreaktion in die
vordersten Kernanteile des Hauptkerns bzw. in den cranialsten Abschnitt des
E.-W. Kerns, den sogenannten N. medianus anterior zu verlegen ist.

Beim Menschen kommt es infolge der besonderen Entwicklung des Edinger-
Westphalschen Kerns dazu, daß er vom Nucl. medianus anterior nur mehr schwer
abgrenzbar ist, bzw. durch Zellbrücken mit ihm in Verbindung tritt (vgl. Gre-

ving). Dies scheint mir aber kein Grund zu sein, die besonders durch die vergleichend-anatomische Untersuchung begründete Zweiteilung in einen N. medianus anterior und den eigentlichen Edinger-Westphalschen Kern und die Lokalisation des M. sphincter pupillae in den kranialen, des M. ciliaris in den caudalen Teil dieses Gebietes aufzugeben. Die Lokalisation des Akkommodationsmuskels in weiter rückwärts gelegene Kernabschnitte würde auch gut zu der Anschauung passen, daß die Konvergenzbewegung der Augen in den N. centralis von *Perlia* zu verlegen sei; Brouwer macht darauf aufmerksam, daß dieser unpaare Anteil des großzelligen Kerns sich bei Tieren um so mehr entwickelt, je mehr die Stellung der Augen im Kopfe des Tieres die Konvergenz ermöglicht; er lokalisiert daher die Konvergenz in den Perliakern. Damit würden die Zentren der Konvergenz (Perliakern) und der Akkommodation (Edinger-Westphalscher Kern) auch durch ihre räumliche Nachbarschaft die enge Verknüpfung der beiden Funktionen zum Ausdruck bringen.

2. Die Beziehungen des Lichtreflexes der Pupille zum vorderen Vierhügel.

Nach den Versuchen von Karplus und Kreidl müssen wir die afferente Bahn des Pupillenreflexes auf Lichteinfall (vgl. Abb. 18) in den Arm des vorderen Vierhügels verlegen. Konnten ja diese Autoren den zentripetalen Reflexschenkel vom Tract. opticus zwischen den beiden Kniehöckern hindurch und über den vorderen Vierhügelarm bis nahe an die Mittellinie verfolgen und nach Durchschneidung der beiden Brachia corporis quadrigemini anterioris beim Affen isolierte reflektorische Pupillenstarre erzielen. Unklar ist dagegen der Teil des Reflexbogens, der zwischen dem vorderen Vierhügelarm einerseits und dem Kerngebiet des Oculomotorius andererseits liegt. Bernheimer beschrieb zwar, daß er beim Affen nach Sehnervendurchschneidung mittels Marchi-Degeneration aus jedem Tract. opticus einen Faserzug verfolgen konnte, welcher von der inneren oberen Begrenzung des äußeren Kniehöckers neben und unter dem inneren Kniehöcker ab-

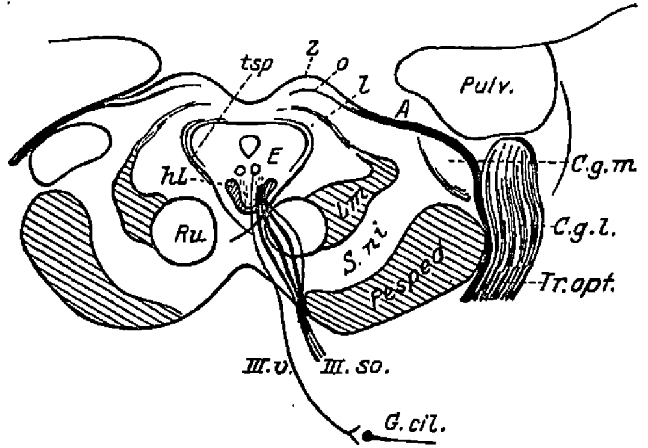

Abb. 18. Schematisierter Querschnitt durch den vorderen Vierhügel. *A* Arm des vorderen Vierhügels, *C g m* Corpus genic. mediale, *C g l* Corpus genic. laterale, *E* Edinger-Westphalscher Kern, *G cil* Gangl. ciliare, *h L* hinteres Längsbündel (innen davon ist der großzellige Teil des Nucl. III.), *l* Strat. lemnisci, *L m* Lemnisc. medialis, *o* Strat. opticum, *Pes ped* Pes pedunculi, *Pulv* Pulvinar, *Ru* Nucl. ruber, *S ni* Subst. nigra, *Tr opt* Tract. opticus, *tsp* Tr. tectospinalis, *z* Strat. zonale, *III so* somatischer Teil des Nerv. III, *III v* vegetativer Anteil des Nerv. III. (Aus Spiegel: Vierhügeldach im Hdb. d. Physiol. X.)

biegt, gegen den lateralen Sulcus des vorderen Vierhügels hinzieht, hier fächerförmig zerfasert, in die Substanz des Vierhügels eintritt, in bogenförmigem Verlauf nach hinten oben, dann nach vorn unten bis unter das Niveau des Aquaeductus hinzieht und hier die Gegend des lateralen Kopfendes der kleinzelligen paarigen Medialkerne, der Sphincterkerne erreicht. Keiner der Nachuntersucher (Dimmer, Bach, Bumke, Karplus und Kreidl) konnte aber diesen Faserzug wiederfinden. So ist man über Vermutungen nicht hinausgekommen.

Ob die Reflexübertragung durch ein im Vierhügelgebiet entspringendes Schaltneuron (Monakow) vermittelt wird, ob sie durch die im zentralen Höhlengrau um den Aquädukt anzutreffenden Radiärfasern (Meynert) oder durch die den Äquädukt umkreisenden Bogenfasern (Wilson) besorgt wird, muß noch als unentschieden bezeichnet werden.

Neuerdings sucht Lenz durch das Studium von Bielschowsky-Präparaten in diesen Fragen Aufklärung zu bringen. Er findet, daß Fasern aus dem vorderen Vierhügelarm teils im Vierhügeldach enden, teils in die Commissura posterior der gleichen und der gekreuzten Seite eintreten; vor Erreichen des Sphincterkerns sollen, wie schon erwähnt, die Zellen des Kerns von Darkschewitsch in diese Faserung eingelagert sein (vgl. S. 71). Inwiefern dieser in die hintere Kommissur

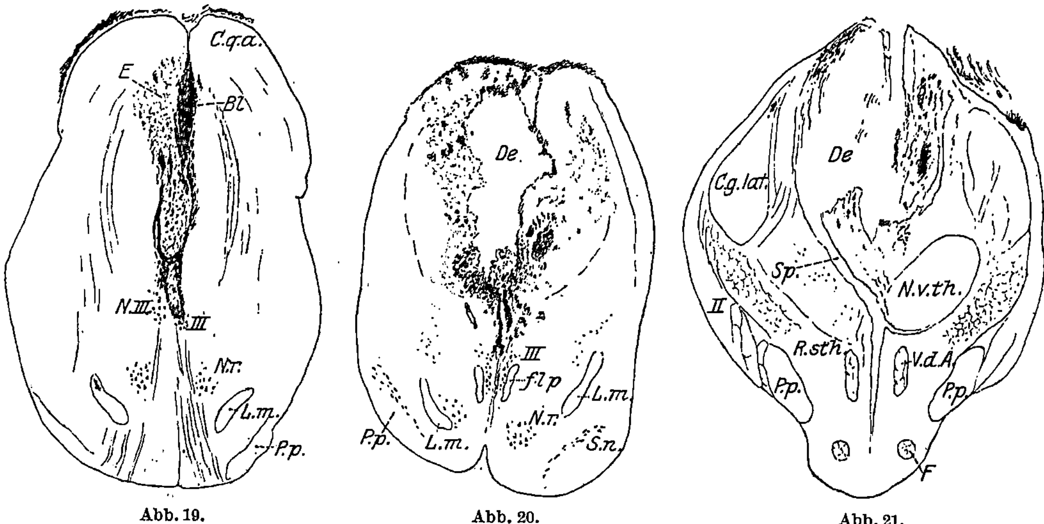

Abb. 19.   Abb. 20.   Abb. 21.

Abb. 19—21. Albinotisches Kaninchen (Nr. XXII der Versuchsreihe mit Nagasaka). Erhaltener Lichtreflex der Pupille. *Bl* Blutung, *C g lat* Corp. genicul. laterale, *C q a* Corp. quadrigemin. anterius, *De* Defekt, *E* Erweichung, *F* Fornix, *F l p* Fasc. longitudin. poster., *L m* Lemniscus medialis, *N r* N. ruber, *N v th* Nucl. ventralis thalami, *N III* Oculomotoriuskern, *P p* Pes pedunculi, *R sth* Regio subthalamica, *S n* Subst. nigra, *Sp* Spalt, *V d A* Vicq d'Azyrsches Bündel, *II* Opticus, *III* Oculomotorius.

eintretende Faseranteil für das Zustandekommen der Lichtreaktion der Pupille von Bedeutung ist, läßt sich aber natürlich aus bloß faseranatomischen Studien schwer entscheiden, hier müssen vielmehr Experiment und pathologisch-anatomische Studien einsetzen.

Für die Pathogenese des Argyll-Robertsonschen Phänomens (siehe unten) schien vor allem die Frage wichtig, ob Verletzungen des zentralen Höhlengraus in der Nachbarschaft des Aquaeductus Sylvii für den Bestand des Lichtreflexes der Pupille von Bedeutung sind, mit anderen Worten, ob die Bahn des Pupillenreflexes in unmittelbarer Nachbarschaft des Aquaeductus oder weiter entfernt von diesem, bzw. in diffuser Ausbreitung im Bereiche des vorderen Vierhügels verläuft.

Zu diesem Zwecke wurden in Gemeinschaft mit Nagasaka Versuche bei Katzen, Hunden und albinotischen Kaninchen, welche ebenfalls eine ausgiebige und prompte Lichtreaktion der Pupille aufweisen, angestellt; nach Präparation des Occipitalpols und Abdrängen desselben nach lateral brachten wir den vorderen Vierhügel zur Ansicht und erzeugten nun möglichst unter Schonung der Vena magna Galeni, die sich durch stumpfe Präparation zur Seite schieben läßt, mediane, bzw. paramediane Einstiche in den vorderen Vierhügel; das Verhalten der Pupille wurde natürlich vor und nach der Operation studiert. Bei der außerordentlichen Empfindlichkeit des Lichtreflexes der Pupille gegen operative Eingriffe, die selbst in weiterer Entfernung von dessen Reflexbogen vorgenommen werden, haben wir prinzipiell nur jene Versuche für unsere Schlußfolgerungen verwertet, in welchen ein Erhaltenbleiben der Lichtreaktion nach der Operation festgestellt werden konnte.

Es zeigte sich nun, daß der Pupillenreflex trotz Verletzung des medialen Abschnittes beider vorderer Vierhügel, bzw. der von hier ausgehenden Faserung und bilateraler Läsion des zentralen Höhlengraues um den Aquaeductus erhalten blieb. Die ausgedehnteste diesbezügliche Verletzung sei hier wiedergegeben.

Albinotisches Kaninchen XXII. 30. III. 1926. Einstich in den vorderen Vierhügel, nachher sind die Pupillen bei Beleuchtung 1,5 mm, im Dunkeln 4 mm weit. Die Reaktion ist vielleicht etwas träger als normalerweise, aber deutlich wahrnehmbar.

31. III. 1926. Exitus.

Die *histologische* Untersuchung ergibt in caudalen Abschnitten des vorderen Vierhügels eine vom Aquaeductus auf den rechten Trochleariskern übergreifende Blutung. Auch im Kerngebiet der linken Seite sind schwere Zelldegenerationen feststellbar. An den weiter kranial gelegenen Schnitten sieht man zunächst die Blutung auch auf den großzelligen Oculomotoriuskern der rechten Seite übergreifen (Abb. 19), sie verbreitert sich schließlich in den oralen Abschnitten des vorderen Vierhügels immer mehr, so daß hier das Höhlengrau um den Aquaeductus sowie die tieferen Schichten der Vierhügel, besonders in deren medialen Abschnitten, zerstört erscheinen (Abb. 20). Diese Zerstörung reicht auch noch auf die dorsalen Abschnitte des caudalen Gebiets des Thalamus opticus (Abb. 21).

Dieser Fall bestätigt zunächst jene Auffassung, welche das Sphincterzentrum in den vordersten Teil des Oculomotoriuskerns verlegt, nachdem die Blutung in den mittleren und caudalen Vierhügelabschnitten noch auf den Oculomotoriuskern einer Seite übergegriffen hatte und dennoch die Pupillenreaktion beiderseits erhalten war. Er zeigt aber vor allem, daß trotz ausgedehnter Zerstörung nicht nur der medialen Abschnitte des Tectums, sondern auch des Höhlengraus um den Aquaeductus, einer Zerstörung, die ventral bis knapp an das Oculomotoriuskerngebiet heranreicht, die Pupillenreaktion noch immer zustande kommen kann.

Die Beobachtung, daß selbst ausgedehnte, bilaterale Läsionen der medialen Abschnitte der vorderen Vierhügel, bzw. Zerstörung des zentralen Höhlengraus das Zustandekommen des Lichtreflexes nicht verhindern, höchstens eine Abschwächung bzw. Verlangsamung der Pupillenreaktion auf Licht bedingen (die zum Teil Chokwirkung sein mag und sich vielleicht bei längerdauernder Beobachtung zurückbildet), erscheint auf den ersten Blick recht auffallend. Haben ja K a r p l u s und K r e i d l — wie oben erwähnt — die Pupillenbahn im Reizversuch längs des vorderen Vierhügelarms bis nahe an die Mittellinie verfolgt und weiterhin beobachtet, daß Durchschneidung dieses Arms zu dauernder (durch mehrere Monate beobachteter) Pupillenstarre führt. Nun ist aber zunächst daran zu erinnern, daß sich schon in der älteren Literatur Angaben darüber finden (K n o l l, B e c h t e r e w), daß der Pupillenreflex noch nach Läsion des vorderen Vierhügeldaches erhalten war. Wenn man auch für einzelne dieser Versuche den Einwand machen kann, daß sie ungenügend anatomisch kontrolliert sind, bzw. daß es sich, wie in den Versuchen von Levinsohn an Affen, bloß um halbseitige Exstirpation handelte, bei diesen Tieren aber auch die einseitige Durschschneidung des Tract. opticus zu keiner deutlichen Störung der Pupillenreaktion führt, so ist andererseits darauf hinzuweisen, daß trotz doppelseitiger Zerstörung der vorderen Vierhügel in den Versuchen von Levinsohn an Kaninchen, in den Affenversuchen von Ferrier und Turner, sowie von Bernheimer noch Pupillenkontraktion auf Lichteinfall beobachtet wurde. Das Erhaltenbleiben einer Funktion trotz Zerstörung einer bestimmten Hirnregion gestattet aber wohl, mit viel größerer Sicherheit den Schluß zu ziehen, daß die betreffende Region zum Zustandekommen dieser Funktion nicht nötig ist, als der umgekehrte Schluß erlaubt ist, daß der Ausfall einer Funktion nach Zerstörung eines Hirnteils die Bedeutung dieser Region für die Innervation der betreffenden Funktion erweist.

Fälle, in welchen nach isolierter Durchtrennung der vorderen Vierhügelarme dauernde Lichtstarre der Pupille beobachtet wurde, ohne daß die histologische Untersuchung Nebenverletzungen der tieferliegenden Teile aufgedeckt hätte, sind bisher nicht bekannt geworden. Denn auch in den Durchschneidungsversuchen von Karplus und Kreidl ließen sich solche Nebenverletzungen nicht ausschließen. Mehr Bedeutung scheint jenen Versuchen dieser Forscher zuzukommen, in welchen sie den zentripetalen Verlauf von Pupillenverengerung auslösenden Fasern längs des vorderen Vierhügelarms nicht nur durch elektrische, sondern auch durch mechanische Reizung verfolgen konnten, unter Umständen also, unter welchen Stromschleifenwirkung auszuschließen war. Diese Versuche weisen auf jeden Fall darauf hin, daß wenigstens ein Teil der im Tract. opticus enthaltenen Pupillenfasern seine Fortsetzung im Arm des vorderen Vierhügels findet. Es ist aber damit natürlich noch nicht gesagt, daß die Gesamtheit der Pupillenverengerung auslösenden optischen Impulse durch den vorderen Vierhügelarm bis an die Mittellinie weitergeleitet werden muß und erst hier im Dach des vorderen Vierhügels endigt. Man muß vielmehr daran denken, daß nur ein Teil der Pupillenverengerung bewirkenden Fasern bis an die medialsten Abschnitte des vorderen Vierhügeldachs gelangt, ein Teil der Pupillenfasern dagegen, der genügend groß ist, um den Lichtreflex zu vermitteln, sich vom vorderen Vierhügelarm schon in dessen Beginn loslöst[1] und in die lateralsten Gebiete des Corp. quadrigeminum anterius eintritt, um eine Fortsetzung zum Sphincterkern durch Fasern zu finden, die außen vom zentralen Höhlengrau, bzw. in dessen äußersten Schichten zum Sphincterzentrum führen. Nur so läßt es sich erklären, daß Zerstörung der medialen Abschnitte der vorderen Vierhügel, bzw. der von hier entspringenden Fasern, wie auch weitgehende Läsion des zentralen Höhlengraus um den Aquaeductus den Pupillenreflex nicht aufzuheben vermögen.

---

[1] Cajal bildete in Abb. 122 seiner Histologie du Syst. nerveux (Paris 1911) deutlich ab, wie sich Fasern aus dem vorderen Vierhügelarm während seines ganzen Verlaufs loslösen, um sich im Tectum in Endbäumchen aufzulösen. Es handelt sich allerdings um einen Sagittalschnitt bei der Maus, und es wäre noch weiter zu untersuchen, ob auch bei anderen Tieren, bei welchen der vordere Vierhügelarm einen mehr nach medial gerichteten Verlauf hat, ähnliche Verhältnisse bezüglich der Endigung seiner Fasern im histologischen Bild nachweisbar sind.

3. Zur Pathologie des Argyll-Robertsonschen Phänomens.

An den verschiedensten Stellen des in Abb. 18 dargestellten Weges des Lichtreflexes der Pupille hat man die pathologischen Veränderungen supponiert, die
zum Argyll-Robertson (A.R.)-Phänomen, zum isolierten Ausfall dieses Reflexes führen sollen[1]. Im efferenten Anteil hat man das Ganglion ciliare, den Ocu-
lomotoriusstamm, den Sphincterkern, in seinem zentripetalen Anteil die im Höhlengrau des vorderen Vierhügels in der Nachbarschaft des Aquaeducts verlaufenden
Fasern, bzw. deren Endaufsplitterungen um den Sphincterkern als Sitz der
Läsion angesprochen.

Was zunächst die Theorien anlangt, welche die zum A.R.-Phänomen führende
Störung in den *zentrifugalen Schenkel* des Reflexbogens verlegen, so haben sie alle
mit einer Schwierigkeit zu kämpfen, auf die erst jüngst besonders Redlich aufmerksam machte; die reflektorische Lichtstarre der Pupillen ist in der Regel von
Miosis begleitet, während die Läsion des efferenten Schenkels des Reflexbogens
zu einer Erweiterung der Pupille führt. Eine Theorie, welche das A.R.-Phänomen
in befriedigender Weise erklären will, muß aber natürlich allen Erscheinungen
gerecht werden.

Im speziellen haben die Angaben von Sala und Marina, die Veränderungen
in den *Ciliarnerven*, bzw. deren Ursprungsganglion behaupteten, einer Nachprüfung nicht standgehalten (Thomas, Rizzo). Auch muß eine Theorie, welche die
Schädigung im Ciliarganglion, bzw. dessen Ästen annimmt, zu der Hilfshypothese
greifen, daß die Schädigung elektiv nur jene Fasern betrifft, die den Sphincter
pupillae innervieren, die zum Musculus ciliaris ziehenden Fasern dagegen intakt läßt.

Der letztgenannte Einwand gilt auch für die besonders von Bauer vertre-
tene Anschauung, daß eine *Affektion des III-Stammes* dem isolierten Ausfall des
Lichtreflexes zugrunde liege. Aber selbst wenn wir die Möglichkeit einer elektiven
Schädigung der Pupillenfasern des Nerv. III nicht in Abrede stellen wollen, so müß-
ten sich doch Anhaltspunkte für eine solche Schädigung im Markscheiden- oder
Fibrillenpräparat finden lassen. Die histologische Untersuchung der Nn. III von
Fällen mit A.R.-Phänomen ergibt aber sowohl im Markscheiden-, als auch im
Bielschowsky-Präparat, wie ich mich seinerzeit selbst in einer Reihe von Fällen
überzeugen konnte, ein negatives Resultat. Man wird daher der Meinung jener
Autoren zustimmen müssen, welche Fälle von einseitiger Lichtstarre der Pupillen
nach traumatischer Läsion des Oculomotorius dadurch erklären, daß die reflektorische Erregung durch den Lichtreiz einen schwächeren Impuls für die Kontraktion des Sphincters darstellt, als jene Mitbewegung der Pupille, die durch die Konvergenz ausgelöst wird (Bumke, Bach, Abelsdorff). Ebenso wie wir wissen,
daß Lähmung der Oculomotoriusendigungen durch Atropin eher zur Aufhebung
des Lichtreflexes als der Konvergenzreaktion führt (Laqueur), kann man sich
vorstellen, daß auch bei unvollkommener traumatischer Schädigung der III-
Fasern die Konvergenzreaktion resistenter ist als der so vulnerable Lichtreflex,
der ja schon bei Läsionen außerhalb des Reflexbogens (z. B. Durchschneidung des
hinteren Längsbündels nach eigener Beobachtung) vorübergehend aufgehoben sein

---

[1] Theorien, die außerhalb des Reflexbogens (im Halsmark, bzw. der Oblongata) den
Sitz der Störung annahmen, beanspruchen höchstens historisches Interesse. Diesbezüglich
sei auf die eingehende Darstellung Bumkes verwiesen.

kann (Diaschisiswirkung). So kann es in Fällen nachweisbarer Oculomotorius-
schädigung zu einer unvollkommenen absoluten Starre kommen; solche Fälle können
das Bild der isolierten reflektorischen Starre wohl imitieren, für die Erklärung
des Zustandekommens des echten A.R., bei dem der Nerv III mit den gegenwärtigen Methoden sich intakt erweist, dürfen sie aber nicht verallgemeinert werden.

Zur Stütze der Annahme, daß der *Sphincterkern* Sitz der zum A.R.-Phänomen
führenden Läsion sei, hat man schließlich sogar die Hypothese konstruiert, daß
dieser Kern aus zwei Abschnitten bestehe, von welchen der eine auf die vom
Opticus kommenden Impulse anspreche, der andere dagegen bei Akkommodation
und Konvergenz erregt werde (Levinsohn; ähnlich früher Heddaeus, Seggl).
Die Unhaltbarkeit der Vorstellung, daß nur der erstgenannte Kernabschnitt bei
der Entstehung der isolierten reflektorischen Pupillenstarre betroffen werde,
braucht nicht näher begründet zu werden. Fehlt doch jede anatomische Grundlage für eine solche Zweiteilung des Sphincterkerns.

Ist demnach der zentrifugale Schenkel des Reflexbogens als Sitz der zum A.R.-
Phänomen führenden Läsion abzulehnen, so wird andererseits die Möglichkeit
einer Affektion des *zentripetalen Reflexschenkels* angesichts des Umstands, daß
Schädigung des N. opticus zu Reflextaubheit des betreffenden Auges[1], Tractus-
verletzung zu hemianopischer Starre führt (vgl. Bumke), auf das enge Gebiet
zwischen Tract. opticus und Sphincterkern eingeschränkt.

Zwei Theorien stehen zur Diskussion, welche die Läsion in diesen Abschnitt
des Reflexbogens verlegen; die eine nimmt eine elektive Schädigung der um die
Zellen des Sphincterkerns sich aufsplitternden Endigungen optischer Reflexkollateralen an (Bumke); die andere supponiert einen Prozeß in der Umgebung des
Sphincterkerns im zentralen Höhlengrau, der die in der Nachbarschaft des Aquä-
ducts verlaufenden Fasern in Mitleidenschaft ziehen soll (Monakow, Marburg,
Behr, Wilson, Redlich u. a.). Im Markscheiden- bzw. Fibrillenpräparat läßt
sich kein Faserausfall, der im Sinne dieser Theorien verwertet werden könnte,
nachweisen.

Man könnte nun daran denken, wie dies auch Bumke getan hat, daß
der Faserausfall so geringgradig sei, daß er mit unseren gegenwärtigen Methoden der Nervenfärbung nicht nachweisbar ist, und erwarten, daß sich, ähnlich
wie dies am Rückenmark gezeigt wurde (Spielmeyer), entsprechend dem Faserausfall eine reaktive Gliawucherung darstellen ließe. Herr Kollege Warkany
hat darum auf meine Veranlassung das ektodermale Stützgewebe im Höhlengrau
um den Aquädukt und im Kerngebiet des N. III bei Metaluetikern mit fehlendem
Lichtreflex unter Anwendung einer recht verwendbaren Modifikation der Holzer-
schen *Gliafärbung* einer *systematischen Untersuchung* unterzogen. Was zunächst das
Kerngebiet des N. III anlangt, so war in allen Fällen der Edinger-Westphalsche
Kern, der schon normalerweise recht arm an faseriger Stützsubstanz ist, gegenüber den Kontrollpräparaten auch in seinem vordersten Anteil unverändert. In
einigen Fällen ließ sich eine geringe Gliazellvermehrung im Bereich des III-Haupt-
kerns nachweisen. Doch handelt es sich hier um vereinzelte Befunde, die keines-

---

[1] Reflextaubheit eines Auges bedeutet Ausfall der direkten Lichtreaktion der zugehörigen und der konsensuellen Reaktion auf die gegenseitige Pupille, dagegen Erregbarkeit
beider Pupillen von der Retina der Gegenseite her; beim A.R.-Phänomen dagegen besteht
direkte und konsensuelle Unerregbarkeit nur der betreffenden Pupille.

wegs alle Fälle von A.R. betrafen und vor allem in Fällen angetroffen wurden, in welchen das Bild des A.R. durch träge Konvergenzreaktion bzw. Parese der äußeren Augenmuskeln kompliziert war. Aus dem Verhalten der Glia im Kerngebiet des N. III konnte also kein Anhaltspunkt für einen Ausfall von optischen Reflexkollateralen um den Sphincterkern gewonnen werden. Eher schienen die Präparate noch im Sinne eines *Reizzustands der subependymalen Glia* zu sprechen, die sich in allen Fällen gegenüber der Norm verdichtet erwies. Doch ist hervorzuheben, daß diese Verdichtung nur eine schmale, knapp unter dem Ependym befindliche Zone betraf, die tieferen Schichten des Höhlengraus dagegen sich gegenüber der Norm nicht verändert zeigten (vgl. hierzu auch H. Spitzer). Man kann darum aus diesen Präparaten höchstens den Schluß ziehen, daß im Ventrikellumen kreisende Spirochäten bzw. deren Toxine einen Reizzustand der an das Lumen des Aquädukts unmittelbar angrenzenden ektodermalen Stützsubstanz gesetzt haben. Hieraus zu schließen, daß es zu einem Untergang des in tieferen Schichten gelegenen nervösen Parenchyms gekommen sei, wäre voreilig; man könnte ebensogut folgern, daß dieser subependymale Gliawall die Erreger oder deren Stoffwechselprodukte abgefangen und das tiefer liegende Parenchym vor ihrem weiteren Eindringen geschützt habe. Die *tieferen Schichten des Höhlengraus*, in welchen die überwiegende Mehrzahl der aus dem Vierhügeldach ventralwärts ziehenden Fasern verläuft, ließen jedenfalls *keine Verdichtung der Glia* gegenüber der Norm erkennen, aus welcher auf einen Untergang von nervösem Parenchym geschlossen werden könnte.

Nachdem uns also die gegenwärtigen Methoden der pathologischen Histologie keinen sicheren Aufschluß gestatten, ob und inwiefern Anteile des zentripetalen Reflexschenkels zwischen Vierhügeldach und Sphincterkern in Fällen von A.R. lädiert sind, schien es notwendig, die Frage auf einem anderen Wege anzugehen. Wissen wir ja, daß der Sphincterkern reflektorische Impulse nicht nur von der Retina her empfängt. Ein zweites Ursprungsgebiet afferenter Erregungen, die diesen Kern treffen, stellt das *Labyrinth* dar.

Wir haben schon früher (S. 63) ausgeführt, daß der *vestibuläre Pupillenreflex* (Miosis, dann Mydriasis und schließlich Hippus bei Drehen der Versuchsperson) durch Übertragung der labyrinthären Reize mittels des hinteren Längsbündels zum homolateralen und zum gekreuzten Sphincterkern zustande kommt. Wie verhält sich nun diese vestibuläre Pupillenreaktion bei bestehendem A.R.-Phänomen?

Die Beobachtungen von Wodak sowie von Udvarhelyi können uns hierüber keine befriedigende Antwort geben; denn abgesehen davon, daß die beiden Autoren auf Grund der Untersuchung einiger Fälle zu entgegengesetzten Resultaten kamen, der eine (Udvarhelyi) Fehlen der von ihm normalerweise nach Rotation beobachteten Mydriasis, der andere (Wodak) Erhaltenbleiben dieser Reaktion bei Fällen von A.R. behauptete, wurde in diesen Untersuchungen die Pupille nicht während aller Stadien der Drehung untersucht, sondern nur ihre Weite vor Beginn und nach Ende der Rotation verglichen. Nur die Pupillenbeobachtung während aller Stadien der Drehung kann aber, wie auch später Wodak gemeinsam mit Fischer erkannt hat, genaueren Aufschluß über die Labyrinthwirkung auf die Pupille geben.

Es wurde daher bei Metaluetikern mit A.R.-Phänomen bzw. träger Pupillen-

reaktion bei Lichteinfall (es kamen 24 Tabiker und zwei Paralytiker zur Untersuchung), das Verhalten der Pupille bei Drehung der Patienten in einem Dreh-
stuhl mit einer Dreispiegelvorrichtung geprüft, welche die Beobachtung der
Pupille während aller Stadien der Drehung gestattete.

Es zeigte sich, daß unter 16 Fällen von beiderseitigem A.R. elfmal die Drehreaktion ebenfalls fehlte, dreimal beiderseits vorhanden war, zweimal auf der einen
Seite fehlte, auf der anderen spurenweise nachgewiesen werden konnte. Zwei
Fälle von einseitigem A.R. bei guter Lichtreaktion auf der Gegenseite zeigten
nur auf der affizierten Seite Ausfall der vestibulären Pupillenreaktion. Die übrigen
acht Beobachtungen lassen sich dahin zusammenfassen, daß entsprechend der
Seite des A.R. Fehlen oder spurenweises Erhaltenbleiben der vestibulären Pupillenreaktion, entsprechend der trägen Lichtreaktion mehr oder minder deutliche
Drehreaktion feststellbar war. Bei absoluter Pupillenstarre war auch die vestibuläre Pupillenreaktion erloschen. Nystagmus ließ sich in allen Fällen, auch in
jenen, welche keine Spur einer vestibulären Pupillenreaktion zeigten, deutlich
nachweisen.

Betrachten wir zunächst jene Fälle, in welchen das Verhalten des Lichtreflexes
und der vestibulären Pupillenreaktion nicht parallel ging, so zeigten diese einheit-
lich noch vorhandene Ansprechbarkeit der Pupillen auf die vom Vestibularapparat
ausgehende Erregung, während der Lichtreiz nicht mehr imstande war, eine
Sphincterkontraktion auszulösen. Dieses Verhalten wird dadurch begreiflich, daß
schon die Beobachtung beim Normalen lehrt, daß die vom Vestibularis ausgehende
Erregung einen stärkeren Reiz für die Pupillen darstellt, als die Erregung der
Retina durch Licht. Die vestibuläre Pupillenreaktion dauert viel länger an als
der Lichtreflex, geht in einen durch mehrere Sekunden anhaltenden Hippus über,
sie überdauert auch bei einer Reihe von Individuen nach Atropinisierung die
Lichtreaktion. Ähnlich wie von der Konvergenzreaktion der Pupille ausgeführt
wurde (vgl. oben), daß sie als der stärkere Reiz weniger leicht geschädigt wird
als der so empfindliche Lichtreflex, finden wir auch hier, daß dieser in einzelnen
Fällen eher erlischt als die vestibuläre Pupillenreaktion.

Für die Frage der Lokalisation des A.R.-Phänomens bedeutungsvoller erscheinen jene Fälle, in welchen die Schädigung so weit gediehen ist, daß der Lichtreflex und die vestibuläre Pupillenreaktion vernichtet sind, insbesondere aber jene
vereinzelten Beobachtungen, in welchen beide Reflexe gemeinsam auf einer Seite
ausgefallen sind, während die andere Seite noch sowohl auf den Lichtreiz, als auch
auf die vestibuläre Erregung anspricht.

Damit werden alle jene Theorien, welche das A.R.-Phänomen auf ein elektives
Betroffensein von optischen Reflexkollateralen zum Sphincterkern zurückführen,
höchst *unwahrscheinlich*; denn die Tatsache, daß es gleichzeitig zu einer „*dissoziierten Störung der vestibulären Reflexe*", wie man die Störung nennen könnte,
zu einem Verlust der vestibulären Pupillenreaktion bei erhaltener Labyrinthwirkung auf die äußeren Augenmuskeln kommt, müßte zu der Hilfsannahme zwingen,
daß auch von den Fasern aus dem hinteren Längsbündel gerade nur die zum
Sphincterkern isoliert betroffen werden. Nimmt man noch hinzu, daß nach einseitiger Labyrinthexstirpation von dem erhaltenen Labyrinth aus noch die Sphincterkerne beiderseitig beeinflußt werden, daß also ebenso wie aus dem Tract. opticus
auch aus dem hinteren Längsbündel Erregungen zum homolateralen und zum ge-

kreuzten Sphincterkern abgehen, so wird das Absurde der erwähnten Theorie angesichts der Fälle von isoliertem einseitigem Fehlen beider Reaktionen noch auffälliger. Schon I. Bauer hat auf die Schwierigkeiten hingewiesen, die der Annahme eines Ausfalls der optischen Reflexkollateralen aus den Fällen von einseitigem A.R. erwachsen müssen; man müßte sich vorstellen, daß von den aus dem gleichseitigen Tract. opticus stammenden Fasern nur die ungekreuzten, von den Fasern aus dem Tractus der Gegenseite nur die gekreuzten degenerieren, während die kreuzenden Fasern aus dem gleichseitigen und die ungekreuzten Fasern aus dem kontralateralen Tractus intakt sein sollen. Dieselbe gekünstelte Annahme müßte man mutatis mutandis auch für die im hinteren Längsbündel verlaufenden Fasern zur Erklärung des einseitigen Fehlens der vestibulären Pupillenreaktion wiederholen und überdies noch erklären, warum vestibuläre und optische Fasern auf der einen Seite gemeinsam von der Schädlichkeit befallen werden, auf der Gegenseite verschont bleiben.

Aber auch die erst jüngst wieder von Wilson, Redlich vertretene Anschauung einer das *Höhlengrau um den Aquädukt ergreifenden Erkrankung*, die, ausgelöst dadurch, daß spirochäten- oder toxinhaltiger Liquor die Wandungen des Aquädukts umspült, schließlich zu einer Schädigung der am Aquädukt vorbeiziehenden, dem Oculomotoriuskern zuströmenden Fasern führen soll, kann *nicht ganz befriedigen*. Sie würde wohl für jene Fälle ausreichen, bei welchen Erhaltenbleiben der vestibulären Pupillenreaktion bei aufgehobenem Lichtreflex beobachtet wird, ein Vorkommnis, das aber, wie wir ausgeführt haben, dadurch erklärt werden kann, daß der vestibuläre Reiz gegenüber dem optischen der stärkere ist und darum der Lichtreflex eher geschädigt wird. Für jene Fälle, bei welchen vestibulärer und optischer Reflex erloschen sind, müßte man aber, auf dem Boden der in Rede stehenden Theorie bleibend, annehmen, daß diese um den Aquädukt beginnende Erkrankung sich ziemlich diffus ausbreitet und weit nach ventral erstreckt, so daß sie auch die aus dem hinteren Längsbündel zum Sphincterkern tretenden Impulse blockiert, andererseits müßte man zur Erklärung des einseitigen Fehlens beider Reaktionen die strenge Begrenzung des Prozesses auf eine Seite fordern. Eine solche diffuse Ausbreitung einer Erkrankung des Höhlengraus nach ventralwärts (bis ins Bereich der Faserung aus dem hinteren Längsbündel) konnte aber, wie schon erwähnt, mit den gegenwärtigen Methoden der pathologischen Histologie vorderhand nicht bewiesen werden.

Wir haben oben gezeigt, daß selbst grobe Verletzungen des zentralen Höhlengraus um den Aquädukt den Pupillenreflex nicht merklich zu beeinträchtigen vermögen, wie sollen es Läsionen tun, deren Nachweis jenseits der Grenzen unserer heutigen histologischen Technik steht!

Die oben erwähnten Lenzschen Befunde, daß ein Teil der Faserung aus dem vorderen Vierhügelarm in die *hintere Commissur* eintrete, bzw. mit derselben auf die Gegenseite gelange, stellen uns vor die Frage, inwiefern eine Läsion dieser Commissur den Lichtreflex der Pupille schädige, bzw. beim Zustandekommen des A.R.-Phänomens von Bedeutung sei. Tatsächlich hat Herrmann zwei interessante Fälle von Lichtstarre der Pupille (Encephalitis bzw. multiple Sclerose) mitgeteilt, in denen die anatomische Untersuchung eine Läsion der hinteren Commissur aufdeckte. Es erscheint aber schwer, aus diesen Beobachtungen allgemeine Schlußfolgerungen bezüglich der Pathogenese des A.R.-Phänomens abzuleiten.

Hierzu wäre nötig, daß sich in allen Fällen von A.R. Faserausfälle in der Commissura posterior nachweisen ließen. Ferner erstreckte sich bei einzelnen der mit Nagasaka operierten Tiere trotz Erhaltenbleibens der Lichtreaktion der Pupille die Läsion vom Dach des vorderen Vierhügels auch auf die dorsalen Abschnitte der angrenzenden Thalamuspartien, so daß es zu mehr oder minder schweren Läsionen der hinteren Commissur kommen mußte. Es erscheint mir daher nicht möglich, das A.R.-Phänomen auf eine Affektion der Commissura posterior zurückzuführen; damit soll aber nicht geleugnet werden, daß in diese Commissur eintretende Fasern aus dem vorderen Vierhügelarm beim Zustandekommen des Lichtreflexes mitbeteiligt seien. Angesichts des Umstands, daß die konsensuelle Lichtreaktion noch nach Durchtrennung der im Chiasma kreuzenden Fasern zustande kommen kann, also eine zweite partielle Kreuzung der retinalen Impulse vor Erreichen des Sphincterkerns anzunehmen ist, liegt die Vermutung nahe, daß diese zweite Semidekussation unter Benutzung der hinteren Commissur erfolgt (vgl. Herrmann). Hierüber müssen aber erst Versuche mit kombinierter Sagittalspaltung des Chiasmas und der hinteren Commissur Aufklärung bringen.

Wir gelangen also zu dem Schluß, daß weder die Theorien, die im efferenten Schenkel des optischen Pupillenreflexes, noch jene, welche in seinem zentripetalen Anteil, bzw. dem zwischen Tract. opticus und Sphincterkern supponierten Schaltneuron den Sitz der zum A.R. führenden Störung suchen, die Entstehung dieses Phänomens, bzw. die begleitenden Symptome befriedigend zu erklären vermögen. Damit wird der Gedanke nahegelegt, ob vielleicht die Schädigung die *Synapsen* zwischen beiden Anteilen des Reflexbogens betreffe. Jene charakteristischen Eigenschaften, welche die Leitung in Reflexbögen gegenüber der in Nervenstämmen aufweist, lassen sich bekanntlich dadurch erklären, daß die Erregung bei ihrem Übertritt von einem Neuron auf das andere die Grenzfläche zweier halbflüssiger Medien zu passieren hat, eine Trennungsfläche, die als Synapse bezeichnet wird (vgl. Sherrington). Die Schwierigkeit, durch eine Läsion im zentripetalen Anteil des Reflexbogens, bzw. durch eine Schädigung seines efferenten Abschnitts die Erscheinung des isolierten Ausfalls des Lichtreflexes sowie der vestibulären Pupillenreaktion befriedigend zu erklären, stellt uns vor die Frage, inwiefern eine Schädigung jener Grenzflächen, welche die dem Sphincterkern zuströmenden, reflexvermittelnden Neurone von dessen Zellen trennen, das A.R.-Phänomen und dessen Begleiterscheinungen verständlich machen würde. Eine *Blockierung der Synapsen* würde nicht nur die vom Opticus herkommenden, sondern auch die aus dem Labyrinth stammenden Impulse betreffen. Auch die Einseitigkeit dieser Blockierung für Erregungen aus den verschiedensten peripheren Gebieten macht nun keine Schwierigkeit. Es ist damit auch verständlich, daß den Sphinctertonus hemmende Impulse (vom Cortex bzw. vielleicht vom Corp. subthalamicum) den Kern nicht erreichen können, also in der Regel auch die Erweiterung der Pupille im Affekt, bzw. auf sensorische oder Schmerzreize ausbleibt (Moeli, Hirschl u. a.). Daß diese sogenannte sympathische Reaktion beim Menschen zum größten Teil via III, durch Hemmung des Sphinctertonus zustande kommt[1], geht daraus hervor, daß beim Menschen nach Sympathicusläh-

---

[1] Bei der Katze ist auch eine Erregung des Halssympathicus an der Reaktion erwiesen, wie besonders Karplus und Kreidl entgegen den Angaben von Braunstein zeigten (siehe letzten Abschnitt).

mung höchstens die Amplitude der Iriserweiterung bei schmerzhaften Hautreizen geringer ist, die Irisschwankungen infolge psychischer Erregung nicht einmal quantitativ verändert erscheinen, dagegen bei Oculomotoriuslähmung die sogenannte sympathische. Reaktion kaum nachweisbar ist (vgl. Bumke, Weiler).

Auf den Wegfall der Pupillenerweiterung nach sensibler, sensorischer oder psychischer Reizung haben schon frühere Autoren, zuletzt wieder Redlich, die bei bestehendem A.R. oft zu beobachtende. *Pupillenenge* zurückgeführt. Diese an sich plausible Erklärung setzt aber stillschweigend voraus, daß die zum Ausfall des Lichtreflexes führende Schädigung gleichzeitig auch die den Sphinctertonus hemmenden Fasern betroffen habe; daß aber diese Fasern etwa das zentrale Höhlengrau passieren, so daß sie durch einen Prozeß in diesem gleichzeitig mit

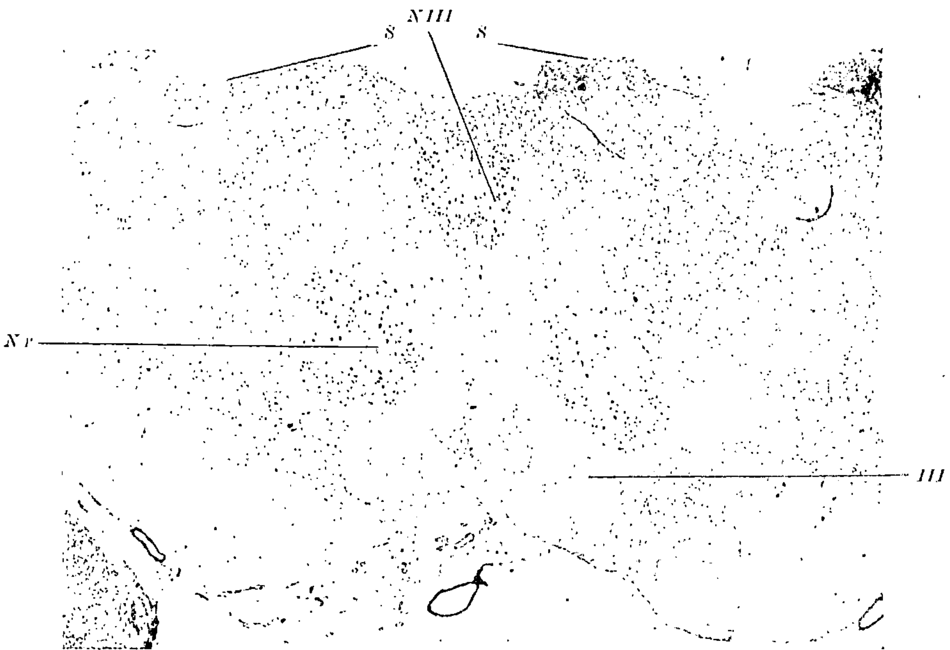

Abb. 22. Querschnitt durch den vorderen Vierhügel (Katze). *N r* Nucl. ruber, *N III* Oculomotoriuskern, *S* Operationschnittlinie, *III* Oculomotorius. (Aus der von mir veranlaßten Arbeit von Gozzano, Z. f. d. ges. Neurol u. Psych., Bd. 95.)

den den Lichtreflex vermittelnden Fasern betroffen würden, ist durchaus hypothetisch. Versuche, die zur Klärung dieser Frage in Gemeinschaft mit Herrn Dr. Gozzano angestellt wurden, haben vielmehr gezeigt, daß bei Katzen, welchen vorher beiderseits der Halssympathicus durchschnitten wurde, bei welchen also die Pupillenerweiterung auf Schmerzreize nur durch eine Hemmung des III-Tonus zustande kommen kann, bis an den Aquädukt reichende Zerstörung des Daches und des Höhlengraus des vorderen Vierhügels die Schmerzreaktion nicht aufhebt (Abb. 22). Die *Hemmung des Sphinctertonus*, die *zu Pupillenerweiterung* bei Schmerzreizen führt, muß also den Sphincterkern *von ventral her* erreichen. Ein Prozeß um den Aquädukt kann, sofern er nicht genügend weit ventral reicht, die Aufhebung dieser Reaktion bei bestehendem A.R.-Phänomen nicht erklären. Falls dagegen der Sitz der Störung in den Synapsen zwischen Sphincterkernzellen und den ihnen zuströmenden Neuronen angenommen wird, ist der Ausfall der Pupillenerweiterung auf Schmerzreize und Psychoreflexe eine selbstverständliche Folgerung. Diese Absperrung des Sphincterkerns von den ihm normalerweise zuströmenden reflektorischen Erregungen und Psychoreflexen muß schließlich dazu führen, daß die normale Pupillenunruhe erlischt; nur mehr die zur Pupillenverengerung führenden Mitbewegungen (bei Akkommodation, Konvergenz, Lidschluß) die, wie schon oben erwähnt, auch beim Normalen einen kräftigeren Reiz für die Pupille darstellen[1] und schwerer zu schädigen sind (Atropin!) als die reflektorischen Einwirkungen, bleiben erhalten. Die Tatsache, daß die normale Pupillenunruhe einem fast völligen Stillstand Platz macht, nur die im Sinne der Verengerung wirkenden Mitbewegungen den Sphincterkern erreichen, die ihn erschlaffenden Impulse aber ausgeschaltet sind, macht es verständlich, daß die Pupille in einen Zustand der Kontraktur mit der Tendenz zur zunehmenden Verengerung verfallen kann.

Die vorliegenden Beobachtungen haben gezeigt, daß es gleichzeitig mit dem Ausfall des Lichtreflexes der Pupille zu einer Aufhebung der vestibulären Pupillenreaktion, also einer Blockierung der aus dem hinteren Längsbündel dem Sphincterkern zuströmenden Impulse kommen kann. Jene Theorie, welche bisher am ehesten allen das A.R.-Phänomen begleitenden Erscheinungen gerecht wurde, die Annahme einer Erkrankung des Höhlengraus in der Nachbarschaft des Sphincterkerns, könnte erst dann ganz befriedigen, wenn eine Erkrankung des Höhlengraus in solcher Ausdehnung nachgewiesen würde, daß auch die dem Sphincterkern von ventral her zuströmenden Erregungen (aus dem hinteren Längsbündel, hemmende Impulse bei der Schmerzreaktion) betroffen werden. Solange dieser Nachweis nicht geführt ist, muß daran *gedacht werden, daß ein Prozeß an den Synapsen zwischen den Zellen des Sphincterkerns und den ihnen zuströmenden Neuronen vorliegt.* Hier werden weitere Untersuchungen einsetzen müssen.

---

[1] Auf welche Weise die Reizübertragung von den Kernen der äußeren Augenmuskeln auf den Sphincterkern bei den zur Pupillenverengerung führenden Mitbewegungen erfolgt, ist noch recht unklar. Vielleicht, daß nicht nur quantitative Verschiedenheiten zwischen der Stärke der reflektorischen Erregung und dem Reiz der Mitbewegung, sondern auch Differenzen im Mechanismus der beiden Innervationen daran Schuld tragen, daß die Mitbewegungen eher erhalten bleiben als die Reflexwirkungen. Man wird einwenden, die Annahme einer Erkrankung der Synapse müsse (ähnlich wie die Theorie einer Läsion des zentrifugalen Reflexschenkels) quantitative Verschiedenheiten in der Stärke der Mitbewegungen und der reflektorischen Reize heranziehen, um das Erhaltenbleiben der Konvergenzreaktion der Pupille bei Verlust der reflektorischen Einwirkungen zu erklären. Die Annahme einer Erkrankung des zentralen Höhlengraus scheint den Vorteil zu haben, daß sie die Schädigung an einer Stelle supponiert, wo die optischen Reflexfasern isoliert getroffen werden können, so daß das Erhaltenbleiben der Mitbewegungen schon aus der Lokalisation des Herdes verständlich wird. Dieser Vorteil ist aber nur ein scheinbarer. Denn wenn die erwähnte Theorie erklären will, daß auch die dem Sphincterkern von ventral her zuströmenden reflektorischen Erregungen unwirksam werden, muß sie eine solche Ausdehnung der Erkrankung supponieren, daß auch die Verbindungen zwischen den Kernen der äußeren Augenmuskeln und dem Sphincterkern in das geschädigte Areal fallen. Damit ist man aber wieder auf quantitative Differenzen angewiesen, um das Erhaltenbleiben der Mitbewegungen gegenüber den reflektorischen Einflüssen auf die Pupille verständlich zu machen.

Mit einigen Worten sei auf die Einwände eingegangen, die Behr gegenüber der hier vorgetragenen Theorie erhoben hat.

Ihm scheint es zunächst fraglich, ob die Pupillenbewegung bei Labyrinthreizung tatsächlich durch den Sphincterkern zustande komme. Denn im Falle der Pupillenerweiterung müßte der dem Oculomotoriuskern durch das hintere Längsbündel zufließende Reiz in diesem zwei ganz entgegengesetzte Wirkungen auslösen: eine Tonussteigerung in den Kernen der äußeren Augenmuskeln (seitliche Ablenkung, Nystagmus) und eine Tonusverminderung in dem parasympathischen Kern; ein solches Verhalten stehe aber außer aller Analogie in der Physiologie des Zentralnervensystems.

Leider gibt Behr nicht an, auf welche Weise nach seiner Vorstellung die vestibuläre Pupillenreaktion zustande kommen soll, nachdem unsere Versuche gezeigt haben, daß von den zwei das Pupillenspiel beherrschenden Nerven der Halssympathicus ohne Störung der Reaktion durchschnitten werden kann, Oculomotoriusdurchtrennung dagegen sie vernichtet. Daß auch die Kerne der äußeren Augenmuskeln durch das hintere Längsbündel bei Labyrinthreizung sowohl erregende, als auch hemmende Impulse erhalten, ist längst bekannt, nachdem die Registrierung des Kontraktionszustandes der einzelnen Augenmuskeln bei Labyrinthreizung zeigt (Topolanski, Bartels u. a.), daß beispielsweise Kontraktion des M. rectus externus entsprechend dem Gesetz der reziproken Antagonistenhemmung von Erschlaffung des M. rectus internus begleitet ist. Wenn also beim Zustandekommen des Nystagmus die äußeren Augenmuskeln abwechselnd in Erregung versetzt und gehemmt werden, so braucht es nicht wunder zu nehmen, wenn auch dem Sphincter pupillae abwechselnd erregende und tonusvermindernde Impulse zufließen.

Weiterhin meint Behr, daß die Vestibulariskerne nicht direkt mit dem Oculomotoriuskern in Verbindung stehen, sondern zunächst die Erregung dem pontinen Blickzentrum übermittelt werde, es aber nicht bekannt sei, daß bei Erregungen dieses Blickzentrums Pupillenbewegungen eintreten. Nun ist überhaupt die Annahme der Existenz eines eigenen pontinen Blickzentrums ganz hypothetisch, der von mir angegebene Weg des vestibulären Pupillenreflexes dagegen in anatomisch kontrollierten Experimenten nachgewiesen.

Das von Behr weiter angeführte Vorkommen von reflektorischer Starre bei Vierhügeltumoren ist überhaupt für die Fragen der feineren Lokalisation nicht verwertbar, denn ebensogut wie man annehmen kann, daß die Schaltneurone gegenüber Druckischämie empfindlich seien, wie es Behr tut, könnte man das gleiche auch von den Synapsen supponieren. Was schließlich den gegenüber Gozzanos Versuchen gemachten Einwand anlangt, daß er das Verhalten des Lichtreflexes der Pupille unberücksichtigt gelassen habe, brauche ich nur die oben zitierten Versuche mit Nagasaka zu erwähnen, die zeigen, wie weitgehend das Vierhügeldach zerstört sein kann, ohne daß die Lichtreaktion aufgehoben wird. So kann ich denn in den Behrschen Ausführungen bei aller Anerkennung seiner großen Verdienste um die Neurologie des Auges keinen einzigen stichhaltigen Einwand gegen meine Theorie finden.

4. Sonstige Beziehungen des Mittelhirns zum vegetativen Nervensystem.

Inwieweit die bei Vierhügelreizung beobachtete Bradykardie (Balogh, Bechterew), die von dort ausgelöste Kontraktion der Kardia (Hlasko), Anregung der Darmperistaltik (Openchowsky), der Magensaftsekretion (Bechterew) auf reflektorische Beeinflussung entfernterer Hirnpartien oder auf Reizung durchziehender Bahnen beruhen, dafür fehlen anatomische Anhaltspunkte. Ähnliches gilt von der von Ott nach Stichverletzung der Vierhügel beobachteten Temperaturerhöhung.

Ebenso läßt sich von der nach elektrischer Reizung des vorderen (Knoll) bzw. hinteren Vierhügels (Ferrier) oder des Bodengraus in der Gegend der Vierhügel (Hensen-Völckers) eintretenden *Pupillen- und Lidspaltenerweiterung* nur vermuten, daß sie auf Reizung durchziehender Fasern beruhe, ohne daß sich die exakte Lage dieser Bahn vorderhand genau angeben läßt. Die Anschauung von

Kohnstamm, daß diese Bahn im hinteren Längsbündel verlaufe, ist durchaus hypothetisch. Jedenfalls aber kann, ähnlich wie wir es vom Rautenhirn ausgeführt haben, durch Läsion der vom Thalamus descendierenden Fasern auch bei Mittelhirnaffektionen das Hornersche Syndrom entstehen.

Die genauere Lage der durchziehenden *vasomotorischen Bahn* wurde von Nothnagel in die medialen Abschnitte des Pedunculus verlegt, Marburg dagegen kommt auf Grund der Fälle von Weber, Mayor, Leteinturier, Schrader, Roscioli und Leube zur Folgerung, daß diese Bahn wahrscheinlich zwischen dem fronto- und temporopontinen System, also im Areal der motorischen Bahn oder der Substantia nigra liege, ohne entscheiden zu können, welches dieser beiden Gebiete speziell dafür in Betracht kommt. Auch der Fall von Souques und Vincent (linksseitige Extremitätenlähmung, rechtsseitige Oculomotoriusparese, Gefäßkontraktion im gelähmten Arm) führt nicht weiter, zumal eine anatomische Untersuchung fehlt.

Die *cerebrale Blasenbahn* ist wohl nach den experimentellen Untersuchungen von Budge und Affanasieff in den Pedunculus zu verlegen. Klinische Beobachtungen von Blasenstörungen, welche sich auf eine isolierte Pedunculusläsion beziehen lassen, sind jedoch nicht bekannt. So ist der Fall von Fleischmann durch Betroffensein des Thalamus kompliziert, in jenem von Henoch reichte der Herd bis fast an die Corpora quadrigemina und es bestanden daneben Kleinhirntuberkel, in den Fällen von Petrina und Kohts handelte es sich nur um eine Druckwirkung auf den Pedunculus durch Tumoren, die von der Zirbeldrüse bzw. dem Kleinhirnwurm ausgingen, so daß alle diese Fälle lokalisatorisch nur mit großer Vorsicht verwertbar sind.

Das *Bewußtwerden des Harn- oder Defäkationsdranges* soll nach Versuchen von Barrington bei Katzen von der Intaktheit des Höhlengraus im Bereiche des hinteren Vierhügels zwischen Aquädukt und mesencephaler V-Wurzel, bzw. dem außen von dieser gelegenen Gebiet abhängen. Diese nur an wenigen Tieren erhobene Beobachtung ließe vielleicht daran denken, daß zentripetale Bahnen aus den Beckenorganen in der Nähe des Höhlengraus im Mittelhirn verlaufen; hier werden erst weitere (bes. faseranatomische) Studien Aufklärung bringen können.

Nur kurz kann hier auf die interessante Beobachtung Economos hingewiesen werden, daß sich aus dem corticalen *Kau- und Schluck*zentrum eine Bahn zur *Subst. nigra* verfolgen läßt. Wenn auch der Kauakt nur von quergestreiften Muskeln geleistet wird, so leitet doch schon der sich anschließende Schluckakt zu Funktionen des vegetativen Nervensystems über, so daß immerhin daran zu denken ist, daß diese noch so rätselhafte Zellgruppe zum Teil wenigstens mit dem autonomen System in Verbindung stehe.

Zusammenfassung.

Bezüglich der Lokalisation im Mittelhirn läßt sich demnach nur so viel aussagen, daß die Vertretung der glatten Muskulatur des Auges in der durch den Edinger-Westphalschen Kern bzw. dessen kranialsten Teil, den N. medianus anterior, repräsentierten Kernsäule trotz der vielen berechtigten Einwände, die dagegen erhoben wurden, noch am wahrscheinlichsten ist. Vergleichend-anatomische Betrachtungen lassen vermuten, daß der M. ciliaris im caudalen, der M. sphincter pupillae vor allem im kranialen Teil dieser Kernsäule, teilweise auch im vorderen Teil des lateralen Hauptkerns vertreten ist, soweit überhaupt eine Zuordnung einzelner Muskeln zu bestimmten Zellgruppen erlaubt erscheint.

Die durch den Arm des vorderen Vierhügels zugeführten, *Pupillenverengerung auslösenden retinalen Erregungen* gelangen wahrscheinlich nur zum Teil bis an die medialsten Abschnitte des vorderen Vierhügeldaches; ein Teil der Fasern, der genügend groß ist, um den Lichtreflex zu vermitteln, dürfte sich vom vorderen Vierhügelarm schon in dessen Beginn loslösen und in die lateralsten Gebiete des Corp. quadrigeminum anterius eintreten, um eine Fortsetzung zum Sphincter-kern durch Fasern zu finden, die außen vom zentralen Höhlengrau bzw. in dessen äußersten Schichten zum Sphincterzentrum führen. Denn *Zerstörung der medialen Abschnitte der vorderen Vierhügel, wie auch weitgehende Läsion des zentralen Höhlengraus um den Aquaeductus vermögen den Pupillenreflex nicht aufzuheben.* Diese Tatsache, wie auch der Umstand, daß bei vorhandenem Ar-gyll-Robertson auch Reflexe ausfallen, deren zentripetaler Schenkel die Sphinc-terkernzellen von ventral her erreicht (Schmerzreaktion, vestibulärer Pupillen-reflex), sowie die Beobachtung von Ausfall des Lichtreflexes und auch des vestibulären Pupillenreflexes bloß auf der Pupille einer Seite sprechen in dem Sinne, daß das Argyll-Robertsonsche Phänomen auf einer *Veränderung der Synapsen zwischen den Sphincterkernzellen und den zu ihnen führenden afferenten Fasern beruht.*

Die Bahnen für die Vasomotoren verlaufen wahrscheinlich in enger Beziehung zur motorischen Willkürbahn, auch die Blaseninnervation dürfte auf dem Weg über den Pedunculus vor sich gehen. Für die sonst experimentell gefundenen Beziehungen dieses Hirnteils zum autonomen System bedürfen wir noch einer genaueren anatomischen Grundlage.

Zwischenhirn.

Wie früher in der Medulla oblongata, so werden jetzt im Zwischenhirn Zentren für eine Unzahl von autonomen Funktionen und Stoffwechselvorgängen gesucht, ohne daß man immer mit genügender Schärfe auseinanderhält, inwieweit die beobachteten Effekte auf eine Beeinflussung von wirklichen Zentren, also mehr minder circumscripten Zellansammlungen, welche ihre Achsenzylinder spinalwärts senden, oder nur auf durchziehende Bahnen zu beziehen sind. Vor allem aber wird die Beurteilung der bei Läsionen bzw. Erkrankungen der Zwischenhirnbasis beobachteten Stoffwechselstörungen durch die innigen Beziehungen kompliziert, in welche dieser Hirnabschnitt mit der Hypophyse tritt. Wir wollen zunächst von den am leichtesten übersehbaren Erscheinungen, den Symptomen von seiten einzelner Organe bei Reizversuchen, ausgehen.

1. Beziehungen zu einzelnen Organen, insbesondere auf Grund von Reizversuchen.

Schon in der *älteren Literatur* finden sich Beobachtungen von Reizerscheinun-gen von seiten des *Halssympathicus* bei Reizung der medialen Abschnitte des Thalamus, von Erregung der Pilomotoren bei Reizung der hinteren Anteile des Sehhügels (Bechterew). Hemmende und fördernde Wirkungen auf den *In-*

testinaltrakt wurden von Ott und Wood Field, Eckhard, Affanasiew, Probst, Bechterew und Mislavski verzeichnet, ebenso wurde eine Beeinflussung der *Vasomotoren* und der Herznerven durch Exstirpations- und Reizversuche nahegelegt (Balogh, Danilewski, Klug, Schiff, Prus, Ott), aus denen aber die sichere Entscheidung, ob durchziehende Bahnen oder wirkliche Zentren getroffen wurden, nicht gefällt werden kann. Doch spricht für die Existenz vasomotorischer Zentren im Sehhügel schon der Umstand, daß Bechterew Blutdruckerhöhung nach Thalamusreizung noch beobachten konnte, wenn vorher die innere Kapsel zur Degeneration gebracht wurde. Auch machen es die Versuche von Bechterew und seinen Mitarbeitern wahrscheinlich, daß tatsächlich im Thalamus Reflexzentren vorhanden sind, welche die *Herztätigkeit* beschleunigen; die durch Hautreize bewirkte Beschleunigung der Herztätigkeit blieb nach Entfernung der Großhirnhemisphären bis auf den Thalamus bestehen, sistierte dagegen nach Pedunculusdurchschneidung; jedoch läßt sich nach seinen Versuchen nicht sagen, in welchen Abschnitten des Diencephalon eigentlich diese Zentren zu suchen seien.

Nach einem ähnlichen Prinzip (Bestehenbleiben der reflektorischen *Blasenkontraktion* nach Cortexentfernung, Aufhören dieses Reflexes nach Pedunculusdurchtrennung) bewies Nussbaum die Existenz eines Blasenzentrums im Sehhügel; allerdings konnten Bechterew und Mislawski auch nach Pedunculusdurchschneidung Blasenkontraktion vom N. ischiadicus auslösen, bedurften hierzu aber viel höherer Stromstärken als bei intakten Hirnschenkeln, so daß doch die bei Thalamusreizung beobachtete Blasenkontraktion (Bechterew, Ott und Wood-Field) auf ein eigenes Zentrum bezogen werden konnte. Eine genauere Lokalisation konnte aus diesen Beobachtungen ebensowenig abgeleitet werden wie aus den Fällen der Pathologie; Beobachtungen von Inkontinenz bei Patienten mit Bewußtseinsstörungen sind natürlich a priori auszuschalten, wie schon Marburg-Czyhlarz hervorhoben, ebenso sind Fälle nur mit Vorsicht zu verwerten, wo der Thalamus durch Tumoren der Umgebung (z. B. Tumor des Seitenventrikels bei Clarke) komprimiert wurde, da auch Kompression der durchziehenden Bahnen in diesen Fällen angenommen werden kann; im Falle von Fleischmann kann man die Inkontinenz ebensogut auf die durch den Tumor hervorgerufene Läsion des Thalamus als, wie der Beschreiber des Falles selbst, auf die Schädigung des Pedunculus beziehen; die Beobachtung von Eisenlohr ist lokalisatorisch ebensowenig verwertbar, da sich hier außer beiden Sehhügeln die linke innere Kapsel und Teile des Linsenkerns erweicht finden; ähnliches gilt von dem Falle von Marburg und Czyhlarz, so daß die Autoren selbst zweifeln, ob ein bedeutenderer Zusammenhang des Thalamus mit der Blaseninnervation besteht. Sie denken daran, ob die Beziehung des Thalamus zu den Affekten, speziell zu den sogenannten Psychoreflexen das Bindeglied für die Beteiligung dieses Hirnteils an der Blaseninnervation darstellt, nachdem es ja im Affekte oft, besonders bei Frauen und Kindern, zu unwillkürlichem Harnabgang kommt (vgl. Beobachtungen von Bechterew). Nach den Untersuchungen dieses letzteren Autors soll es vom vorderen Thalamus nicht nur möglich sein, Blasenkontraktionen auszulösen, sondern auch auf die Bewegungen der Scheide und des *Uterus* im fördernden und hemmenden Sinne einzuwirken, Erektion und Ejaculation hervorzubringen.

Schließlich ist auch eine Anregung der Tätigkeit einer Reihe von *Drüsen*, wie der Tränen-, Speichel-, Magendrüsen, von Bechterew angegeben worden.

War schon von den früheren Autoren[1] mancher Hinweis auf Beziehungen des Zwischenhirns zu verschiedenen Organen gegeben, so stellen doch erst Experimente von Karplus und Kreidl den ersten Versuch dar, *exakter* die Einwirkungen des Sehhügels auf das autonome System *im Reizversuch zu lokalisieren.* Die genannten Autoren konnten bei Hund, Katze und Macacus zeigen, daß man bei Reizung der *Zwischenhirnbasis* knapp hinter dem Tractus opticus, lateral vom Infundibulum beiderseitige maximale *Pupillenerweiterung*, Erweiterung der Lidspalte, Zurückziehen des dritten Lides erhält, eine Wirkung, die auch bei Anwendung von schwachen Stromstärken bestehen bleibt, nur auf der Gegenseite stärker zum Ausdruck kommt, nach der Durchtrennung des kontralateralen Halssympathicus dagegen auf dieser Seite erlischt. Die Bevorzugung der kontralateralen Seite mag zum Teil damit zusammenhängen, wie die Autoren auch Huet gegenüber zugestehen, daß bei der angewendeten Methodik der Operation am überhängenden Gehirn Zerrungen des gleichseitigen N. oculomotorius unvermeidbar waren. Nachdem Reizung der Dura, der Hemisphären, des Pedunculus mit den gleichen Stromstärken den beschriebenen Effekt nicht erzielen ließ, derselbe auch nach Durchschneidung des II., III., V. Hirnnerven, sowie nach Durchtrennung aller Verbindungen der Reizstelle mit Ausnahme jener mit dem Pedunculus zu beobachten war und die Erregbarkeit dieser Stelle noch viele Wochen nach Entfernung der Hirnrinde erhalten blieb, folgerten die Autoren, daß sie ein subcorticales Zentrum gereizt hätten, von welchem die Erregung durch den gleichseitigen Hirnschenkel spinalwärts verläuft, um im untersten Halsmark teilweise zu kreuzen und auf beide Halssympathici überzugehen. Zur genaueren Bestimmung dieses Zentrums reizten sie am Frontalabschnitt durch den Thalamus die caudale Schnittfläche und fanden bei mikroskopischer Untersuchung, daß die Reizstelle der dorsomedialen Ecke des Hirnschenkelfußes, also jener Stelle, wo das *Corpus subthalamicum* (vgl. Abb. 23) liegt, entspricht. Dieses Zentrum ist anscheinend in die vom Cortex absteigende, noch ungekreuzte autonome Bahn eingeschaltet, da die sonst vom Frontalpol aus zu erzielenden Symptome (Pupillenerweiterung, Aufreißen der Lider, Zurückziehen der Nickhaut) bei Reizung des Frontalpols jener Seite ausbleiben, auf der die betreffende Stelle im Hypothalamus verätzt wird. Dieses Zwischenhirnzentrum scheint, wenigstens zum Teil, die reflektorische Wirkung von Schmerzreizen auf die Augen zu bewirken. Denn durch einen Querschnitt vor dem Chiasma werden diese Reflexe noch nicht aufgehoben, während Zerstörung des Hypothalamus oder ein Schnitt caudal von demselben wenigstens die Reflexwirkung auf die Pupille aufhebt; die Symptome von seiten der Nickhaut, der Lider bleiben erhalten, wie die Autoren in ihrer vierten Mitteilung gegenüber ihren früheren Angaben hervorheben.

Zugleich mit den geschilderten Symptomen von seiten des Auges konnte bei Reizung des Hypothalamus Schweiß- und Tränensekretion und Kontraktion der Blutgefäße nachgewiesen werden. Lichtenstern studierte in Fortsetzung der Karplus-Kreidlschen Versuche die bei Hypothalamusreizung

---

[1] Von psychiatrischer Seite wies insbesondere Reichardt auf die Bedeutung des Zwischenhirns für vegetative Funktionen hin.

zu beobachtenden *Blasenkontraktionen*, die nach Durchtrennung der Nn. hypogastrici in stärkerem Maße auftraten, nach Durchtrennung der Nn. erigentes und nach querer Durchschneidung des Rückenmarks über S_3 ausblieben. Entfernung einer Großhirnhälfte war ohne Einfluß auf den Effekt der Zwischenhirnreizung, Entfernung beider Hemisphären dagegen verstärkte die Einwirkung auf die Blase. Eine Beeinflussung des Uterus und der Samenstränge konnte nicht festgestellt werden.

Einen neuerlichen Beweis dafür, daß Hypothalamusreizung zu Erregung des Halssympathicus führt, konnten Karplus und Kreidl in Gemeinschaft mit Einthoven und Hoogerwerf dadurch erbringen, daß sich *Aktionsströme im*

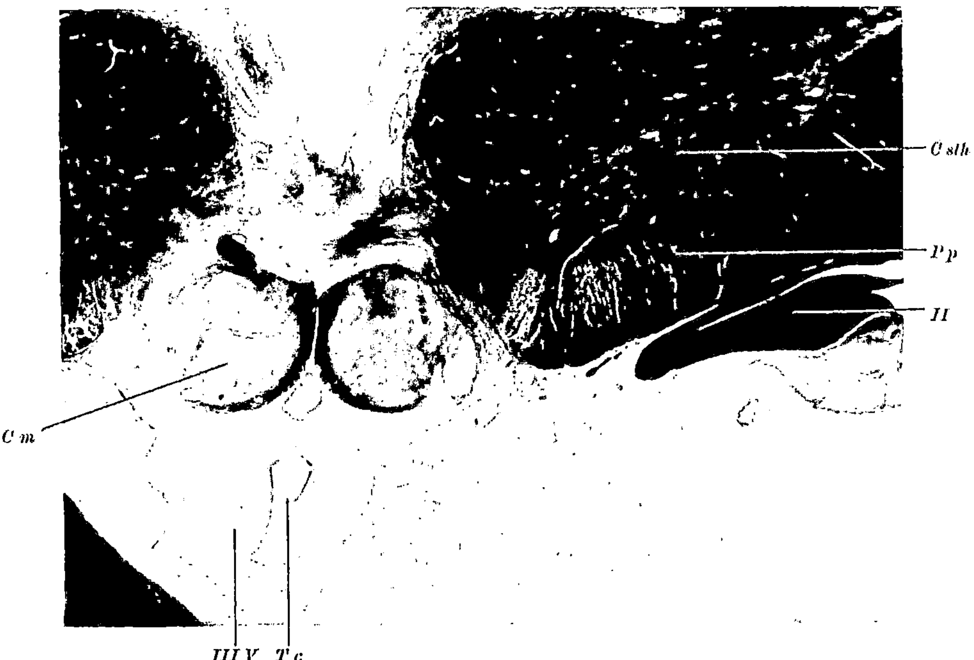

Abb. 23. *C m* Corp. mammillare, *C sth* Corp. subthalamicum Luysii, *P p* Pes pedunculi, *T c* Tuber cinereum *III V* III. Ventrikel, *II* Opticus.

Halssympathicus bei der Reizung der hypothalamischen Region nachweisen ließen. Aus der Tatsache, daß diese Aktionsströme nach einer Latenz von etwa 0,05 Sekunden auftraten, ließ sich unter der Annahme, daß die durchlaufene Strecke gegen 25 cm betrug, eine mittlere Fortpflanzungsgeschwindigkeit von 5 m pro Sekunde errechnen. Man muß sich natürlich klar sein, daß ein solcher Durchschnittswert nur einen beiläufigen Anhaltspunkt über die Geschwindigkeit der Erregungsleitung in den zentralen vegetativen Bahnen gibt. Wissen wir ja nicht, aus wie viel Neuronen der zentrale Anteil dieser Strecke zusammengesetzt ist, können also nicht angeben, wie weit die Verzögerung an den einzelnen Synapsen eine Rolle spielt; auch wäre es wichtig zu wissen, inwieweit der zentrale Anteil dieser Strecke aus markhaltigen, inwieweit er aus marklosen Fasern besteht, da in Analogie mit den peripheren Nerven wohl zu vermuten ist, daß die

Erregungsleitung in den grauen marklosen Fasern viel langsamer erfolgt als in den markumscheideten weißen. Jedenfalls ist hier noch ein weites Feld für künftige Untersuchungen.

Man muß sich natürlich angesichts des Umstandes, daß bei Reizung einer recht kleinen, umschriebenen Hirnpartie Effekte von den verschiedensten, weit auseinanderliegenden Organen auslösbar sind, die Frage vorlegen, ob es sich hier um eine direkte Beeinflussung der Innervation all dieser Organe vom Hypothalamus aus handelt oder ob der Effekt nicht bloß sekundärer Natur sei, bedingt durch Ausschüttung eines vegetative Apparate erregenden Stoffes in die Blutbahn. Es liegen ja Angaben darüber vor, daß Reizung der Infundibulargegend zu einer Adrenalinausschüttung führe (Houssay und Molinelli). Auf diese könnte man am ehesten die Blutdrucksteigerung, aber schon kaum mehr die eklatante Pupillenerweiterung und noch viel weniger das Schwitzen nach Hypothalamusreizung beziehen. Tatsächlich finden auch Karplus und Kreidl, daß nach *Exstirpation der Nebennieren* die beschriebenen Reizwirkungen sowohl auf den Blutdruck als auch auf die anderen peripheren Organe erhalten bleiben[1]. Ebensowenig verhindert *Hypophysenexstirpation* den Reizeffekt, so daß auch die noch weiter unten zu erörternden Beziehungen des Tuber cinereum zur Innervation dieser Drüse nicht Ursache der oben beschriebenen Reizwirkungen sein können.

Solange sich nicht nachweisen läßt, daß die beschriebenen Effekte der Hypothalamusreizung auf Ausschüttung anderer Substanzen in die Blutbahn beruhen, müssen wir also annehmen, daß in der Region des Corpus Luysii die Ursprungsstätten von Bahnen gereizt werden, welche Äste an die spinalen Ursprungszellen sowohl des thoracolumbalen als auch des sakralen autonomen Systems abgeben.

Ich spreche absichtlich von Reizung „der Region" des Corpus Luysii, denn es ist nicht mit Unrecht darauf hingewiesen worden, daß bei Zerstörung dieses Ganglions Hyperkinesen der gegenseitigen Extremitäten (*Hemiballismus*) beobachtet wurden (O. Fischer, Economo, A. Jacob, Spatz), die vegetativen Symptome dagegen nach den Reizversuchen von Karplus und Kreidl bloß vom medialsten Areal dieses Kerns auslösbar seien (vgl. Greving). Dies würde erwarten lassen, daß sich auch anatomisch verschiedene Zellgruppen innerhalb des Corpus Luysii abgrenzen lassen, was aber nicht der Fall ist. Bevor dieser Widerspruch bzw. die Beziehung der das vegetative System beeinflussenden Stelle zu der auf die Skelettmuskulatur wirkenden geklärt ist, wird man daher gut tun, die beschriebenen *Reizeffekte bloß auf die Region des Corpus subthalamicum zu beziehen*, wobei es vorderhand offen bleiben muß, ob es sich um Zellgruppen dieses Ganglions oder ihm medial anliegende Kerne des Tuber cinereum handle.

Recht merkwürdig sind die Resultate, die neuerdings F. H. Lewy bei Reizung der Gegend des Corpus subthalamicum bei Katzen unter Benutzung des Clarkeschen Apparats erzielte. Er findet bei galvanischer Reizung mit 2 Milliampère homolateral Erweiterung der Lidspalte, Vortreibung des Bulbus und Zurückziehen der Nickhaut, bei 4 Milliampère auch Pupillenerweiterung; faradische Reizung derselben Stelle ergab bei schwachen und mittelstarken Strömen Pupillenverengerung; Zurücksinken des Bulbus und Vortreibung der Nickhaut. Es soll

---

[1] Natürlich könnte eine Adrenalinausschüttung *neben* der direkten Erregung anderer peripherer Organe ausgelöst werden.

also die faradische Reizung der gleichen Elemente zu entgegengesetzten Resultaten führen als die galvanische! Angesichts des Umstandes, daß der Autor
die faradische Pupillenverengerung durch Sympathicusdurchtrennung nicht
beeinflußt findet, liegt der Gedanke nahe, daß bei diesen Versuchen Oculomotoriusfasern mitbetroffen wurden, zumal die Effekte fast ausschließlich das homolaterale Auge betrafen und es bekannt ist, daß die Nervenwurzeln viel länger
erregbar bleiben und viel schwerer durch Narkose und andere Schädigungen betroffen werden als zentrale Apparate.

Es ist begreiflich, daß die *Klinik*, angeregt durch die Karplus-Kreidlschen
Versuche, nach vegetativen Symptomen bei Herden im Bereiche des Corpus
subthalamicum suchte. So lieferte Gerstmann einen Beitrag zur Symptomatologie der Regio hypothalamica; bei einer Schußverletzung der rechten Schläfe
befand sich das Geschoß zur Zeit der Untersuchung, wie das Röntgenbild zeigte,
in der Frontalebene der Processus mastoidei 6 cm über deren Spitze, 1 cm links
von der Mittellinie. Klinisch zeigte sich neben einem rechtsseitigen Hornerschen
Syndrom eine die linke Körperhälfte betreffende Steigerung der Sehnenreflexe
und gleichseitiger Babinski, Hypästhesie, Hyperalgesie, Aufhebung der Lage-
empfindung, der passiven Bewegung der Gelenke, der Gnosie und Stereognose
auf der linken Seite. Der Autor denkt an eine Läsion des rechten Thalamus und
Corpus subthalamicum; nachdem Herde von der Brücke abwärts ebenfalls einen
gleichseitigen Hornerschen Symptomenkomplex verursachen, nimmt er an, daß
die Kreuzung der sympathischen Fasern zum größten Teil oral vom Corpus subthalamicum erfolge. Ob mit Rücksicht auf die beobachtete Agnosie und Astereo-
gnosie eine Läsion der betreffenden Rindenzentren ausgeschlossen erscheint, wie
der Autor anzunehmen geneigt ist, sei dahingestellt. Aber auch zugegeben, daß
es sich um eine Läsion im Bereiche des rechten hinteren Thalamus handeln könne,
erscheint die Annahme, daß der gleichzeitig mit den geschilderten Symptomen
beobachtete Hornersche Symptomenkomplex auf einer Mitverletzung des rechten Corpus subthalamicum beruht, nicht zwingend, nachdem ja gerade aus dem
Röntgenbefund, aus welchem Gerstmann die Bahn des Geschosses konstruierte,
ersichtlich ist, daß das Geschoß die Mittellinie um 1 cm nach links überschritten
hatte. Die Schlußfolgerung, welche Gerstmann aus seinem Falle zieht, daß
nämlich die sympathische Bahn zwischen Corpus subthalamicum und Gehirnrinde
teilweise ungekreuzt, größtenteils aber gekreuzt verläuft, erscheint darum wenig
begründet, besonders steht sie auch im Widerspruch mit den Experimenten von
Karplus und Kreidl, die wenigstens für die untersuchten Tiere beweisen, daß
die Impulse vom Cortex auf das gleichseitige Corpus Luysii übertreten.

Eine weitere Beobachtung bringt Schrottenbach. Sein Fall zeigt linksseitige motorische und sensible Parese, Sekretionsstörungen im Gesicht und linken
Arm, homonyme Hemianopsie nach links, konjugierte Blicklähmung nach der
gleichen Seite, mimische Lähmung der linken Gesichtshälfte. Von seiten des
autonomen Systems zeigte sich ein Ausfall des sympathischen Pupillenreflexes
auf Schmerz (anscheinend beiderseits), Schädigungen der Vasomotilität beider
oberen Extremitäten, an den linken Extremitäten stärker ausgesprochen als rechts
und auch weniger rückbildungsfähig. Schrottenbach nimmt einen Herd an,
welcher den Thalamus opticus, das Corpus geniculatum externum bzw. die Faserung in der rechten Hemisphäre und die Pyramidenbahn ventral vom Thalamus

betroffen hat, also ebenfalls in der Nähe des Karplus-Kreidlschen Zentrums liegt. Der Fall gewinnt dadurch an Interesse, daß die Störungen der Vasomotilität außer in einer konstanten Blutdrucksteigerung und Steigerung der Herzfrequenz in einem Ausbleiben oder einer Veränderung der auf bestimmte psychische Reize normalerweise erfolgenden Volumsveränderungen des Armes, also in einer Alteration der sogenannten vasomotorischen Begleiterscheinungen psychischer Zustände bestanden. Auch bei Kaninchen konnte Schrottenbach nach Läsion der Karplus-Kreidlschen Stelle außer den schon von diesen Autoren beobachteten Ausfallserscheinungen vor allem Fehlen der normalen Volumsreaktionen des Ohres auf verschiedene Reize beobachten und meint, daß das Corpus Luysii vielleicht ein Bindeglied zwischen zentralen Vorgängen und peripheren vasovegetativen Innervationen darstellt, daß es vielleicht die Entstehung der vasomotorischen Begleiterscheinungen psychischer Zustände vermittelt. Die mächtige Entwicklung dieses Ganglions bei Menschen und Primaten im Vergleich zu Rodentiern, Ungulaten, Edentaten würde sich ja auch in diesem Sinne verwerten lassen, doch findet man andererseits wieder bei den Marsupialiern ein mächtig entwickeltes Corpus subthalamicum (Bauer, Marburg), so daß man annehmen muß, daß die Vermittlung von vasomotorischen Begleiterscheinungen psychischer Zustände nicht die einzige Funktion des Corpus Luysii darstellen könne.

Im Sinne einer Reizung des Corpus subthalamicum deutet Bresowsky die von ihm beobachtete rechtsseitige Protrusio bulbi bei einem linksseitigen Thalamusabszeß, der durch den linken Hirnschenkel caudal vom Luysschen Körper, jedoch anscheinend unter Schonung der zentrifugalen Faserung aus diesem Ganglion durchbrach. Aber abgesehen davon, daß Mydriasis oder sonstige Zeichen einer Reizerscheinung sympathischer Zentren fehlten, scheint mir in diesem Falle die Entstehung der Protrusio bulbi durch reine Druckwirkung des durchbrechenden Abszesses nicht mit genügender Sicherheit ausgeschlossen, um die Annahme des Autors als bewiesen anzusehen, daß dieser Exophthalmus durch entzündliche Reizung des Corpus subthalamicum bedingt war. In den Fällen von Davidencoff fehlt überhaupt ein anatomischer Befund, so daß es hypothetisch bleiben muß, inwiefern die beobachteten halbseitigen Reizerscheinungen bzw. Zeichen von Übererregbarkeit von seiten der Schweißdrüsen, Pilomotoren, der glatten Muskulatur des Auges auf Affektion thalamischer Zentren zu beziehen seien.

Wenn nun auch natürlich endgültige Beweiskraft nur Fällen zukommen kann, in denen vegetative Symptome bei wirklich isolierten, histologisch kontrollierten Läsionen des Corpus subthalamicum beobachtet werden, so läßt jedenfalls das vorliegende klinische Material doch mit einer gewissen Wahrscheinlichkeit vermuten, daß auch beim Menschen entsprechend den erwähnten Tierversuchen Zellgruppen im Bereiche des Corpus Luysii vegetativen Regulationen vorstehen.

2. Stoffwechselstörungen und Dystrophien bei experimentellen Läsionen und Erkrankungen des Hypothalamus, speziell des Tuber cinereum.

Viel komplexer als die im Reizversuch zu beobachtenden Symptome von seiten einzelner Organe sind die Stoffwechselstörungen, die bei Läsion oder Erkrankung des Hypothalamus auftreten. Wir wollen zunächst die Änderungen im Wärme-

und Wasserhaushalt, im Kohlehydrat-, Fett- und Eiweißstoffwechsel, sowie der
Genitalfunktion besprechen, bevor wir auf die Frage nach der Genese dieser Störungen, ihrem eventuellen Zusammenhang und der Existenz bestimmter „Zentren"
näher eingehen.

Daß der Thalamus opticus im Mechanismus der *Wärmeregulation* eine bedeutende Rolle spielen muß, ging schon aus älteren Versuchen von Peyrani, Tangl,
Richet, Girard, Aisenstadt, Bechterew, Streerath u. a. hervor, welche
vorwiegend die Verletzung der vorderen und medialen Teile des Sehhügels wirksam fanden. Ott legte unter den von ihm beschriebenen Zentren auch insbesondere dem Tuber cinereum eine Bedeutung für die Wärmeregulation bei und
Bechterew, der besonders Einstiche in die tiefen Partien des vorderen Basal-
und Medialabschnitts des Thalamus wirksam fand, meint, daß diese Region sich
schwer vom Tuber cinereum abgrenzen läßt.

Daß bei dem Zustandekommen der cerebral bedingten Temperaturänderungen
um den dritten Ventrikel gelagerte Zentren eine maßgebende Rolle spielen, geht
einwandfrei erst aus den Versuchen von Isenschmid und Krehl hervor, die
Aufhebung der Wärmeregulation erst nach querer Durchtrennung des Gehirns
hinter dem Thalamus opticus, aber noch nicht nach einem Schnitt hinter dem
Streifenhügel feststellten.

Daß das *Tuber cinereum* in erster Linie für die Wärmeregulation in Betracht
kommt, wie schon Ott angenommen hatte, bewiesen Isenschmid und Schnitzler,
da sie gerade bei Ausschaltung dieses Hirnteils völlige Störung der Wärmeregulation beobachteten.

Auch der Versuch von Jacobj und Römer, die nach Einbringen eines Queck-
silbertropfens in das Infundibulum Hyperthermie erzielten, könnte im Sinne einer
Reizung des Tubergraus gedeutet werden, wenn die Autoren auch selbst der Annahme zuneigen, daß die von ihnen beobachtete Temperatursteigerung durch eine
Verlegung des Abflusses des Hypophysensekrets bedingt sei.

Das Erhaltenbleiben der diencephalen Mechanismen scheint auch zum Entstehen verschiedener Fieberformen notwendig, da fiebererzeugende Reize (infek-
tiöse Erreger, Kochsalz, β-Tetrahydronaphthylamin) nach Einstich ins Zwischenhirn (Citron und Leschke) nicht mehr die sonst zu erzielende Temperaturerhöhung auslösen, die Tiere vielmehr ein poikilothermes Verhalten aufweisen.
Daß auch bei Vögeln die zentrale Wärmeregulation an diencephalen Zentren gebunden ist, zeigen Versuche von Rogers an Tauben.

Pathologische Fälle, die vielleicht bis zu einem gewissen Grade auf die Bedeutung
des Bodengraus des dritten Ventrikels für die *Wärmeregulation* hinweisen, werden
schon von Bechterew angeführt; allerdings war in allen diesen Fällen das Tuber
nicht isoliert betroffen, denn im Fall von Widal bestand ein Hypophysentumor
und es muß unentschieden bleiben, ob die beobachtete Temperaturerhöhung von
dieser Drüse selbst oder von einer Druckwirkung auf das Infundibulum ausging.
Wissen wir ja gerade durch die Untersuchungen von Bechterew, daß Entfernung
der Hypophyse mit Herabsetzung der Körpertemperatur einhergeht und kennen
andererseits Fälle von Drüsentumoren, die von einer gesteigerten Produktion des
betreffenden Sekrets begleitet sind. Ebenso ist der Fall von White (hämorrhagi-
sche Cyste unter der vorderen Commissur) durch eine Degeneration des Hirn-
schenkels kompliziert und auch bei Olivier finden wir eine Blutung, die außer

dem Thalamus den Pedunculus betraf. Daß Fälle halbseitiger Temperatursteigerung bei Thalamusherden, welche auf vasomotorischen Störungen (Monakow) beruhen, mit unserer Frage nichts zu tun haben, braucht wohl nicht besonders betont zu werden.

Eher läßt sich eine Wirkung auf das den III. Ventrikel umlagernde Tubergrau in Fällen annehmen, in denen es zu einer Dehnung der Wand des Ventrikels durch Zunahme seines Inhalts kommt. Es ist dabei begreiflich, daß es im Beginn der Dehnung zu Reizerscheinungen (z. B. Fieber durch Blutung in den III. Ventrikel im Falle Glasers), bei längerem Bestand zu Lähmungserscheinungen kommen kann (z. B. Untertemperaturen, poikilothermes Verhalten in einem durch Stettner beobachteten Falle von kindlichem Hydrocephalus). Die letzterwähnte Beobachtung ist auch dadurch interessant, daß Druckentlastung durch Ventrikelpunktion wieder zu Temperaturanstieg, also Rückgang der Lähmungserscheinungen von seiten des Tuber cinereum führte. Was das Vorkommen von Hyperthermien bei diffusen Hirnprozessen, z. B. bei Paralytikern, Katatonikern (siehe besonders Reichardt), bei gewissen Fällen der epidemischen Encephalitis (Economo) anlangt, so hat sicher die Vermutung Berechtigung, daß es sich hier um ein Übergreifen der Erkrankung auf die in Rede stehende Region handelt, wenn auch in diesen Fällen natürlich der Beweis dieses Zusammenhangs infolge der unscharfen Begrenzung des Prozesses und der Vielheit der betroffenen Strukturen schwer zu erbringen ist. Daß jedenfalls weitgehende Analogien zwischen dem funktionellen Verhalten der Tuberregion des Menschen und den Ergebnissen des Tierversuchs bestehen, darauf weist neuerdings anschaulich eine Beobachtung von Marx; bei Sondierung der Keilbeinhöhle in einem Fall von Hypophysentumor drang die Sonde in die Schädelhöhle ein, es kam, ohne daß Liquor abgeflossen wäre, zu Temperaturanstieg über 40⁰ durch mehrere Tage; nach dem Röntgenbefund zu schließen, lag die Sonde im Tuber cinereum; wie weit Nebenverletzungen, besonders der Hypophyse, mit eine Rolle spielten, muß allerdings mangels eines anatomischen Befundes offen bleiben.

Weisen schon die Studien über den zentralen Mechanismus der Wärmeregulation auf die Bedeutung des Tuber für Stoffwechselvorgänge hin, so wird dies weiter durch Erfahrungen nahegelegt, welche zeigen, daß Störungen, die man früher einfach auf Affektion der Hypophyse bezog, bei Erkrankungen bzw. Läsionen der Zwischenhirnbasis trotz anatomisch intakter Hypophyse auftreten können (vgl. unter anderem Zusammenfassung bei *Cloake*). Dies gilt zunächst für die Störungen der *Wasserausscheidung*, wie sich aus neueren Beobachtungen über den *Diabetes insipidus* ergibt. Die Frage nach der Pathogenese dieser Erkrankung hat in den letzten Jahren manche Wandlungen durchgemacht. Frank bezog das Auftreten von Diabetes insipidus nach einer Schußverletzung auf eine gesteigerte Funktion des Hinterlappens bzw. der Pars intermedia der Hypophyse[1], nachdem das Röntgenbild die Kugel in der Medianlinie etwas oberhalb des hinteren Abschnitts der Sella turcica erwies und Schaefer diuretische Substanzen im Hinterlappenextrakt nachgewiesen hatte. Doch schon Schaefer selbst hatte darauf hingewiesen, daß neben den diuresefördernden auch hemmende Substanzen

---

[1] Auf die Funktion der Hypophyse ebenso wie der Zirbel sei hier, unserem Thema entsprechend, nicht näher eingegangen; bezüglich der Gland. pinealis sei nur auf die zusammenfassende Arbeit Marburgs (Arb. aus dem neurol. Instit. Wien 23, 1 [1920]) verwiesen.

vom Hinterlappen produziert werden, deren Existenz weiter von van den Velden bewiesen wurde.

Neuerdings geht besonders aus den Versuchen von Molitor und Pick an nicht narkotisierten Hunden hervor, daß das *Hypophysenhinterlappenhormon* nur eine *hemmende* Wirkung auf die Diurese hat, während die widerspruchsvollen älteren Resultate durch Narkose der Versuchstiere getrübt waren (siehe auch MacFarlane). So wurde die *Theorie* einer Hyperfunktion der Hypophyse durch die. *einer Hypofunktion* dieser Drüse ersetzt (Goldzieher), welcher Meinung sich auch Simmonds auf Grund seiner pathologischen Befunde anschloß, wiewohl er selbst zuerst eine Hyperfunktion des Organs angenommen hatte. War es aber schon unklar, wieso der Hinterlappen der Hypophyse, dem ja eigentlich sekretorische Elemente mangeln[1], eine Wirkung auf die Diurese haben soll, so mußte der Theorie einer Hypofunktion des Hinter- bzw. Zwischenlappens eine neue Schwierigkeit dadurch entstehen, daß mit dem Weiterwachsen einer Geschwulst an der Gehirnbasis Schwinden der Polyurie beobachtet wurde (z. B. Götzl und Erdheim, Fodor und Jankovich), aber auch totale Destruktion der Hypophyse ohne Polyurie einherging (Eisenlohr, Ingermann, Stroebe, Kollarits, Chiari, Simmonds, Hann). Es war naheliegend, an eine *Beteiligung des Vorderlappens* zu denken. Fleckseder meint, daß die Tätigkeit des erhaltenen Vorderlappens zum Zustandekommen der Polyurie nötig sei. Dafür scheinen ihm Versuche von Cushing zu sprechen, der nach totaler Entfernung der Hypophyse Oligurie, nach Stielabtrennung Polyurie beobachtete, welche durch die Injektion von Vorderlappenextrakt gesteigert wurde, so daß die Existenz diuresefördernder Stoffe im Vorderlappen erwiesen schien. Während aber Fleckseder aus gleich zu erörternden Gründen gleichzeitig an die Mitbeteiligung des Zwischenhirns denkt, glaubt Hann allein aus dem Überwiegen des intakt gebliebenen, diuresefördernden Vorderlappens gegenüber dem geschädigten, diuresehemmenden Hinterlappen das Auftreten der Polyurie erklären zu können, obwohl er gestehen muß, daß die Darstellung diuretischer Stoffe aus dem Vorderlappen nicht gelungen ist (vgl. auch Neubürger).

Die Annahme, daß der Hypophysenhinterlappen ein diuresehemmendes, der Vorderlappen ein förderndes Inkret produziere, vermag also wohl das Auftreten des Insipidus bei isolierter Hinterlappenaffektion, das Fehlen oder Verschwinden der Polyurie bei Miterkrankung des Vorderlappens verständlich zu machen. Mit dieser Erklärung kann aber das Auftreten von Polyurie bei histologisch intakter Hypophyse (z. B. Götzl und Erdheim, Leschke, Lhermitte, Claude-Lhermitte, Encephalitisfälle, wie der von M. Meyer) nicht erklärt werden[2].

---

[1] Gegenüber dem Einwand, daß der nur aus Glia und spärlichen nervösen Elementen bestehende Hinterlappen keine endokrine Funktion haben könne, macht Schiff nicht mit Unrecht darauf aufmerksam, daß auch das Nebennierenmark nicht den anatomischen Aufbau einer endokrinen Drüse habe, ohne daß seine endokrine Funktion bezweifelt werde. Was den Zwischenlappen anlangt, so ist er zwar bei den gebräuchlichen Versuchstieren (Hund, Katze) nachweisbar, beim Menschen dagegen höchstens rudimentär entwickelt; ja manche Autoren (Erdheim) leugnen sogar für den Menschen überhaupt die Existenz eines Zwischenlappens.

[2] Frank stellt die Hypothese auf, daß die Polyurie dadurch auftrete, daß bei Verlegung des Sekretweges der Hypophyse zum III. Ventrikel (siehe nächsten Abschnitt) eine direkte Aufnahme der gestauten Drüsenprodukte in die Blutbahn erfolge, und daß diese „*Parasekretion*" mit einer *Wirkungsumkehr des Inkrets* (Diureseförderung statt Hem-

Damit mußte die Aufmerksamkeit auf extrahypophysäre Momente, vor allem auf die *Zwischenhirnbasis* gelenkt werden. Wies ja schon Fleckseder darauf hin, daß außer in seiner Beobachtung in Fällen von Zak, Bartels, Simmonds, Berblinger, Goldzieher das Infundibulum mit verändert war.

Für eine Beteiligung der Zwischenhirnbasis am zentralen Mechanismus der Diurese sprechen aber auch *experimentelle Beobachtungen.* Schon Eckhardt hatte bei Einstich in die Corpora mammillaria Polyurie registriert und neuerdings konnten zahlreiche Beobachtungen (Aschner, Camus und Roussy, Bailey und Bremer, Leschke, Houssay bei Säugern, Rogers bei Tauben) von meist vorübergehender Vermehrung der Harnflut bei Stichverletzungen der Tuberregion erhoben werden, ohne daß die Hypophyse betroffen worden wäre. Es wäre allerdings zu weit gegangen, wollte man nun in das entgegengesetzte Extrem verfallen (Leschke, Camus und Roussy, Bailey) und die Bedeutung der Hypophyse für die Entwicklung des Diabetes insipidus ganz in Abrede stellen, bzw. die Polyurie bei Einstich in die Hypophyse bloß auf Nebenverletzungen des Tuber beziehen (Karlik). Liegen ja Fälle dieser Erkrankung vor, in welchen sich bloß isolierte Herde der Hypophyse fanden, das Zwischenhirn sich dagegen intakt erwies und auch nicht durch Druckwirkung betroffen sein konnte (siehe z. B. die Zusammenstellungen von Maranon, Simmonds).

Wir müssen also daran festhalten, daß *durch Affektionen sowohl des Zwischenhirns, als auch der Hypophyse die Symptome des Diabetes insipidus ausgelöst werden können.* Die Erklärung dieser Erscheinung soll uns später beschäftigen, nachdem wir uns über die Wechselbeziehungen zwischen der genannten Blutdrüse und dem Hypothalamus klar geworden sein werden.

Aber nicht nur Polyurie, sondern auch *Glykosurie* läßt sich durch Stichverletzungen des Bodens des III. Ventrikels unter Schonung der Hypophyse erzielen, wie Aschner zeigte (vgl. Bailey und Bremer, Camus und Roussy, Camus, Gournay und le Grand u. a.). Es ist aber zu betonen, daß es sich hierbei nur um eine vorübergehende Erhöhung des Blutzuckers bzw. Glykosurie handelt, wie auch E. Sachs und M. E. Macdonald mit Recht hervorheben. Die bei Fällen von menschlichem Diabetes im Zwischenhirn zu findenden Zellveränderungen (z. B. Niculescu und Raileanu, Urechia und Nitescu, Marinesco und Paulianu, Inaba) sind daher wohl als sekundär bedingt, als Folgen dieser Stoffwechselstörung aufzufassen, wenn auch nicht zu leugnen ist, daß auch beim Menschen bei Affektionen der Zwischenhirnbasis (Druckwirkung von Hypophysentumoren Rath und Loeb, Basalmeningitiden, Schädelbasisfraktur vgl. Schiff) Glykosurie auftreten kann.

Bezüglich der *Dystrophia adiposogenitalis*, welche ja gelegentlich auch mit Polyurie und Polydipsie einhergeht und die bekanntlich von Fröhlich auf eine Funktionsstörung der Hypophyse bezogen worden war, hatte schon Erdheim aufmerksam gemacht, daß diese Krankheit auch bei intakter Hypophyse, wie er

---

mung) verbunden sei. Wenn nun auch die Möglichkeit einer Stauung des Hypophyseninkrets in Fällen von Tumoren, dichten Narbenbildungen der Infundibulargegend zuzugeben ist, erscheint es wenig plausibel, daß nach Stichverletzungen im Bereich des Tuber schon zu einer Zeit, wo die reaktiven Veränderungen infolge der Läsion noch im vollen Gange sind und sicherlich noch keine dichte Narbe gebildet sein kann bzw. bei Encephalitis eine besondere Stauung der Drüsenprodukte und damit eine „Parasekretion" sich entwickeln soll.

selbst histologisch nachweisen konnte, vorkommen könne und daß jene Fälle von Hypophysentumoren, welche mit Fettsucht einhergingen, ein Übergreifen der Geschwulst auf die Hirnbasis oder eine beträchtliche Druckwirkung auf diese zeigten. Er hält es darum für wahrscheinlich, daß die Adipositas bei Hypophysentumoren nicht auf die fehlerhafte Blutdrüsenfunktionen, sondern auf die Beeinflussung einer noch unbekannten Stelle der Hirnbasis zurückzuführen sei; er vermutet auch, daß die bei diesen Fällen zu beobachtenden Symptome des Diabetes insipidus (z. B. Fall von Cagnetto) auf einer Funktionsstörung der Hirnbasis beruhen (vgl. besonders Marburg).

Tatsächlich konnte Genitalatrophie, wie auch Verfettung durch Verletzung des Zwischenhirnbodens (Aschner, Bailey und Bremer, Camus und Roussy, Ph. E. Smith) auch bei Unversehrtheit der Hypophyse erzeugt werden. Beim Menschen konnten Fälle von Meningitis serosa (Goldstein), Grippeencephalitis (Bielschowsky, Stiefler, Fendel), Myoclonie (Westphal), Hydrocephalus, bzw. Tumoren der Infundibulargegend bei gut erhaltener Hypophyse (Pollack und Hartmann, Lereboullet, Mouzon und Cathala, Cassirer und Lewy) mit dem Symptombild der Dystrophia adiposogenitalis beobachtet werden. Ob in dem von Naito studierten Fall von Fettsucht der kongenitale Hydrocephalus [1] bzw. die leichte Schädigung der Tuberzellen Ursache der Störung war, ist schwer zu entscheiden. Jedenfalls aber muß an der Möglichkeit einer rein infundibulären Genese von Keimdrüsenstörungen und Fettsucht festgehalten werden, wobei aber andererseits nicht zu übersehen ist, daß auch isolierte, zirkumskripte Hypophysenaffektionen (vgl. Maranon, Gottlieb) zu ähnlichen Störungen führen können. So weist uns auch die Betrachtung dieses Krankheitsbildes auf die Frage der Wechselbeziehungen zwischen Hypophyse und Zwischenhirnbasis. Diese Frage muß daher zunächst besprochen werden, wollen wir dem Verständnis der Pathogenese der beschriebenen Störungen näher kommen.

3. Pathogenese der Tubersymptome.

So vielfache Beobachtungen auch über das Vorkommen der geschilderten Störungen vorliegen, sind wir doch von einer Kenntnis ihres Entstehungsmechanismus noch recht weit entfernt. Handelt es sich um die Folgen der Läsion bestimmter Zentren oder bloß durchziehender Bahnen? Sind die Störungen auf Ausfall der Innervation der verschiedenen beteiligten Organe und Gewebe oder bloß auf Funktionsänderung einzelner Blutdrüsen, speziell der Hypophyse, zu beziehen? Handelt es sich überhaupt um Eigensymptome des Tuber cinereum oder sind die geschilderten Erscheinungen bloß auf Ausfall der Hypophysenfunktion durch Verlegung der normalen Sekretwege dieser Drüse zurückzuführen? Alle diese Fragen müssen beantwortet werden, bevor von hypothalamischen „Zentren" bestimmter Regulationen gesprochen werden kann.

Eine Erörterung dieser Probleme setzt zunächst die Kenntnis der genaueren Anatomie der Tuberregion und der Wechselbeziehungen derselben mit der Hypophyse voraus. Wir wollen darum zunächst auf die Architektonik der hier gelegenen Kerne und Fasersysteme etwas näher eingehen (vgl. Abb. 24—27).

---

[1] Wie weitgehend bei kongenitalem Hydrocephalus die Kerngruppen der Tuberregion komprimiert werden können, zeigen neuerdings Studien von Auersperg.

a) Die Kerne und Fasersysteme des Tuber cinereum.

Im Bereich des Tuber cinereum fällt sowohl beim Menschen als auch in der gesamten Säugetierreihe, wie ich in Untersuchungen mit Zweig zeigen konnte, vor allem eine dem dorsolateralen Rand des Tract. opticus kappenförmig aufsitzende Gruppe ziemlich großer, polygonaler, mit Toluidinblau sich recht stark färbender Zellen auf, der sogenannte *Nucleus supraopticus* (vgl. Abb. 24—27). Derselbe ist in seiner Entwicklung ziemlich konstant und insbesondere von Schwankungen in der Größe des Nervus opticus unabhängig. Nur bei den Aplacentaliern verliert er die geschlossene einheitliche Form, indem er teilweise von den Fasern des basalen Riechbündels durchsetzt wird und seine Zellen netzförmig die Spatien zwischen diesen Bündeln erfüllen, ohne daß aber ein Zusammenhang der Zellen mit diesem System nachweisbar wäre. Längs des medialen Randes des Tract. opticus und zwischen den Nn. tuberis kann man auch bei den übrigen Säugern und beim Menschen eine Absprengung des Kerns beobachten.

An Sagittalschnitten läßt sich eine Unterteilung in den vor dem Tractus gelegenen Nucl. supraopticus anterior, den dorsal von ihm befindlichen Nucl. supraopticus dorsalis und schließlich einen zwischen dem Tuber und Tractus gelegenen Nucl. supraopticus posterior meist durchführen (vgl. Kölliker, Honegger).

Aus recht ähnlichen Zellen wie der Nucl. supraopticus besteht eine den Rand des III. Ventrikels beglei-

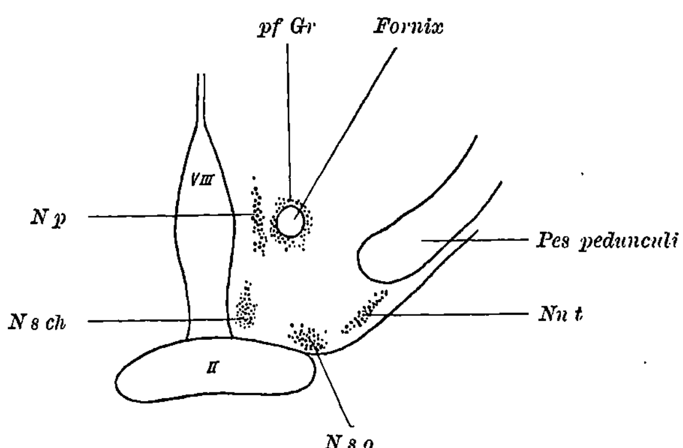

Abb. 24. Schematische Darstellung der Kerne am Boden des III. Ventrikels. *N p* Nucl. paraventricularis, *N s ch* N. suprachiasmaticus, *N s o* N. supraopticus, *Nn t* Nn. tuberis, *pf Gr* perifornikale Gruppen, *VIII* Ventriculus tertius, *II* Chiasma. (Nach Spiegel-Zweig.)

tende, vertikale Zellgruppe, der *Nucleus paraventricularis*. Dieser findet sich ebenfalls in der ganzen Säugerreihe, wenn auch seine dorsoventrale Ausdehnung geringen Schwankungen unterworfen ist.

Medial vom Pes pedunculi liegen ferner nahe der ventralen Oberfläche des Tuber Gruppen bzw. Züge kleinerer dreieckiger oder polygonaler, im Nissl-Bild blasser Zellen mit vielfach randständigem Kern, die sogenannten *Nuclei tuberis*, an welchen sich insofern eine Fortentwicklung in der Säugerreihe feststellen läßt, als sie bei den niederen Säugern, z. B. beim Kaninchen, nur in ihrem lateralen Anteil entwickelt sind, bei den Carnivoren eine ziemlich kontinuierliche, schmale Zellstraße an der ventralen Peripherie des Tuber, mediodorsal vom Tract. opticus darstellen, bei den Primaten schließlich sich in mehrere Gruppen auflösen, von welchen die laterale die größte Sagittalausdehnung besitzt.

Das übrige um den Boden des III. Ventrikels angeordnete Tubergrau läßt nur mehr oder weniger dichte Ansammlungen kleiner, protoplasmaarmer, blasser Zellen erkennen, welche eigentlich den Namen von Kernen kaum verdienen. Mit einer gewissen Regelmäßigkeit sind solche Verdichtungen um den Fornix und dorsal vom Chiasma anzutreffen; wir haben sie als *perifornicale Gruppen* und als *Nucl. suprachiasmaticus* beschrieben. Die letztgenannte Zellansammlung war besonders deutlich bei den meisten Carnivoren, beim Kaninchen (Abb. 25) und bei Perameles anzutreffen.

Ein Vergleich unserer Beschreibung mit den verschiedenen *Literaturangaben* und ihrer oft verwirrenden Nomenklatur wird an Hand der beigegebenen *Tabelle* nicht schwer fallen. Schwieriger dagegen scheint es, eine scharfe *Abgrenzung* des Tubergebiets und seiner Kerne *gegenüber der Nachbarschaft* vorzunehmen, da sich vielfach Zellzüge aus der Umgebung des Tuber gegen dieses vorschieben.

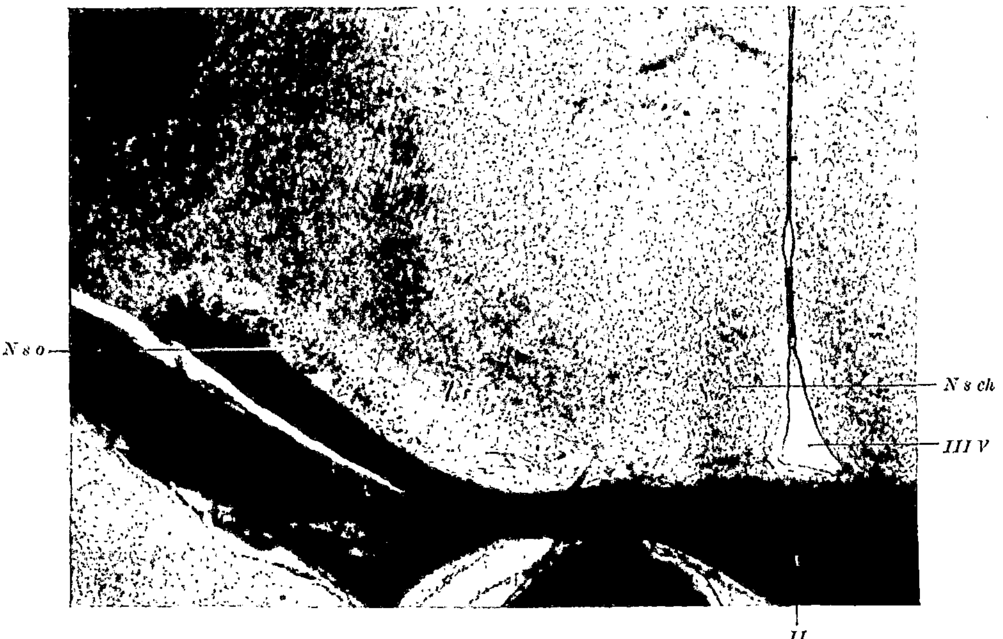

Abb. 25. Kaninchen. Frontalschnitt (Weigert-Pal-Csokor-Färbung). Bezeichnung wie Abb. 24.

Zunächst finden wir von oral und lateral her Züge eines Kerngebiets, das an der Basis des Linsenkerns über der S. perforata anterior zwischen den Fasern der Linsenkernschlinge eingelagert ist, des sogenannten *N. ansae peduncularis*, in das Tubergebiet hineinreichen[1]. Diese Zellen sind bi- oder multipolar, färben sich mit ihren ziemlich groben Tigroidschollen im Nissl-Bild recht intensiv. Ihre Unterscheidung von den oben erwähnten Zellansammlungen des Tubergebiets gelingt leicht, wenn man berücksichtigt, daß sie größer als selbst die Zellen des N. supraopticus und beim Menschen, bes. im Alter, recht pigmentreich sind. Weiterhin splittern sich, besonders bei manchen Tieren, z. B. beim Kalb, auch vom Glob. pallidus Zellgruppen ab, die zwischen Tract. opticus und Pedunculus eingelagert sind, von Wagner auch als eigener Kern der Meynertschen Com-

---

[1] Manche Autoren bezeichnen im Anschluß an Kölliker diesen Kern auch als Meynerts Basalganglien, was zur Vermeidung von Verwirrungen am besten vermieden wird.

Meynert	Ganglion opticum basale						
Lenhossék	N. supraopticus	N. anterior* et N. posterolateralis*					
Kölliker	G. opticum basale N. supraoptic. ant.,dors.,post.	Nn.tuber.					
Cajal	Noyau perichasmatique (noyau tangentiel)	N. de la bandelette	N. anterieur*, N. postérieur* et supérieur * (principal)			N. sousventri-culaire	
Ziehen	N. supraopticus	Ventrale kleinzell. Gruppen der Tuberkerne		Großzellige laterale Gruppe		N. subcommis-suralis (großzell. med. Gruppe)	
Malone	G. opticum basale	Nn. tuber.	z.T. die Fortsetzung. d.N. mamillo-infundibularis (tubero-mamillaris)			N. para-ventricularis	
Friedemann	N. supraopticus N. ant. et post. pedamenti lateralis	T α—γ*				N. para-ventricularis	
Röthig	G. supraopticum (anter. et poster.)					N. magno-cellularis	
Winkler	G. opticum basale		N.infun-dibularis medialis	N. hypothalamicus medial. et lateral., N. infundibul. anter.		N. filiformis	
Spiegel-Zweig	N. supraopticus	Nn. tuber.	N. supra-chiasmat.	Perifornicale Gruppen	Diffuses Tubergrau	N. para-ventricularis	
Foix-Nicolescu	Noyau de la bandelette N. supraoptic. access.	N. ventr. du tuber		Teil d. N. périventric.	N. diffus parvo-cellul. du tuber.	N. périventr.	
Greving	N. supraopticus	Nn. tuberis		Z. T. N. interfornicatus	S. grisea central.	N. para-ventricularis	
Lewy-Dresel	G. parahypophyseos	Tuber-kerne(zen-tral.,ober., hinterer)		Teil d. N. periventr.		N. para-ventricularis	N.periventric.= N. campi Forel

Anmerkung: Die mit * bezeichneten Zellgruppen lassen sich nicht mit bestimmten der von uns unterschiedenen Kerne identifizieren.

missur beschrieben wurden, deren Zusammenhang mit dem Glob. pallidus aber
an Serienschnitten demonstrierbar ist[1]. Diese Zellgruppe wird man bei Berücksichtigung ihrer charakteristischen Lage zwischen Tract. opticus und Pedunculus
und ihres Zusammenhangs mit dem Glob. pallidus beim Studium von Serienschnitten unschwer von dem Tubergebiet absondern können.

Viel inniger als mit den oral und lateral vom Tuber gelegenen Kernen hängt
dasselbe mit caudal von ihm gelegenen Ganglienmassen zusammen. Dem Corpus mamillare außen und oral angelagert finden sich Züge dreieckiger und
multipolarer, pigmentarmer, im Vergleich zu den Zellen des N. supraopticus etwas
kleinerer und im Nissl-Bild etwas weniger intensiv sich färbender, etwas un-
scharf begrenzter Zellen, die von Malone als N. mamillo-infundibularis, später als
N. tubero-mamillaris beschrieben wurden. Sie sollen Ausläufer des lateralen Ganglions des Corpus mamillare darstellen. Doch nicht mit Unrecht trennt Greving
diese Gruppe vom Corpus mamillare mit seinen kleineren Zellen ab. Dieser Nucl.
tubero-mamillaris vermengt sich nun nach oral zu vor allem mit den Nucl. tuberis,
von denen immerhin die Unterscheidung nicht allzu schwer fällt, nachdem es sich
bei den letzteren, wie oben erwähnt, um viel kleinere, am Nissl-Präparat recht
blasse Zellen handelt. Der Nucl. paraventricularis entsendet oft nicht nur Zellen
ins zentrale Höhlengrau und ist von den perifornikalen Gruppen schlecht abgrenzbar, sondern kann auch mit den sehr ähnlichen Zellen des sogenannten
Nucl. campi Forel (Cajal) zusammenhängen. Erwähnen wir noch, daß die Zellen
dieser Kerne Ausläufer um den Fornix, das Vicq d'Azyrsche Bündel entsenden (vgl. besonders Foix und Nicolescu) und nach rückwärts auch mit der
dorsal vom Corpus mamillare liegenden Subst. reticularis hypothalami zusammenhängen, so wird es klar, daß wir es hier weniger mit scharf abgegrenzten
Kernen, als mit Zellnetzen zu tun haben, die stellenweise Verdichtungen aufweisen, in denen aber vielfach eine scharfe Abgrenzung bestimmter Areale mehr
oder minder willkürlich sein muß.

Recht unklar sind noch unsere Vorstellungen über die *Faserverbindungen* der
geschilderten Kerne, was bei der Markfaserarmut dieses Gebiets und damit den
geringeren Aussichten der Marchi-Methode nicht wundernehmen kann. Am
ehesten ist es noch an Silberpräparaten gelungen, Faserzüge in dieser Region festzustellen (besonders neuerdings Greving), wenn wir auch über deren Ursprung
und Endigungen nicht viel sagen können. Schwer verwertbar sind dagegen die
Befunde von Zelldegenerationen im Tubergebiet, wie sie von C. Kary nach Einstich in die Hypophyse und damit Läsion der in dieselbe aus dem Zwischenhirn
einstrahlenden Nervenendigungen beobachtet wurden. Denn bei der engen Nachbarschaft von Infundibulum und Hypophyse läßt sich kaum entscheiden, inwiefern diese Zellveränderungen als axonale Degenerationen infolge Läsion der in die
Hypophyse einstrahlenden Fasern, inwiefern sie als Reaktionen auf das Trauma
an sich, bzw. auf anschließende entzündliche Prozesse aufzufassen seien. Aber
auch die Befunde von Zellveränderungen im Nucl. periventricularis (= Nucl.
campi Forel), wie sie von Brugsch, Lewy und Dresel nach Einstich in den
dorsalen Vaguskern festgestellt und als Folge der Zerstörung der Endigungen
einer im genannten Vaguskern sich aufsplitternden Bahn gedeutet wurden, haben

---

[1] Diese Gruppe entspricht anscheinend dem N. pallidoinfundibularis von Greving.

sich keine allgemeine Anerkennung verschaffen können. Dasselbe gilt von der Angabe von Dresel, daß er nach Brustmarkdurchtrennung Degenerationen im Nucl. periventricularis finden konnte. Er stützt sich dabei auf einen einzigen Fall bei einem Kaninchen, das tot aufgefunden wurde, so daß postmortale Veränderungen nicht ausgeschlossen erscheinen.

Am ehesten scheint sichergestellt, daß aus dem Nucl. supraopticus *Fasern in den Hypophysenstiel* und weiter in den Hypophysenhinterlappen gehen. Schon

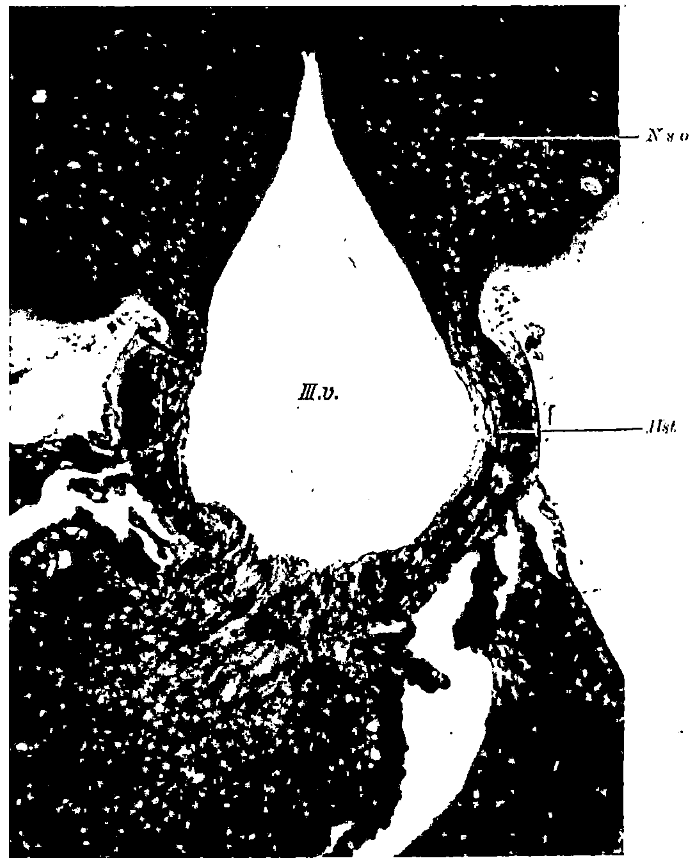

Abb. 26. Schräger Basalschnitt. Katze. Präparat von Herrn Dr. Stengel. *H st* Hypophysenstielfasern, *N s o* Nucl. supraopticus, *III V* III. Ventrikel.

Cajal hatte angegeben, daß sich im Hypophysenstiel Fasern finden, die in einem hinter dem Chiasma gelegenen Kern zu entspringen scheinen. Neuerdings zeigten Greving, Pines den Zusammenhang der Hypophysenstielfasern mit dem Nucl. supraopticus und auch Herr Dr. Stengel, den ich schon vor dem Erscheinen der erwähnten Arbeiten zum Studium dieser Zusammenhänge veranlaßt hatte, konnte zeigen, daß der Hauptteil der Hypophysenstielfaserung in den Nucl. supraopticus zu verfolgen ist (vgl. Abb. 26). Daß man manchmal schon im Markfaserpräparat aus dem Gebiet des Nucl. supraopticus Fasern in den Hypophysenstiel einstrahlen sehen

kann, zeigt das in Abb. 27 dargestellte Präparat von *Perameles*. Es scheint aber bemerkenswert, daß Stengel in seiner sehr genauen Untersuchung (an 70 Serien)
nicht nur aus den Zellen des Nucl. supraopticus, sondern auch aus kleinen, medial
gelegenen spindelförmigen Zellen am Boden des III. Ventrikels, sowie aus einer
paarigen, im lateralsten, vordersten Anteil des Tuber cinereum gelegenen Zellgruppe (Teile der Nn. tuberis?) Achsenzylinder in den Hypophysenstiel einstrahlen sah, so daß jedenfalls die Bezeichnung eines bestimmten Kerns (z. B.
des Nucl. supraopticus) als Nucl. hypophyseus (Pines) nicht gut möglich erscheint. Greving vermutet neuerdings, daß auch aus dem Gebiet des Nucl. paraventricularis kommende Fasern (Tr. paraventricularis cinereus), die gegen den

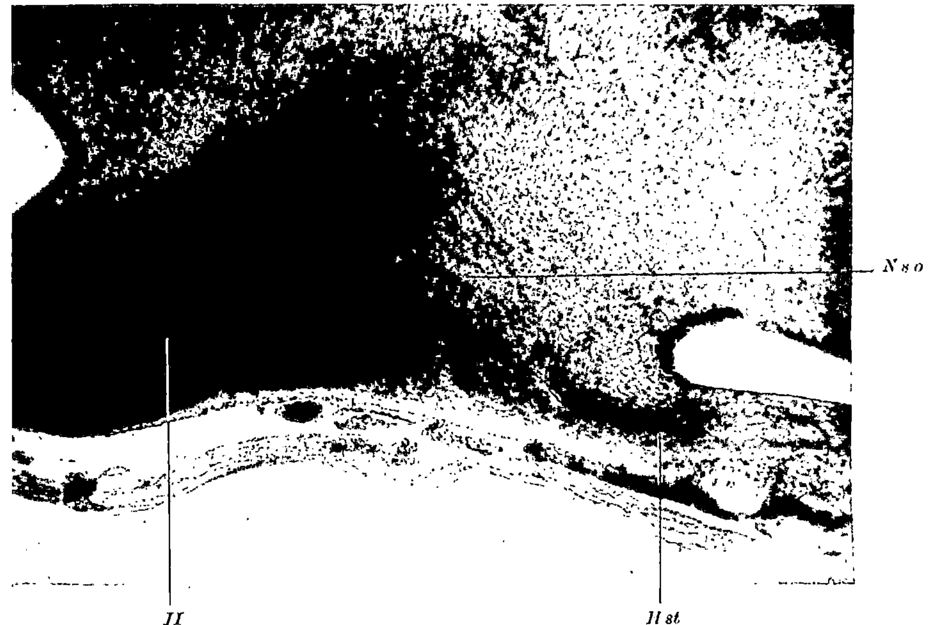

Abb. 27. *Perameles*. Sagittalschnitt. Weigert-Pal-Csokor-Färbung. *H st* Hypophysenstielfasern,
N s o Nucl. supraopticus, *II* Opticus.

Nucl. supraopticus ziehen, entweder in diesem Kern ihr Ende finden oder ebenfalls
weiter zur Hypophyse ziehen.

Von kranial bzw. lateral her strömen in das Tubergebiet, speziell das der Nn.
tuberis, markhaltige Fäserchen ein, die von der Basis des *Glob. pallidus* kommen
(siehe Abb. vom Hund bei Spiegel-Zweig); es sind dies anscheinend jene
Bündel, die nach Greving aus der Ansa peduncularis stammen und als Tr. fronto-
tuberis beschrieben sind. Wenn wir bedenken, daß der Glob. pallidus vom Cortex
(vom Frontalpol her) Impulse erhält, so scheint damit vielleicht auch ein Weg
corticaler Impulse zu den Tuberkernen gegeben. Nach Lewy und Dresel soll
auch ihr Nucl. periventricularis Impulse aus dem Glob. pallidus empfangen.
Schließlich hat Greving eine aus dem Thalamus in das Tubergebiet einstrahlende
Faserung (*Fasciculus thalamoinfundibularis*), wie auch im Anschluß an Edinger aus dem Tract. opticus in den N. supraopticus ziehende Fasern beschrieben.

Aber nicht nur aus dem Thalamus, sondern auch schon *aus den sekundären sensiblen Bahnen* scheinen Fasern in den Hypothalamus einzustrahlen. So macht Wallenberg darauf aufmerksam, daß medialste Schleifenfasern in den Pedunculus corporis mamillaris übergehen und damit Erregungen, die der Gollsche Kern aus den untersten Sakralsegmenten empfängt, weiter zum Corpus mamillare übertragen werden[1]. Auch sollen nach Wallenberg aus dem Endpol der medialen Schleife, besonders ihrer medialen Teile, direkte Fasern in den Hypothalamus, in laterale Kerne des Mamillare, in die Zona incerta und deren Nachbarschaft eindringen, ferner auch Bindearmfasern, beispielsweise im Grau des Forelschen Feldes endigen.

Vor allem aber muß uns die Frage nach der *zentrifugalen Faserung* aus diesem Gebiet interessieren. Diesbezüglich haben wir schon die Strahlung in den Hypophysenstiel aus dem Nucl. supraopticus und aus benachbarten Zellansammlungen erwähnt. Ziemlich schlecht sind wir dagegen bezüglich der spinalwärts gerichteten Faserung aus dieser Region unterrichtet. Greving beschrieb nach Silberpräparaten am Sagittalschnitt einen *Tr. substantiae griseae tuberis* (in medialen Abschnitten des zentralen Höhlengraus im Bogen um das Corpus mamillare zum zentralen Höhlengrau des Mittelhirns führend), einen *Tr. reticularis hypothalami,* aus dem dorsalen Teil der S. reticularis hypothalami Malones, schließlich einen *Tr. tuberis* (aus den Nn. tuberis zunächst dorsalwärts ziehend), ohne daß sich aber vorderhand die Endstätten dieser Systeme genau angeben ließen. Aber auch die Beziehungen des N. tubero-mamillaris (mamillo-infundibularis) Malones sind nicht außer acht zu lassen. Vermengen sich ja, wie erwähnt, seine Zellen mit denen der Nn. tuberis, während sie andererseits caudal mit den Kernen des Corpus mamillare, insbesondere mit dessen lateralem Ganglion in mehr oder minder innige Beziehung treten. Wir müssen darum die Möglichkeit im Auge behalten, daß der N. tubero-mamillaris die Übertragung von Erregungen aus dem Tubergebiet zum Corpus mamillare besorgt. Nun ist aber eine caudalwärts gerichtete Faserung aus dem Corpus mamillare schon lange bekannt: der *Fasc. mamillo-tegmentalis* aus dessen medialem Ganglion zur Subst. reticularis der hinteren Vierhügelgegend (Probst) bzw. nach Kölliker zu dem im Mittelhirn gelegenen Gangl. tegmenti profundum (Gudden), vielleicht auch zu pontinen bzw. bulbären Haubenkernen (Foix und Nicolescu), weiter der *Pedunculus corporis mamillaris* aus dem lateralen Ganglion des Corp. mamillare zum Guddenschen G. tegmenti dorsale im mesencephalen Höhlengrau, vielleicht auch nach Hatschek zum G. tegmenti profundum (vgl. Obersteiner). So scheint durch Vermittlung des N. tuberomamillaris, sowie des Corpus mamillare und seiner Faserung die Übertragung von Erregungen aus dem Tubergebiet zur S. reticularis bzw. dem zentralen Höhlengrau des Mesencephalon möglich. Es ist zu vermuten, daß hier neue Neurone zu tiefer gelegenen rhombencephalen bzw. spinalen Zentren entspringen, hierüber werden aber erst weitere Untersuchungen Aufschluß geben können.

---

[1] Thalamische *Endstätten visceral-sensibler* Erregungen, besonders solcher aus dem sensiblen Vagus, vermutet Wallenberg vor allem im Centre médian, bzw. in medialen Thalamuskernen bis zum zentralen Höhlengrau der Ventrikelwandung.

b) Beziehungen zwischen Tuber cinereum und Hypophyse.

Wir haben gesehen, daß *Nervenfasern*, die aus Zellgruppen des Tuber cinereum, besonders aus dem N. supraopticus entspringen, *in den Hypophysenstiel* einstrahlen, um den Weg zu dieser Drüse zu nehmen. Dies ist aber nicht die einzige Beziehung zwischen Hypophyse und Zwischenhirnbasis. Nicht nur, daß Drüsensubstanz längs des Hypophysenstiels bis an die Hirnbasis zu reichen vermag (P. tuberalis, s. Herring, Biedl), sondern es scheint auch dieser *Stiel als Sekretweg* für die an ihm hängende Drüse eine bedeutsame Rolle zu spielen. In diesem Sinne sprachen schon Versuche von Edinger, der Tuscheinjektionen in den Hypophysenvorderlappen machte und zeigen konnte, daß dadurch die pericellulären Lymphräume zwischen Zellen und Capillaren dieser Drüse injiziert werden und daß diese Lymphräume sich weiter in die perivasculären Lymphräume fortsetzen, die gegen das Infundibulum ziehen. Damit war wahrscheinlich gemacht, daß wenigstens ein Teil des Hypophysensekrets direkt in das Tuber cinereum gelange und dessen Innervationszustand beeinflussen könne (vgl. auch E. J. Kraus). Auch konnte Herring beobachten, daß Kolloidtropfen aus der Hypophyse auf dem Wege des Infundibulum in den III. Ventrikel gelangen.

Der Beweis für die Anschauung, daß es sich hier um einen normalen Weg der Produkte dieser Drüse handle, hing von zwei Momenten ab: der Möglichkeit, Tiere nach Hypophysenstieldurchtrennung am Leben zu erhalten und Hypophysensekret im Liquor nachzuweisen. Nun hatten schon Cushing und Goetsch Hunde nach Abklemmung des Hypophysenstiels am Leben erhalten, weiter hatte Morawski gezeigt, daß Affen auch völlige Durchtrennung dieses Stieles gut vertragen. Erst Dixon sowie Trendelenburg gelang aber der Nachweis, daß die Fähigkeit des Liquors, einen ausgeschnittenen Uterus kräftig zu erregen, auf dem Übertritt von Hypophysensekret in den Liquor beruhe. Denn diese erregende Wirkung des Liquors auf den Uterus ging verloren, wenn die Hypophyse vorher entfernt worden war, sie erwies sich aber auch an die Intaktheit des Hypophysenstiels gebunden. Diese letztere Tatsache weist darauf hin, daß das erregende Sekret der Hypophyse den Weg durch das Infundibulum zum III. Ventrikel und von hier nach Passage des IV. Ventrikels in den Subarachnoidalraum nimmt. Nach histologischen Studien von Collin soll Hypophysenkolloid teils längs perivasculärer Lymphscheiden, teils längs der Interstitien zwischen Nervenfasern und Neuroglia den Weg durch das Infundibulum nehmen. Schließlich ist es ihm auch bei Vögeln gelungen, den Durchtritt des Kolloids durch das Ventrikelependym in den III. Ventrikel zu beobachten. Ob allerdings diese histologisch nachweisbaren Kolloidtropfen das Sekret der Hypophyse darstellen, erscheint noch unsicher. Eine physiologische Wirkung des in den Cysten der Hypophyse angesammelten Kolloids konnte nicht gezeigt werden (siehe Dixon, Trendelenburg). Ob dieses Kolloid unter dem Einfluß der Gliazellen der Neurohypophyse aktiviert wird, wie sich Collin vorstellt, wäre erst zu beweisen. Jedenfalls kann aber aus den Resultaten der Hypophysenstieldurchschneidung so viel geschlossen werden, daß *Hypophysensekret* mehr oder minder direkt *auf die um den III. Ventrikel gelagerten Zellgruppen einzuwirken vermag.* Es wäre aber zu weitgehend, wollte man auf Grund dieser Versuche annehmen, daß der Weg zum III. Ventrikel und weiter über den Subarachnoidalraum die einzige Möglichkeit für das Hypophysensekret darstellt, um in die allgemeine Zirkulation zu geraten. Daneben müssen wir noch immer die Möglichkeit des direkten Übertritts in die Capillaren, welche die Hypophyse durchsetzen, offen halten.

c) Deutung der Tubersymptome. Die Frage der Existenz bestimmter vegetativer Zentren in dieser Region.

Nachdem wir auf die Morphologie des Tuber cinereum und seine Beziehungen zur Hypophyse näher eingegangen sind, können wir eine Deutung der bei Läsion (Einstich oder Erkrankung) dieser Region beobachteten Störungen versuchen.

Zunächst muß man sich natürlich die Frage vorlegen, *inwieweit* die beobachteten Erscheinungen auf die *Läsion von durchziehenden Fasern* aus höheren Hirnteilen (Cortex oder Vorderhirnganglien) zurückzuführen seien. Dies gelingt durch den Vergleich der nach einem Schnitt kranial vom Thalamus opticus und der nach Durchschneidung caudal von diesem Hirnteil auftretenden Symptome. So haben wir beispielsweise schon erwähnt, daß nach den Versuchen der Krehlschen Schule der Verlust der Wärmeregulation, die Verwandlung des Tieres aus einem homoiothermen in ein poikilothermes erst nach dem zweiten Schnitt auftritt, so daß also im Zwischenhirn tatsächlich Zentren der Wärmeregulation zu liegen scheinen. Statt der mechanischen Durchtrennung vergleichen Molitor und Pick die Wirkung von Pharmaka, die vorwiegend das Großhirn lähmen, mit der solcher Mittel, die auch am Zwischenhirn angreifen. So zeigte sich, daß Paraldehyd, welches vorwiegend die Großhirnrinde betäubt, die Diurese unbeeinflußt läßt oder sogar fördert, während Narkotica, die auch eine besondere Wirkung auf das Zwischenhirn besitzen, wie Chloreton und Luminal, die Harnausscheidung zu unterdrücken vermögen; sofern eine periphere, bes. renale Wirkung der verwendeten Pharmaka ausgeschlossen werden kann, stützen diese Versuche die Anschauung, daß im Zwischenhirn eine die Wasserdiurese beherrschende Zentralstelle liegt, die vom Großhirn vielleicht gehemmt wird.

Es scheint demnach für die *Wärmeregulation* festzustehen und ist für den *Wasserhaushalt* wenigstens zu vermuten, daß sie *vom Zwischenhirn aus reguliert* werden. Ob ähnliches auch für die übrigen Funktionen gilt, welche nach Tuberläsion gestört erscheinen (Zucker- und Fettstoffwechsel, Genitalfunktionen), wäre erst nach dem oben geschilderten Prinzip zu erweisen, wenn es auch nicht ganz unwahrscheinlich ist.

Mit der Feststellung von diencephalen Zentren entsteht sogleich die weitere Frage nach deren *Wirkungsmechanismus.* Hier ist zunächst zu analysieren, inwiefern eine Beeinflussung tieferer Zentren mittels spinalwärts gerichteter Bahnen, inwiefern eine Regulation der Hypophysentätigkeit mittels der im Stiel dieser Drüse enthaltenen Fasern eine Rolle spielt. Zur Lösung dieser Fragen können uns zunächst einmal *Durchschneidungsversuche caudal vom Zwischenhirn* dienen. So wissen wir insbesondere durch die Untersuchungen von Schönborn, Freund und Strassmann, Freund und Grafe, daß Durchschneidung des Halsmarks die physikalische und den größten Teil der chemischen Wärmeregulation aufhebt; (es ist nur mehr auf dem Wege der Vagi eine Beeinflussung der Organe der chemischen Wärmeregulation möglich); damit erscheint also wenigstens für die Wärmeregulierung der Nachweis geliefert, daß das Zwischenhirn sie in der Hauptsache mittels spinalwärts gerichteter Bahnen beherrscht. Dagegen hat nach den Versuchen Janssens Halsmarkdurchtrennung von c_5 abwärts, bzw. beiderseitige Vagotomie keinen Einfluß auf Menge und Konzentration des Harns, so daß also ein bemerkenswerter tonischer Einfluß des Zwischenhirns auf die Diurese, der durch zentrifugale Rückenmarksbahnen oder durch die Vagi vermittelt würde, kaum anzunehmen ist.

Ein zweiter Weg, um in diesem Fragenkomplex Aufschluß zu erhalten, schien durch *Hypophysenexstirpation* unter Schonung der Zwischenhirnbasis gegeben. Hierbei ist allerdings zu berücksichtigen, daß es nach Hypophysenexstirpation zu einer Hypertrophie der Pars tuberalis dieser Drüse kommen kann (Ramirez - Corria, Koster), womit der Befund von Trendelenburg und Sato zusammenhängen dürfte, daß nach Hypophysenexstirpation das Tuber cinereum reicher an harnhemmenden, chloridausschüttenden, bzw. uteruserregenden Substanzen ist als normalerweise. Der Befund, daß die Polyurie bzw. Glykosurie bei Einstich in die Zwischenhirnbasis (Aschner) auch trotz vorheriger Entfernung der Hypophyse zustande kommt (Camus und Roussy), ist daher *nicht eindeutig*: es kann sich sowohl um die Zerstörung centrifugaler Systeme, als auch um die Vernichtung der noch vorhandenen, eventuell hypertrophierten P. tuberalis der Hypophyse handeln.

Wir gelangen damit zu dem schwierigen Problem der *Wechselwirkungen zwischen Tuber und Hypophyse.* Es ist nicht mit Unrecht gegenüber jenen Autoren, welche alle die oben geschilderten Symptome einzig auf Läsionen von Zwischenhirnzentren beziehen, betont worden (z. B. Cassirer und Lewy, Schiff), daß auch bei streng auf die Hypophyse begrenzten Läsionen bzw. Erkrankungen, bei welchen das Zwischenhirn anatomisch normal und auch durch Druckwirkung nicht betroffen war, die Symptome des Diabetes insipidus bzw. der Dystrophia adiposogenitalis auftreten können (vgl. oben). Zur Deutung der Tatsache, daß isolierte Hypophysenschädigung und isolierte Tuberläsionen zu ganz ähnlichen Symptomen zu führen vermögen, müssen wir zwei Möglichkeiten in Betracht ziehen, die sich übrigens keineswegs auszuschließen brauchen. Der anatomische Nachweis einer von Kerngruppen des Tuber ausgehenden Innervation der Hypophyse läßt daran denken, daß diese Drüse zur normalen Produktion oder Ausschwemmung ihres Sekrets die ihr vom Tuber zufließenden nervösen Impulse braucht, die eben bei Erkrankung der Zwischenhirnbasis ausfallen. Es ist aber auch in Betracht zu ziehen, daß die Verlegung oder Unterbrechung des oben geschilderten, zum III. Ventrikel gerichteten Sekretweges der Hypophyse durch eine Tubererkrankung schuld am Entstehen hypophysärer Ausfallserscheinungen sein könne. Was die erste Möglichkeit, die Frage der *Innervation der Hypophyse vom Zwischenhirn* aus, anlangt, so weisen Versuche von Hoff und Wermer darauf hin, daß psychische Erregung die Ausschwemmung von Pituitrin in den Liquor anzuregen vermag, wie wir ähnliches auch von psychischen Einflüssen auf die Adrenalinsekretion (Cannon) wissen. Ob diese Impulse allein auf dem Wege des Hypophysenstiels zu der Gland. pituitaria gelangen oder ob auch die von Berkeley, Dandy, Pines nachgewiesenen Fasern aus dem Plexus caroticus, die allerdings vor allem in den Vorderlappen einstrahlen, hierbei eine Rolle spielen, muß noch als offen bezeichnet werden. Auch ist daran zu denken, daß die Fasern des Hypophysenstiels noch andere Erregungen, z. B. reflektorischer Art, dieser Drüse übermitteln, nachdem sich ja solche Fasern schon bei niederen

Säugern mit nur gering entwickeltem Pallium nachweisen lassen (vgl. Abb. 27 von Perameles) und die Versuche Schürmeyers dafür sprechen, daß selbst bei Fröschen die Hypophysentätigkeit (Produktion von Melanophoren-ausbreitenden Substanzen) vom Zwischenhirn aus angeregt werden kann. Der Gedanke liegt nahe (siehe Greving), daß beispielsweise optische Reize reflektorisch auf die die Hypophysentätigkeit regulierenden Zwischenhirnganglien einzuwirken vermögen.

Für uns ist vor allem die Frage wichtig, ob Ausfall der Zwischenhirnimpulse zur Hypophyse zu ähnlichen Funktionsstörungen dieser Drüse führt, wie Erkrankungen der Drüsensubstanz selbst. Diese Frage ist natürlich schwer zu beantworten, da eine isolierte Ausschaltung der vom Infundibulum zur Hypophyse ziehenden Fasern ohne gleichzeitige Schädigung der Sekretwege dieser Drüse vorderhand nicht gelungen ist. Einen gewissen Wegweiser gibt vielleicht das Verhalten anderer Blutdrüsen nach Wegfall ihrer Innervation. Nun ist für eine Reihe von Blutdrüsen, wie Epithelkörperchen, Thymus, ein Einfluß der Innervation bisher überhaupt nicht nachgewiesen, bei Drüsen, bei welchen ein solcher Einfluß erweisbar ist, wie bei der Nebenniere, scheint die totale Ausschaltung der Innervation wohl zu einer Störung der Ausschwemmung des Hormons zu führen (Stewart und Rogoff), die Produktion desselben aber nicht zu verhindern (Shiota, Ciminata). Bedenken wir nun, daß die Hypophyse bzw. zumindestens ihr Vorderlappen auch nach Beseitigung der diencephalen Innervation noch auf dem Wege des Plexus caroticus zentrale Impulse empfangen kann, so müssen wir es für ziemlich *unwahrscheinlich ansehen, daß. Wegfall der* aus dem Zwischenhirn *zur Hypophyse gelangenden Impulse zu schweren Funktionsstörungen* wenigstens seitens des Vorderlappens führt. Der Zwischen- bzw. Hinterlappen könnten immerhin soweit leiden, daß die Ausschwemmung ihres Sekrets auf psychische oder Reflexreize ausbleibt, eine völlige Einstellung ihrer Tätigkeit muß dagegen als unwahrscheinlich bezeichnet werden.

Damit gewinnt die Frage nach der *Bedeutung einer Unterbrechung des Sekretweges* der Hypophyse zum III. Ventrikel erhöhtes Interesse. Wir haben schon früher betont, daß die Hypophysensekretion wohl nicht ausschließlich gegen den III. Ventrikel erfolgt, daß wahrscheinlich auch wie bei anderen Blutdrüsen der direkte Übertritt in die Capillaren der Hypophyse in Betracht zu ziehen ist. Die Bedeutung der Durchtrennung des Hypophysenstiels, der Verlegung des Weges zum III. Ventrikel, dürfte darum weniger in der Richtung zu suchen sein, daß Hypophysenprodukte nicht in die allgemeine Zirkulation gelangen, sondern dürfte darin bestehen, daß sie nicht wie normalerweise auf die um den dritten Ventrikel gelegenen Zellgruppen einwirken können.

Für einen solchen *zentralen Angriffsort der Hypophysenprodukte* haben wir eine Reihe von Anhaltspunkten. So zeigten Spiegel und Saito, daß kleinste, intravenös unwirksame Pituitrinmengen bei Injektion in den Seitenventrikel von Kaninchen entgegen der peripheren Wirkung dieser Substanz zu einer leichten Blutdrucksenkung zu führen vermögen. Nachdem wir aus den Untersuchungen von Jacoby und Römer wissen, daß bei der angewandten Technik die injizierte Substanz leicht in den III. Ventrikel gelangt, war die Annahme naheliegend, daß es sich dabei um eine Wirkung auf Zentren in der Nachbarschaft des III. Ventrikels handle[1]. Ferner zeigte Hashimoto, daß Hypophysenexstirpation bzw. Stieldurchtrennung ganz ähnlich wie Zerstörung des Tuber cinereum das Tier aus einem homoiothermen in ein poikilothermes verwandelt, dessen Temperatur erniedrigt und dessen Fieberfähigkeit schwächt bzw. aufhebt, eine Störung, die durch Injektion von Hypophysensubstanz zum Verschwinden gebracht werden konnte. Die Annahme, daß Hypophysenprodukte bei normalen Tieren eine wesentliche Rolle für die Erregbarkeitserhaltung des Wärmezentrums spielen, erfuhr durch Versuche von Raab eine wichtige Stütze und Erweiterung, welcher darauf hinwies, daß Pituitrin besonders jene Teilfunktion des Wärmezentrums anrege, welche die direkte Fettverbrennung beherrscht. Es ergab sich, daß Pituitrin zu einem Blutfettsturz führte, eine Wirkung, die bei Injektion in die Hirnventrikel ungleich intensiver auftrat als bei subcutaner Applikation, nach Zerstörung des Tuber cinereum bzw. nach Halsmarkdurchschneidung oder Lähmung der Wärmezentren durch zentralwirkende Antipyretica ausblieb.

Bezüglich der diuresehemmenden Wirkung des Pituitrins nehmen Pick und seine Schule einen zentralen Angriffspunkt dieser Substanz an; Méhes und Molitor schließen aus ihren Versuchen, daß diese Wirkung des Pituitrins von der Intaktheit des medialen Abschnitts des Hypothalamus abhängt. Für den Menschen ergaben Beobachtungen von Hoff und Wermer über den zentralen Angriffspunkt des Hypophysensekrets, daß während des Schlafes, in tiefer Hypnose, sowie bei manchen Encephalitikern mit Zwischenhirnschädigung, so bei postencephalitischem Diabetes insipidus, die Diuresehemmung durch Pituitrin fehlte. Endgültige Schlußfolgerungen über das Zustandekommen der antidiuretischen Wirkung des Pituitrins erscheinen allerdings noch nicht möglich. Janssen fand vor und nach Halsmarkdurchschneidung, bzw. doppelseitiger Vagotomie keinen Unterschied in der antidiuretischen Wirkung eines Hypophysenextraktes; entgegen den Resultaten McFarlanes gibt er auch an, daß Ausräumung des Gehirns bis zu den Vierhügeln die Hypophysenantidiurese unbeeinflußt läßt, wenn nur das bei der Operation verwendete Narkotikum einmal ausgeschieden ist. Seine Versuche führen ihn in Anlehnung an Starling, Verney und Eichholz zur Annahme einer renalen antidiuretischen Wirkung der Hypophysensubstanzen. Es wird wohl weiterer Versuche bedürfen, um die Ergebnisse der Pickschen Schule und die der englischen Autoren, bzw. Janssens miteinander in Einklang zu brin-

---

[1] Leimdörfer hat, von einer ähnlichen Fragestellung wie vor ihm Spiegel und Saito ausgehend, aber ohne Berücksichtigung ihrer Versuche, intravenös unwirksame Dosen von Hypophysenextrakten bei Katzen intralumbal injiziert und eine Blutdrucksteigerung beobachtet; er ist geneigt, dieselbe auf eine Einwirkung der injizierten Substanzen auf supraspinale Vasomotorenzentren zu beziehen, zumal er nach Abbindung des Duralsacks in der Höhe des Halsmarks die geschilderte Blutdruckwirkung vermißte. Leider läßt er die Möglichkeit einer direkten Reizung des Rückenmarks, das ja bei Katzen bis in die untersten Abschnitte der Lendenwirbelsäule reicht, sowie einer Chokwirkung auf die tieferen Zentren durch die mit der Abbindung des Duralsacks verbundene Kompression des Halsmarks außer acht. Inaba, der auf meine Veranlassung bei Kaninchen und Katzen intravenös unwirksame Dosen von Hypophysenextrakten durch die Membr. atlanto-occipitalis posterior in den IV. Ventrikel injizierte, konnte keine sicheren Beweise für eine direkte Reizwirkung dieser Extrakte auf die rhombencephalen Vasomotorenzentren finden, wie es nach den Versuchen Leimdörfers zu erwarten gewesen wäre. Ja nach intraduraler Injektion einer 1%igen Methylenblaulösung zwischen letztem Lendenwirbel und Kreuzbein in der von Leimdörfer verwendeten Menge von $1/2$ ccm zeigte sich, daß die Flüssigkeit bei Bauchlage der Katze überhaupt nicht bis zum Rautenhirn vorgedrungen war.

gen. Die Anschauung, daß *Hypophysenhormone* auf dem *Weg zum III. Ventrikel einen gewissen Einfluß auf die* denselben *umlagernden Zentren zu* nehmen vermögen, dürfte aber jedenfalls auf Grund der Erfahrungen über ihren Einfluß auf den zentralen Vasomotorenapparat, den Wärmehaushalt und den Fettstoffwechsel aufrecht zu erhalten sein.

Ähnlich wie zwischen anderen Blutdrüsen und dem vegetativen Nervensystem scheinen also auch zwischen der Hypophyse und der Zwischenhirnbasis innige Wechselwirkungen zu bestehen. Man hat diesbezüglich von einem Prinzip „mehrfacher Sicherung" (vgl. J. Bauer) gesprochen; es scheint sich aber weniger um eine mehrfache Sicherung als um eine *mehrfache Abhängigkeit* zu handeln, da infolge dieser Wechselwirkungen vielfache Möglichkeiten der Funktionsstörung bestehen. Der komplizierte Mechanismus, der zwischen autonomem Nervensystem, Blutdrüsen und Erfolgsorgan besteht, kann an den verschiedensten Stellen gestört werden, wie ich in Gemeinschaft mit M. Adolf an anderer Stelle für den Morb. Basedow und den Morb. Addison ausgeführt habe. An welchem Punkt die Störung eingesetzt hat, ist im einzelnen Fall aus den klinischen Symptomen allein oft noch unmöglich zu entscheiden. Hier kann nur eine genaue vergleichende, klinische und pathologisch-anatomische Beobachtung jedes einzelnen Falles uns weiter führen.

Jedenfalls scheinen im Tuber cinereum stoffwechselregulierende Zentren zu bestehen, die durch spinalwärts gerichtete Impulse, vielleicht auch durch Anregung der Hypophysensekretion auf die Peripherie einwirken. Diese Zentren können ihrerseits wieder in ihrer Tätigkeit (ihrem Erregungszustand) vom Hypophysensekret beeinflußt werden, das auf dem Wege zum III. Ventrikel an ihnen vorbeifließt. In diesem „Hypophysenzwischenhirnsystem" (Schiff) kann es sowohl von *seiten der Blutdrüse als auch von seiten des Nervensystems zu Funktionsstörungen* kommen, deren symptomatologische Differenzierung vorderhand vielfach noch unmöglich ist.

Bei der Vielfältigkeit von Störungen, die bei Erkrankungen bzw. experimentellen Läsionen des Tubergraus beobachtet wurden, muß man sich die Frage vorlegen, *ob alle diese Störungen auf eigene „Zentren"* dieser Funktionen zu beziehen seien, wozu in der Literatur der letzten Jahre eine gewisse Tendenz zu bestehen scheint, oder ob nicht vielmehr von derselben Stelle verschiedéne Stoffwechselfunktionen beeinflußbar seien bzw. eine Funktionsänderung in einem Stoffwechselsystem Störungen auch in anderen Systemen nach sich ziehen könne. Bedenken wir beispielsweise, daß die chemische Wärmeregulation vor allem durch eine Reihe von Drüsen, besonders Bauchdrüsen, geleistet wird, so legt dies schon den Gedanken nahe, daß die *Wärmezentren und gewisse Stoffwechselzentren weitgehend als identisch* aufzufassen seien; tatsächlich zeigte Raab, daß Antipyretica, welche das Wärmezentrum lähmen, eine Aufhebung der vom „Fettzentrum" ausgehenden Pituitrinreaktion des Fettstoffwechsels bewirken (normalerweise erzeugt Pituitrin einen Blutfettsturz, wahrscheinlich infolge erhöhter intrahepataler Fettverbrennung); ferner konnte er ein dem Pituitrineffekt (der als Reizung des Fettzentrums aufgefaßt wird) analoges Verhalten des Blutfettes bei Reizung des Wärmezentrums durch Wärmestich feststellen. Auf Grund dieser Versuche erscheint die Schlußfolgerung nicht ungerechtfertigt, daß eine Teilfunktion des im Tuber cinereum gelegenen Wärmezentrums in der Anregung

einer intrahepatalen Fettverbrennung besteht, so daß also das „Fettstoffwechsel-
zentrum" als weitgehend identisch mit dem Wärmezentrum, bzw. als ein Teil
desselben aufzufassen wäre [1].

Zu den *Teilfunktionen* des im Tuber gelegenen *Wärmezentrums* scheint aber
nicht nur die Beeinflussung des Fett-, sondern auch des *Kohlehydratstoffwechsels*
zu gehören, nachdem wir ja wissen, daß beim Wärmestich der Glykogenvorrat
der Leber vor dem der Muskeln schwindet und der Wärmestich noch am curarisierten Tiere wirksam ist (Hirsch, Müller und Rolly, näheres siehe im Kapitel
Vorderhirnganglien). So dürfte auch der Glykogenabbau durch die Leber vom diencephalen Wärmezentrum her beeinflußt werden. Die Vermutung liegt nahe, daß
jene Stelle der Zwischenhirnbasis, deren Reizung durch Einstich vorübergehende
Glykosurie auslöst, in inniger Beziehung zu jener Region steht, deren Zerstörung
zur Aufhebung der Wärmeregulation führt. Jedenfalls kommt diese Glykosurie zum
Teil wenigstens (ähnlich wie jene nach Einstich in den Boden des IV. Ventrikels)
durch Anregung des Leberglykogenabbaus infolge erhöhter Adrenalinausschüttung durch die Nebennieren zustande. Denn es wird auch bei Einstich ins Infundibulum durch Erregungen, die über die Splanchnici geleitet werden (Houssay
und Molinelli), Adrenalinausschwemmung ausgelöst. Inwiefern bei der Entstehung dieser Glykosurie auch eine direkte Beeinflussung der Leberzellen eine
Rolle spielt, wäre erst zu analysieren.

Die Tatsache, daß vom Tuber aus eine erhöhte Fettverbrennung sowie ein
erhöhter Glykogenabbau angeregt wird, bringt vielleicht auch die Beobachtung
von Leschke und Schneider dem Verständnis näher, daß Einstich ins Zwischenhirn den *Eiweißstoffwechsel hemmt*, ohne daß es nötig wäre, die Beobachtung
im Sinne einer Beeinflussung eines besonderen Eiweißstoffwechselzentrums zu
deuten. Die erhöhte Kohlehydrat- bzw. Fettverbrennung könnte einfach eiweiß-
sparend wirken. Die Auffassung von Camus, daß im Tuber cinereum ein Zentrum des Nucleinstoffwechsels sei, wird schon von Kayser und Le Breton be-
kämpft. Die Gegenwart einer im Verhältnis zur Harnsäure großen Menge von
Oxypurinen im Hundeharn, wie sie Camus auf eine Verletzung des Tuber zurückführt, ist nach ihnen normal. Auch erscheint ihnen unwahrscheinlich, daß diuretische Substanzen aus Nucleinsäuren infolge dieser Läsion entstehen, da keines
der von ihnen studierten Derivate (Aminopurine, Nucleotide, Nucleoside) diuretische Wirkung hatte. Immerhin sind gewisse Zusammenhänge zwischen Polyurie und Störungen des Eiweißstoffwechsels nicht von der Hand zu weisen.
Konnten ja Establier y Costa und C. Kayser bei Analyse der durch Einstich
in den IV. Ventrikel zu erzielenden Hyperallantoinurie zeigen, daß jede Polyurie,
ob sie nun durch Piqûre oder durch intraperitoneal, bzw. venös injizierte Flüssigkeit bedingt war, von Hyperallantoinurie begleitet war.

Wenn auch diese Beziehungen noch eines näheren Studiums bedürfen, so

---

[1] Der Gedanke liegt nahe, daß die chronischen Störungen des Fettstoffwechsels, die
bei Tuberläsionen beobachtet werden (Fettspeicherung) auf Ausschaltung derselben Stelle
zurückzuführen seien, deren Reizung durch Pituitrin oder durch Erregungen von übergeordneten Zentren beim Wärmestich zu einer erhöhten Fettverbrennung führt. Dies
müßte aber erst durch exakte histologische Kontrolle der die akuten und die chronischen
Fettstoffwechselstörungen auslösenden Eingriffe bewiesen werden. Die Verfettung bei Hypophysenschädigung dürfte dagegen auf den Wegfall bzw. die Verminderung der anregenden
Wirkung der Hypophyse auf das Wärmezentrum zurückzuführen sein.

weisen die angeführten Beobachtungen jedenfalls darauf hin, daß auch *zwischen den diuretischen und den Stoffwechselwirkungen zentraler Reize Zusammenhänge* bestehen dürften. Bei dieser diuretischen Wirkung scheint es sich nicht bloß um eine Beeinflussung der Nierentätigkeit zu handeln; abgesehen davon, daß diese Diurese auch nach Entnervung der Nieren (Houssay und Carula, Bailey und Bremer) zu beobachten ist, wurde an nierenlosen Fröschen nach Einstich ins Zwischenhirn bzw. Verletzung der Zweihügelregion eine höhere und schnellere Gewichtszunahme beobachtet, als ohne diese zentralen Verletzungen (Jungmann und Bernhardt[1]). Es ist daher zu vermuten, daß die Quellbarkeit bzw. das *Wasserbindungsvermögen der Gewebe* durch den zentralen Reiz beeinflußt werden. Nun muß es aber als höchst unwahrscheinlich bezeichnet werden, daß vom Tuber ihren Ausgang nehmende Fasersysteme auf die Gewebe des gesamten Organismus direkten Einfluß nehmen sollen. Viel wahrscheinlicher erscheint es, daß diese Beeinflussung des Gewebsquellungszustandes auf dem Umwege über Blutdrüsen erfolgt, zumal da wir wissen, daß das Inkret der Schilddrüse das Wasserbindungsvermögen der Gewebe herabsetzt (Eppinger) und auch die Leber einen diuresefördernden Stoff zu produzieren scheint (besonders Pick und seine Schüler, siehe Molitor). Wenn aber die diuretische Wirkung des Zwischenhirns vor allem durch Anregung der Tätigkeit bestimmter Drüsen erfolgt, wird der Zusammenhang der „Diuresezentren" mit den Stoffwechselzentren des Tuber cinereum um so wahrscheinlicher, nachdem die genannten Drüsen, welche den Gewebsquellungszustand beeinflussen, ja gleichzeitig vielfältige Stoffwechselwirkungen entfalten.

So scheint es, daß nicht nur zwischen der Regulation des Wärmehaushalts und verschiedenen Stoffwechselwirkungen (besonders auf Kohlehydrate und Fette), sondern auch zwischen der Beeinflussung der Diurese und des Stoffwechsels innige Beziehungen bestehen. Die Abgrenzung bestimmter Zentren für einzelne Teilfunktionen muß daher als durchaus künstlich bezeichnet werden.

Demnach muß es auch *wenig aussichtsreich* erscheinen, *bestimmte Teilfunktionen umschriebenen Zellgruppen* des Tuber zuschreiben zu wollen[2]. Man hat diesbezüglich die verschiedensten Hypothesen ausgesprochen. So hat Greving aus der Tatsache, daß Zweig und ich bei vergleichend-anatomischen Untersuchungen bei den Säugern eine relative phylogenetische Jugend der Nn. tuberis feststellten, die Vermutung abgeleitet, daß diese Kerne das Zentrum der in der Phylogenese erst bei Vögeln und Säugern ausgeprägten Wärmeregulation darstellen. Es ist aber zu bedenken, daß gerade erst innerhalb der Säugetierreihe eine Progredienz der Entwicklung der Tuberkerne festzustellen ist, während die Wärmeregulation auch bei niederen Säugern schon gut entwickelt ist. Neuerdings betont auch Sutkowaja, daß bei Vögeln, trotzdem diese eine gut entwickelte Wärmeregulation aufweisen, den Nn. tuberis entsprechende Zellgruppen nicht entwickelt seien. Auch haben die Versuche von Camus und Roussy gezeigt, daß gerade ober-

---

[1] Der sogenannte Salzstich (siehe früher) vermag nach Veil auch noch nach doppelseitiger Nierenexstirpation zu vorübergehender Hydrämie zu führen.

[2] Der interessante Befund Rachmanows, daß sich die vegetativen Zellgruppen durch eine besonders leichte vitale Färbbarkeit auszeichnen, ist für Lokalisationsfragen schwer verwertbar, zumal auch Zellen, die nicht dem vegetativen System angehören, wie die des Nucl. ambiguus, nach dem genannten Autor diese Eigenschaft aufweisen.

flächliche Verletzungen, welche die Nn. tuberis betreffen, zu Polyurie zu führen vermögen. In ihrem N. periventricularis haben Dresel und Lewy ein den Zuckerstoffwechsel beherrschendes Zentrum sehen wollen[1], doch sind die von ihnen herangezogenen Befunde retrograder Degeneration nach Einstich in den dorsalen Vaguskern, wie erwähnt, skeptisch beurteilt worden. Auch wissen wir, daß der dorsale Vaguskern noch andere Funktionen zu erfüllen hat als die Einflußnahme auf den Kohlehydratstoffwechsel, so daß, selbst wenn der N. periventricularis als übergeordneter Kern des N. dorsalis vagi anzusprechen wäre, noch nicht ausgemacht ist, daß er bloß dem Kohlehydratstoffwechsel vorsteht. Denn es scheint in den erwähnten Versuchen nicht genügend bewiesen, daß die beschriebenen Degenerationen im N. periventricularis nur dann auftreten, wenn jene Stelle des dorsalen Vaguskerns verletzt ist, welche auf den Kohlehydratstoffwechsel einwirkt. Es scheint aber auch nicht möglich, etwa den N. supraopticus gerade als Wasser- oder Diuresezentrum anzusprechen, denn wenn er auch durch Entsendung von Fasern zur Hypophyse und Beeinflussung der Pituitrinausscheidung in den Wasserstoffwechsel einzugreifen vermag, so kommen ja doch dem Pituitrin auch noch andere Einwirkungen auf verschiedene Organe zu, die demnach ebenfalls unter dem Einfluß des N. supraopticus bzw. aller jener Zellgruppen stehen können, die Fasern in den Hypophysenstiel entsenden.

Eine funktionelle Gliederung der Kerne des Tuber cinereum läßt sich vielleicht noch am ehesten in der Weise durchführen, daß man hier zwei Gruppen von Kernen unterscheidet, solche, welche an der *Innervation der Hypophyse* teilnehmen und solche, welche Fasern spinalwärts entsenden. Zur ersteren Gruppe gehören vor allem der N. supraopticus, vielleicht auch noch Anteile der Nn. tuberis bzw. des N. paraventricularis. Die Vermittlung von *Impulsen nach caudalwärts* gelegenen Zentren dürfte dagegen vor allem den Nn. tuberis und dem N. mamilloinfundibularis zukommen, ob auch der N. paraventricularis diesbezüglich eine Rolle spielt, muß als ungewiß bezeichnet werden. Es ist zu vermuten, daß die erstgenannten Kerngruppen dadurch, daß sie die Tätigkeit des Hypophysenzwischen- bzw. Hinterlappens beeinflussen, in alle jene Mechanismen eingreifen können, auf welche das Produkt der genannten Drüsenanteile einzuwirken vermag. Die Ursprungsstätten caudalwärts gerichteter Systeme dürften vor allem Drüsen im Bereiche des Splanchnicus (Leber, Nebennieren), vielleicht auch andere Blutdrüsen, z. B. die Schilddrüsen und damit den Stoffwechsel bzw. den Quellungszustand der Gewebe beeinflussen. Die phylogenetisch jüngsten Anteile dieser Systeme (Nn. tuberis) dürften vielleicht besonders die Übertragung psychischer bzw. corticaler Reize auf diese Mechanismen vermitteln.

Zusammenfassung.

Von den vielen am Thalamus angestellten Reizversuchen gestatten am ehesten jene von Karplus und Kreidl, die auch noch nach Degeneration corticofugaler Fasern ein positives Resultat ergaben, Beziehungen des Zwischenhirns, und zwar der Region des Corpus Luysii, zur glatten Muskulatur der Orbita, zur Gefäß- und Schweißdrüseninnervation sowie zur Blase anzunehmen. Weiterhin

---

[1] Nach Camus und Mitarbeitern soll gerade die Verletzung des N. paraventricularis, auf dessen Unterscheidung von ihrem N. periventricularis Lewy und Dresel besonderes Gewicht legen, Glykosurie erzeugen.

erscheint sichergestellt, daß die Existenz des Tuber cinereum zum Erhaltenbleiben der den homoiothermen Tieren eigentümlichen Wärmeregulationen notwendig ist. Eine Reihe von Symptomen, die früher allein auf die Hypophyse bezogen wurden, wie Polyurie, Glykosurie, Dystrophia adiposo-genitalis, konnten sowohl in der menschlichen Pathologie als auch im Tierversuch nach Läsion der Tuberregion bei histologisch intakter Hypophyse wiedergefunden werden. Die Entstehung dieser Symptome scheint damit zusammenzuhängen, daß im Tuber cinereum stoffwechselregulierende Zentren bestehen, die teils durch spinalwärts gerichtete Bahnen, teils durch Anregung der Hypophysentätigkeit auf die Peripherie einwirken, und daß diese Zentren ihrerseits wieder in ihrem Erregungszustand vom Hypophysensekret beeinflußt werden können, das auf dem Weg zum III. Ventrikel an ihnen vorbeifließt. In diesem „Hypophysen-Zwischenhirnsystem" kann es sowohl von seiten der Blutdrüsen, als auch von seiten des Nervensystems zu Funktionsstörungen kommen, deren symptomatologische Differenzierung vorderhand vielfach nicht möglich ist. Auch erscheint es nicht begründet, eigene Zentren für alle jene Funktionen anzunehmen, die nach experimenteller Verletzung oder Erkrankung der Tuberregion gestört sein können, nachdem nicht nur zwischen der Regulation des Wärmehaushalts und der Beeinflussung des Fett- und Kohlehydratstoffwechsels, sondern auch zwischen der Beeinflussung der Diurese und des sonstigen Stoffwechsels innige Beziehungen bestehen. Eine funktionelle Gliederung der Kerne der Tuberregion läßt sich vielleicht am ehesten noch in der Weise durchführen, daß man jene Gruppe, welche an der Innervation der Hypophyse teilnimmt (N. supraopticus, ein Teil der Nn. tuberis, vielleicht auch der N. paraventricularis) von jener trennt, welche Impulse caudalwärts entsendet (vor allem Nn. tuberis, N. mamillo-infundibularis) und wahrscheinlich vor allem Drüsen im Bereiche der Splanchnici beeinflußt.

Vorderhirnganglien.

„Es gibt kaum einen Punkt, der so beweist, wie weit bisher noch unsere Beobachtungsfähigkeit zurück ist, als der Umstand, daß wir bis heute weder von den Funktionen des Corpus striatum noch von den Symptomen etwas wissen, die eintreten, wenn es zerstört oder wenn es gereizt wird. Da ist ein mächtiger Hirnteil, der von enormer Bedeutung sein muß, sonst wäre er nicht von den Fischen an aufwärts vorhanden, ein Hirnteil, der bei den Vögeln die Hauptmasse des ganzen Großhirns ausmacht, zumal ein Gebilde, in dem außerordentlich oft beim Menschen Krankheitsherde gefunden werden, und doch hat niemals jemand ein Symptom entdeckt, das von ihm ausgeht." Dieses Bild, welches Edinger in seinen „Vorlesungen" über den Stand unserer Kenntnisse entworfen hatte, muß heute als überholt gelten. Nicht zuletzt scheint gerade die vergleichende Anatomie Anhaltspunkte dafür zu geben, in welcher Richtung die Bedeutung des Streifenhügels mit Wahrscheinlichkeit zu suchen ist[1].

Untersucht man die Entwicklung des Striatum (= Nucl. caudatus + Putamen,

---

[1] Nicht unwichtig erscheint die Berücksichtigung der Tatsache, daß Nucleus caudatus und Putamen nicht nur strukturell völlig gleich gebaut sind, sondern auch durch Inseln grauer Substanz, welche die Capsula interna besonders in ihrem vorderen Anteil durchsetzen, miteinander in Verbindung stehen (vgl. Abb. 29), eine Verbindung, welche um so inniger wird (Spiegel), je mehr mit dem Zurücktreten des Cortex bei niederen Säugern

vgl. Abb. 28) in der Säugetierreihe, so müssen zwei Tatsachen vor allem auffallen: 1. Die absolute *Gleichförmigkeit* im Bau dieses Ganglion von den niedrigsten zu den höchststehenden Mammaliern, dieselbe Eintönigkeit im cellulären Aufbau, der Mangel einer Unterteilung in Teilkerne beim Menschen ebenso wie bei den Insectivoren, Monotremen und Marsupialiern (die Angabe von Leyboff, daß der Nucl. caudatus beim Hunde in verschiedene Teilkerne sich gliedern läßt, konnte ich nicht bestätigen); 2. muß die *weitgehende Unabhängigkeit* dieses Zellkomplexes von Entwicklung der des *Cortex* bemerkt werden. Diese vergleichend-anatomische Feststellung stimmt recht gut zu den Ergebnissen von Gudden und Ganser, die nach Exstirpation der Hemisphären bei neugeborenen Kaninchen keine Atrophie der Streifenhügel eintreten sahen, während bei erwachsenen Tieren nur spärliche Fasern, die zwischen Rinde und Streifenhügel verlaufen, zugrunde gehen. Ähnliches lehrt ja auch die menschliche Pathologie. Ich konnte mich beim Studium der Präparate des Wiener Neurologischen Instituts überzeugen, daß bei Fällen von ausgedehnter Porencephalie, durch die große Teile des Palliums betroffen waren, Putamen und Nucl. caudatus fast unbeteiligt waren. So wiesen im Falle Obersteiners Nucl. caudatus und Nucl. lentiformis nur „Verschiebungen und Ver-

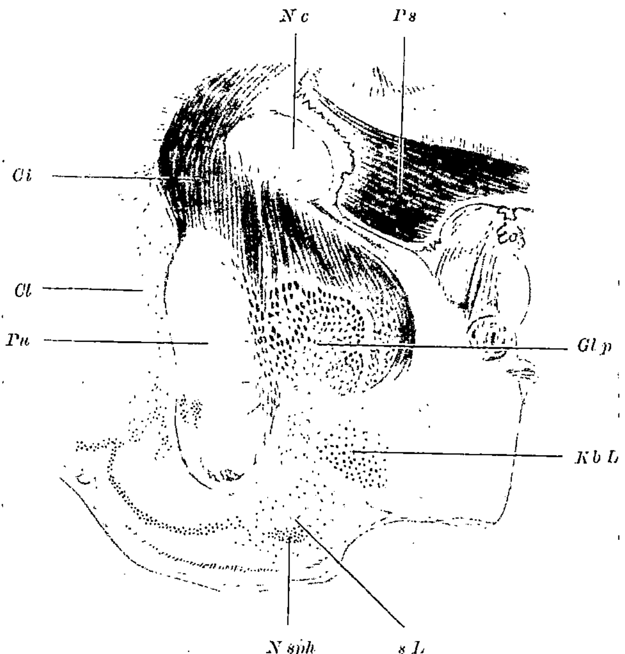

Abb. 28. Lepus cunicul. *Ci* Caps. interna, *Cl* Claustrum, *Glp* Glob. pallid., *Kbl* Kern des basalen Längsbündels, *Nc* Nucl. caudat., *Nsph* Nucl. sphenoidal., *Ps* Psalterium, *Pu* Putamen, *sL* sagittales Längsbündel.

die Capsula interna an Mächtigkeit und Geschlossenheit verliert und sich in einzelne Bündel aufsplittert, so daß man schließlich bei Echidna von einer Trennung von Nucleus caudatus und Putamen überhaupt nicht mehr reden kann, sondern ein einheitliches Gebilde schalenartig den Thalamus von außen, vorne und rückwärts umgibt. Wenn also bei Tieren durch Operation der Nucleus caudatus noch so vollständig entfernt wird, so bleiben doch immer Reste des ganz gleich gebauten Putamen erhalten, welche vielleicht zum Teil die Funktionen der zerstörten Teile übernehmen können. Damit mag es z. T. zusammenhängen, daß selbst bei totaler Exstirpation des Streifenhügels fast gar kein Symptom auftrat, welches als Eigensymptom dieses Ganglions gedeutet werden konnte (Probst, Schüller). Zum Teil mag diese Symptomenarmut auch damit zusammenhängen, daß man vornehmlich nur auf Störungen der Bewegungsinnervation geachtet hat. Jedenfalls erscheint es gerechtfertigt, N. caudatus und Putamen als Einheit aufzufassen, wie es auch die gemeinsame Bezeichnung Striatum für beide Ganglien (besonders C. und O. Vogt) ausdrückt, und es wird bei weiteren Experimentalstudien die möglichste Ausschaltung beider Anteile des Striatum, sowohl des N. caudatus, als auch des Putamen anzustreben sein.

drückungen der Gestalt" auf, wie sie sich durch die allgemeinen Formveränderun-
gen des Gehirns erklären ließen. Bianchi und d'Abundo fanden zwar beim Hund
nach Zerstörung des Gyrus sigmoideus Verkleinerung von Streifenhügel und Linsenkern und Wucherung der Glia, Marinesco bei Hunden und Affen nach Entfernung
der Stirnlappen degenerierte Fäserchen im Streifenhügel; doch betraf diese Degeneration vorwiegend Durchgangsfasern und die leichte Atrophie, welche die letztgenannten Autoren nach Rindenentfernung beobachteten, ist nach Déjérine und
Cajal schon durch das Verschwinden der Kollateralen und Resorption der hindurch-
gehenden Fasern zu erklären. Auch konnte ich mich an Rattengehirnen, bei welchen
H. Elias und ich halbseitige Decorticierung aus anderen Gründen vornahmen,
überzeugen, daß die Marchi-Degeneration nur durch das Striatum durchziehende
Fasern betrifft (unveröffentlichte Beobachtungen). Fällen, wie beispielsweise dem
von Fickler, wo der durch eine Erweichung bedingte Untergang des Hemi-
sphärenmarks von einer Atrophie des Nucl. caudatus und Putamen begleitet
war, kommt keine Beweiskraft zu. Denn in diesem Falle bildete das Striatum
einen Teil der Cystenwand, konnte also schon rein mechanisch geschädigt sein.
Gegen eine innigere Verbindung von Streifenhügel und Cortex spricht auch,
daß Probst nach Schweifkernläsion bei der Katze, Wilson nach Zerstörung
des Linsenkerns bei Affen keine Faserdegeneration zur Rinde verfolgen konnten. Immerhin muß zugegeben werden, daß das retikulierte corticocaudale
Bündel (Fasciculus fronto-occipitalis) vielleicht Rinden-Caudatus-Fasern führt
(Obersteiner-Redlich), jedoch ist diese Verbindung experimentell noch nicht
sichergestellt. Anton und Zingerle betrachten beispielsweise dieses Bündel
als Durchgangsstation von Fasern der inneren Kapsel. Economos Befund von
Marchi-Degenerationen, die vom Corpus striatum radiär zur Hirnrinde aus-
strahlten, in einem Falle von totaler Nekrose des Putamens kann ebensogut durch
eine gleichzeitige Läsion der den Herd durchsetzenden Fasern entstanden sein,
wie auch C. und O. Vogt hervorhoben, die bezüglich der Verbindungen des Striatum zu ganz ähnlichen Schlüssen gekommen sind, wie ich sie in meiner Arbeit
über die Kerne im Vorderhirn der Säuger gezogen habe.

Diese beiden Tatsachen der mangelnden Differenzierung und der Unabhängigkeit des Striatums von der Cortexentwicklung in der ganzen Säugetierreihe, seiner
auffallenden Mächtigkeit beim Menschen wie bei den niedrigsten Mammaliern,
weisen darauf hin, daß wir es hier mit einem Gebilde zu tun haben, welches mit
den so wechselnden Funktionen der willkürlichen Motilität und der nicht minder
schwankenden Aufnahmefähigkeit für Sinneseindrücke keinen direkten Zusammenhang haben kann. *Wir müssen Beziehungen zu Leistungen annehmen, welche
dem Willen des Individuums bis zu einem gewissen Grade entzogen sind, konstant
in der Säugetierreihe bis hinauf zum Menschen vorkommen, also zu autonomen
Leistungen ganz allgemein gesprochen.*

In welcher Richtung sind nun diese autonomen Funktionen zu suchen? Aronsohn und Sachs haben bekanntlich zuerst genauer die Abhängigkeit der *Wärmeregulation* vom Streifenhügel bewiesen, indem sie zeigten, daß isolierte Verletzungen von Hirnrinde und Mark keinen Einfluß auf die Wärmeregulation hatten,
dagegen Einstiche, welche im Streifenhügel vom hinteren Ende des Septum pellucidum nach vorne und außen verliefen, eine Hyperthermie zur Folge hatten, welche
auf eine gesteigerte Wärmebildung bezogen werden mußte, da Kontraktion der

Hautgefäße, welche eine verringerte Wärmeabgabe hätte bedingen können, fehlte. Die Tatsache des Wärmestichs kann heute, nachdem die Versuche von Aronsohn und Sachs eine vielfache Bestätigung erfahren haben (Richet, Baginski und Lehmann, Girard, H. White, Ito, Sawadowski, Schüller; demgegenüber nur Mosso), nicht geleugnet werden. Ebenso darf man annehmen, daß eine *gesteigerte Wärmeproduktion* einen der wesentlichsten Faktoren des Zustandekommens dieser Hyperthermie darstellt (Richet, Girard, White, Schultze) und daß diese erhöhte Wärmeproduktion vor allem auf eine *Beteiligung der Bauchdrüsen neben erhöhten Umsetzungen in der Muskulatur* zurückzuführen ist. Denn Ito fand die Temperatur nach Wärmestich besonders im Duodenum gesteigert, weshalb er an eine erhöhte Tätigkeit des Pankreas denkt, ähnlich Lépine. Hirsch, Müller und Rolly fanden, daß die Lebertemperatur vor der Muskeltemperatur und viel stärker als diese ansteigt, und konnten im Gegensatz zu älteren Angaben nachweisen, daß der Wärmestich auch am vollkommen curarisierten Tiere wirksam ist, was auch Sinelnikow bestätigte. Die Angabe von Rolly, daß der Wärmestich bei glykogenfrei gemachten Kaninchen unwirksam sei, ist aber bestritten worden (Senator und Richter) und es soll nicht geleugnet werden, daß neben der gesteigerten Tätigkeit der Verdauungsdrüsen auch andere Faktoren beteiligt sind. Fand ja Schultze trotz Vagus- und Splanchnicusresektion den Wärmestich wirksam; seine Versuche lassen allerdings den Einwand zu, daß die Leber durch die Vagus- und Splanchnicusdurchschneidung noch nicht ganz von ihren nervösen Verbindungen getrennt ist, da sie noch aus dem Grenzstrang stammende, in den Hilus eintretende Nerven empfängt, wie schon Hirsch, Müller und Rolly hervorheben. Vor allem aber weisen die Versuche von Freund und Janssen darauf hin, daß bei Einstich ins Corpus striatum auch Erregungen zur Skelettmuskulatur geleitet werden, welche dieselbe auf dem Wege der periarteriellen Nerven erreichen und hier gesteigerte Oxydationen auslösen, ohne daß es zu merkbaren Änderungen im Kontraktionszustand zu kommen braucht.

Die Tatsache des Wärmestichs und einer durch ihn ausgelösten gesteigerten Wärmeproduktion, die zum Teil auf einer erhöhten Drüsentätigkeit, zum Teil auf Erhöhung des Muskelstoffwechsels beruht, kann demnach als feststehend angesehen werden. *Zweifelhaft* ist nur, ob diese Versuche die Existenz eines *Wärmezentrums* im Corpus striatum beweisen [1]. Schon Aronsohn und Sachs bemerkten, daß sie Hyperthermie nur erzielten, wenn die mediale Seite des Corpus striatum verletzt wurde, was auch H. White hervorhob. Daß dies wahrscheinlich darauf beruht, daß durch einen an der Innenseite des Striatums verlaufenden Stichkanal der Ventrikel eröffnet wird (vgl. bezüglich der Beziehung des Ventrikels zum N. caudat. Abb. 29), geht aus den Angaben von Baginski und Lehmann, Girard u. a. hervor. Guyon führt die Temperatursteigerung direkt auf eine Reizung der Ventrikelwand zurück, welche Zentren in der Medulla oblongata erregen soll. Daß Ventrikelblutungen zu Hyperthermie führen können, zeigt neuerdings der Fall von Müller und Glaser. Für die Mehrzahl der klinischen Beobach-

---

[1] Ausgehend von der temperaturherabsetzenden Wirkung mancher zentral erregender Gifte (Krampfgifte, wie Pikrotoxin, Campher) denkt H. H. Meyer daran, daß vielleicht ein dem Wärmezentrum analoges *Kühlzentrum* existiert. Die anatomische Abgrenzung eines solchen Zentrums ist vorderhand noch nicht gelungen.

tungen von Hyperthermie bei Striatumaffektion gilt darum der Einwand, daß die Ventrikelwand gereizt wurde (z. B. zwei Fälle von Erb, Fall von Thöle), zum Teil war in den Fällen der Literatur das Centrum semiovale (Bourneville) bzw. der Thalamus mit zerstört (Pasteur, H. White). Auch in der interessanten Beobachtung von Hinsch, welche über Temperatursteigerung nach einer Gehirnpunktion berichtet, die beiderseits mikroskopisch nachweisbare Elemente des Streifenhügels zutage förderte, ist Eröffnung des Seitenventrikels notiert. Volland beobachtete allerdings, daß nach operativer Entfernung einer traumatischen Stirnhirncyste remittierendes Fieber trotz Fehlens meningitischer Erscheinungen auftrat, und berichtet, daß sich bei der Sektion weder eine Entzündung, noch eine Kommunikation mit den Ventrikeln fand, die Cyste vielmehr

bloß vom Stirnhirn auf das Marklager und den vorderen Teil des Corpus striatum übergriff. Beim Mangel einer histologischen Untersuchung ist allerdings angesichts des dauernden Liquorabflusses in diesem Fall eine Eröffnung des Seitenventrikels nicht ganz auszuschließen.

Insbesondere Jacobj und Römer haben zu beweisen gesucht, daß die Hyperthermie der früheren Versuche durch Reizung der in der Ventrikelwand befindlichen nervösen Apparate zu erklären sei. Sie zeigten beispielsweise, daß man die nach Eröffnung des Ventrikels auftretende Hyperthermie neuerlich hervorrufen kann, wenn man in denselben Carbolsäure, Argentum nitricum oder Sublimat bringt, daß Einbringen von Hypophysenextrakt in den Ventrikel die durch den Gehirnstich gesetzte Hyperthermie erniedrigt usw.

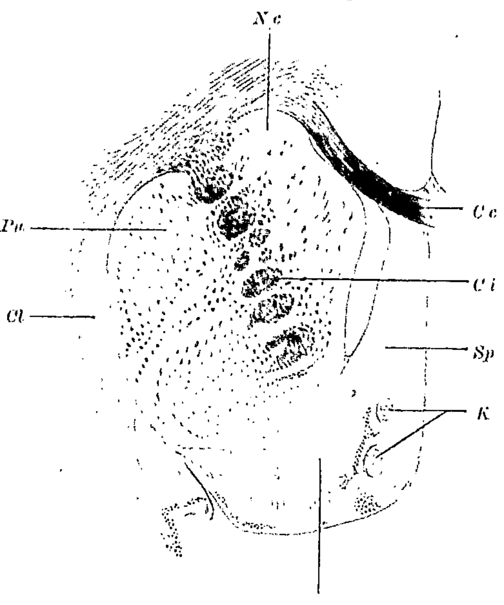

Abb. 29. Hapale ursula. *C c* Corpus callosum, *C i* Capsula interna, *Cl* Claustrum, *K* kugelige Zellgruppen im ventralen Gebiet des Sept. pellucidum, lateral davon und ventral vom Kopf des N. caud. Begleitzellen des Streifenhügels, *N c* Nucl. caudat., *N acc s* Nucl. accumbens septi, *Pu* Putamen, *S p* Septum pellucidum.

Aus allen diesen Tatsachen kann aber nur der eine Schluß gezogen werden, daß die *Berührung der Ventrikeloberfläche* einen Reiz darstellt, welcher *in den zentralen Mechanismus der Wärmeregulation eingreift.* Dieser Mechanismus muß sich aber in Ganglienmassen abspielen, welche wohl durch die Reizung der Ventrikelwand resp. subependymaler Fasern bloß sekundär betroffen sein können, deren Tätigkeit aber doch erst diesen Mechanismus ausmacht. So meinen ja Jacobj und Römer selbst, daß Hypophyse und Gehirnplexus, welchen sie eine maßgebende Bedeutung bei der Wirkung des Wärmestichs zuschreiben, auf die in den Großhirnganglien zerstreuten Regulationszentren durch Beeinflussung ihres Blut- und Lymphstroms wirken. Ohne hier in die Diskussion über die Berechtigung dieser Anschauung einzugehen, sei nur hervorgehoben, daß Isenschmid und Schnitzler nach Abtragung des Ependymbelags des III. Ventrikels und des darunter liegenden Gewebes keine

Änderung der Körpertemperatur feststellen konnten, daß also die von Jacobj und Römer angeführten Tatsachen *nicht gegen die Existenz wärmeregulierender Zentren sprechen*. Die Frage ist nur, welche Rolle hierbei das Striatum spielt. Die Versuche der letzten Jahre, welche wir schon näher angeführt haben (siehe Thalamus), haben immer mehr gezeigt, daß das Tuber cinereum mit Wahrscheinlichkeit vor allem für die Wärmeregulation unentbehrlich ist. Es sei nur nochmals erinnert, daß Isenschmid und Krehl nach Abtrennung des Vorder- und Zwischenhirns von ihren caudalen Verbindungen Aufhebung der Wärmeregulation, nicht aber nach Abtrennung des Vorderhirns allein beobachteten, daß ferner Isenschmid und Schnitzler speziell nach Ausschaltung des Tuber cinereum völlige Störung der Wärmeregulation feststellten.

Daraus ergibt sich jedenfalls, daß die zentrale Wärmeregulation des Säugers an die Existenz des Tuber cinereum gebunden, das *Corpus striatum* dagegen zum Zustandekommen jener Regulationen, welche eine Konstanz der Körpertemperatur trotz Schwankungen der Außentemperatur ermöglichen, *entbehrlich* ist. Damit ist aber natürlich noch keineswegs gesagt, daß Erregungen vom Striatum nicht *regulierend* auf die im Tuber cinereum lokalisierten Mechanismen *einzuwirken* vermögen. Ist es ja eine allgemeine Eigentümlichkeit der autonomen Innervationen, daß sie aus mehreren, kettenförmig angeordneten Neuronen aufgebaut sind, und so meinen auch Isenschmid und Schnitzler selbst, daß dem Tuber cinereum vielleicht Impulse vom Corpus striatum zufließen. Im Sinne solcher, vom Striatum ausgehender Erregungen schienen insbesondere Versuche zu sprechen, die Barbour angestellt hat. Schon aus Versuchen von Kahn an Hunden hatte sich ergeben, daß die Temperatur des in den Kopf einströmenden Blutes für den Erregungszustand der Wärmezentren von maßgebender Bedeutung ist, nachdem lokalisierte Erwärmung des Carotidenblutes trotz Gleichbleibens der Körpertemperatur die gleichen Regulationen auslöst wie Erwärmen des gesamten Organismus (Tachypnoe, Schwitzen, Erweiterung der Hautgefäße). Auf die Frage nun, welche Zentren durch die Bluttemperatur in ihrem Erregungszustand verändert werden, suchte Barbour dadurch eine Antwort zu geben, daß er an Kaninchen zunächst Hyperthermie durch Stich ins Corpus striatum erzeugte; zum Einstich wurde eine doppelläufige Kanüle verwendet, die abwechselnd von warmem bzw. kaltem Wasser durchströmt werden konnte, so daß eine lokalisierte Erwärmung bzw. Abkühlung des Corpus striatum möglich war. Es zeigte sich nun, daß Durchströmen mit warmem Wasser zu einem Absinken, lokalisierte Abkühlung zu einem Wiederansteigen der Temperatur führte, was Barbour und Prince noch 2 Wochen nach Einführen der Kanüle beobachten konnten. Es schienen also tatsächlich vom Striatum ausgehende Impulse auf die im Tuber gelegenen Wärmezentren regulierend zu wirken und der Gedanke lag nahe, daß normalerweise Änderungen der Bluttemperatur den Erregungszustand des Striatums und damit der tiefer gelegenen Wärmezentren beeinflussen können[1]; und zwar würde aus den Barbourschen Versuchen hervorgehen, daß Erhöhung der Bluttemperatur auf das Striatum im Sinne einer Dämpfung, Herabsetzung der Bluttemperatur im Sinne einer Steigerung des Erregungszustands zu wirken vermag

---

[1] Es ist natürlich nach diesen Versuchen nicht auszuschließen, daß die Bluttemperatur nicht nur auf dem Umwege über das Corpus striatum, sondern auch direkt den Erregungszustand tieferer Zentren, z. B. des Tuber cinereum beeinflussen kann.

(s. Meyer-Gottlieb), während wir beispielsweise vom Cortex aus den Versuchen von Trendelenburg wissen, daß Abkühlung einen lähmenden, Erwärmen einen erregenden Einfluß hat. Ob nun wirklich das Striatum entgegen anderen Zentren auf Temperaturänderungen zu reagieren vermag, machen Versuche von Cloetta und Waser zweifelhaft. Auch lassen die Experimente von Moore, sowie Sachs und Green Zweifel daran aufkommen, ob es sich in den Barbourschen Versuchen tatsächlich um eine isolierte Einwirkung auf das Striatum handelte, so daß gegenüber zu weitgehenden Schlußfolgerungen aus diesen Versuchen Vorsicht geboten erscheint.

Jedenfalls ist aber zuzugeben, daß unsere Kenntnisse über die *absteigenden striären* Verbindungen *im Sinne einer Beeinflussung hypothalamischer Zentren* vom Striatum aus sprechen. Die frühere Anschauung direkter striato-thalamischer Fasern (Edinger, Déjérine) mußte schon nach den Versuchen von Probst aufgegeben werden, der nach isolierten Schweifkernläsionen alle aus dem Nucl. caudatus entspringenden Fasern im Glob. pallidus endigen sah, Befunde, welche von Grünstein bestätigt wurden. Der Glob. pallidus sammelt demnach die striofugalen Impulse; die in der Hauptsache in der Linsenkernschlinge und in den Fibr. perforantes verlaufende pallidofugale Faserung sei nur insoweit kurz besprochen, als sie für die hier interessierende Fragestellung der Beziehungen des Striatums zum Hypothalamus in Frage kommt. Am einwandfreisten nachweisbar ist die durch Fibr. perforantes gebildete Verbindung zum Corpus Luysii, wie die Fälle von Monakow, Mahaim, Bischoff, Wilson, Economo und auch vergleichend-anatomische Untersuchungen erweisen (Marburg, Spiegel). Nicht so eindeutig erscheint die Abhängigkeit des zentralen Höhlengraus von der Linsenkernschlinge; ein Einstrahlen der um den Pedunculus sich schlingenden (Ansa peduncularis) bzw. ihn durchsetzenden Faserung ins zentrale Höhlengrau des vorderen Sehhügels beobachteten Edinger, Monakow, Déjérine. Während Langley und Grünbaum nach Entfernung der Hemisphäre und des Corpus striatum einer Seite keine bemerkenswerte Degeneration der grauen Substanz ventral vom eigentlichen Thalamus opticus beobachteten und auch Wilson degenerierende Fasern aus dem Forelschen Feld H_2 zum Tuber cinereum vermißte, gibt Monakow eine Verbindung zu demselben an, auch nach Déjérine, Grünstein sollen in diese Region Fasern ziehen, welche aus dem Linsenkern kommen. Neuerdings beschreibt Greving außer einem Tr. striohypothalamicus zum Corpus Luysii den schon erwähnten Tr. frontotuberalis aus der Ansa peduncularis zu den Tuberkernen und schließlich einen Tr. fronto-supraopticus, dessen Ursprung im Striatum aber höchstens vermutet werden kann.

Es stehen also die Ganglienmassen des Hypothalamus in Abhängigkeit vom Striatum, und dieses erscheint in den Mechanismus der autonomen Innervationen, welche vom Hypothalamus aus beeinflußt werden, im speziellen insbesondere in den Mechanismus der Wärmeregulation eingeordnet. Karplus und Kreidl meinen selbst (III. Mitteilung), daß die von ihnen im Hypothalamus gefundene Reizstelle von Fasern der Linsenkernschlinge durchzogen wird und daß sich nicht ausschließen läßt, daß die Linsenkernschlinge in das hypothalamische Zentrum eingeschaltet ist.

Gestatten nun die bisher vorliegenden Experimente, resp. die Klinik von Striatumläsionen, abgesehen von dem schon erwähnten Wärmestich, der ja eine Beziehung vor allem zu Drüseninnervationen, bzw. zu Stoffwechselvorgängen wahrscheinlich macht, die Beziehungen des Corpus striatum zu autonomen Funktionen näher zu präzisieren?

Es liegt allerdings eine Reihe von *experimentellen Beobachtungen* über die Beeinflussung der verschiedensten glattmuskeligen Organe bei Reizung des Striatums vor. So wurden beobachtet: Pupillenerweiterung (Kocenovski), Schluckbewegungen (Pachon und Delmas-Marsalet), Beeinflussung der Magenmotilität (Hlasko, Openchowski, Kardiaöffnung), der Kontraktionen des Uterus (Körner) und der Blase (Valentin; negiert von Bechterew, Schüller), schließlich Änderungen im Kontraktionszustand der Gefäße (Blutdrucksteigerung Danilewski, Stricker, Ott, Prus, Schüller, Bechterew), einigemal auch Blutdrucksenkung Danilewski, Stricker, Ott, Bechterew). Bei der Beurteilung dieser Reizversuche hat man sich aber vor Augen zu halten, daß die corticofugale Faserung, besonders bei Tieren, kein scharf abgegrenztes, geschlossenes System bildet, sondern in zahlreichen, auf ein ziemlich weites Areal zerstreuten Bündeln das Striatum durchsetzt, und daß diese Bündel nicht nur zur Skelettmuskulatur, sondern auch zu den verschiedensten inneren Organen Impulse zu leiten vermögen (vgl. nächster Abschnitt). Man muß daher ausschließen, daß es sich um eine Wirkung auf diese das Striatum durchsetzende Faserung handle, bevor man Schlußfolgerungen über die Existenz striärer Zentren dieser Organe aus diesen Reizversuchen zieht. So hat schon Schüller für die bei Reizung des N. caudatus zu erzielenden Körperbewegungen bzw. die Atmungsbeschleunigung gezeigt, daß diese nach Rindenexstirpation und sekundärer Degeneration der absteigenden Kapselfasern nicht mehr hervorgerufen werden konnte, und vermutet ähnliches auch für die Blutdruckveränderungen.

In *eigenen* experimentellen Untersuchungen in Gemeinschaft mit Takano wurde die Frage einer Beeinflussung der Pupille, der Gefäße und der Harnblase durch Striatumreizung einer Prüfung unterzogen, nachdem es sich hier um Organe handelt, die nach den Versuchen von Karplus und Kreidl bzw. Lichtenstern vom Corpus subthalamicum aus in Erregung versetzt werden können, und das Striatum, wie erwähnt, in faseranatomischer Verbindung mit dem Luysschen Körper steht. Ein sicherer Effekt auf die *Harnblase* war aber überhaupt nicht zu erzielen. Bei faradischer Reizung des Striatums nach Querdurchtrennung des Gehirns bei Katzen (10 mm hinter dem S. cruciatus) und Ausräumung des frontal von der Schnittfläche gelegenen Gehirnanteils konnten weder Kontraktionen der freigelegten, mit Ringer feucht erhaltenen Blase beobachtet werden, noch konnte nach Einführung eines Glasröhrchens in die Blase und Verbindung desselben mit einem Wassermanometer Drucksteigerung beobachtet werden, sofern dafür Sorge getragen war, daß die Bauchmuskulatur zur Seite präpariert war und infolgedessen verhindert wurde, daß durch deren Kontraktionen ein Druck auf die Blase ausgeübt wurde. Dies steht im Einklang mit der Angabe von Schüller, daß er nach Curarisierung keine Druckänderungen des Blaseninhalts bei Reizung des N. caudatus beobachten konnte.

Ziemlich leicht ließen sich dagegen bei Katzen *Pupillenbewegungen* (meist beiderseitige Erweiterung, einmal Verengerung mit anschließendem Hippus) durch Reizung des Striatums am Querschnitt auslösen, jedoch war dieser Effekt in der Regel mit Augenbewegungen zur Gegenseite verbunden und war ebenso wie diese nicht mehr auslösbar, wenn mehrere Wochen vor dem Reizversuch Stirnhirn und motorische Region dieser Seite abgetragen worden waren. Diese Versuche weisen demnach darauf hin, daß die *corticofugalen Bahnen*, welche Impulse *für* die äußeren *Augenmuskeln*, *wie* auch *für die Pupillen* enthalten, *in nahe topische Beziehung zum Striatum treten*, ohne aber Anhaltspunkte für besondere Pupillenzentren in diesem Ganglion zu liefern. Wir müssen vielmehr annehmen, daß die corticalen Impulse, welche zum C. subthalamicum geleitet werden, *ohne Unterbrechung das Striatum durchsetzen.*

Ganz ähnlich wurde zum Studium der *Blutdruckwirkungen* vorgegangen. Bei Katzen wurde 2—6 Wochen nach Zerstörung der motorischen Region einer Seite (rechts) ein Frontalschnitt durch beide Hemisphären in verschiedener Entfernung vom S. cruciatus, meist 10 mm hinter demselben angelegt; durch Entfernung des vor der Schnittfläche gelegenen Hirnanteils wurde das

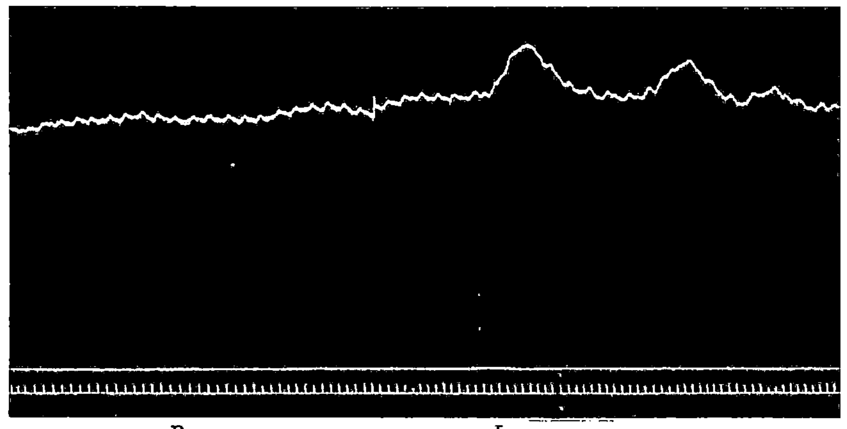

Abb. 30. Katze. *R* Motorische Region am 24. I. 1928 exstirpiert. Am 22. II. 1928 wird 10 mm hinter dem linken S. cruciatus ein Frontalschnitt durch beide Hemisphären angelegt, die vor der Schnittfläche gelegenen Hirnteile werden entfernt. Carotisblutdruckschreibung (80 mg Hg vor der Reizung). Mit 7 cm RA wird das rechte (*R*) und linke (*L*) Striatum gereizt. Bewegungen bei *L*, nicht bei *R*. Versuch mit Takano. Zeit in Sekunden.

Striatum der Reizung zugänglich gemacht und nun abwechselnd dieses Ganglion mit gleicher Stromstärke auf der linken und rechten Seite unter gleichzeitiger Registrierung des Carotidendrucks gereizt. Es ergab sich regelmäßig, daß vom Striatum der linken Seite, dessen durchsetzende corticofugale Faserung nicht degeneriert war, Blutdruckschwankungen (meist im Sinne der Steigerung (Abb. 30), vereinzelt auch Senkung, vgl. Abb. 31) zu erzielen waren, während die Reizung des Ganglions der rechten Seite, auf welcher die Kapselfaserung zur Degeneration gebracht worden war, den Blutdruck unverändert ließ (vgl. Abb. 30). Es ist demnach bisher noch für kein glattmuskeliges Organ der Beweis erbracht, daß dessen Kontraktionszustand durch Reizung der Zellen des Striatums selbst verändert werden könne, und es müssen die *bisherigen Ergebnisse der Reizversuche bloß auf Erregung corticofugaler Fasern zurückgeführt werden,* die nur in innige topische Beziehung zum Striatum treten.

Auch die in der Literatur zitierten *pathologischen Beobachtungen* von Blasenbzw. Mastdarmstörungen bei Affektionen der Streifenhügel (Bright, Hutchin-

son, Rezek, Czyhlarz-Marburg, Homburger) stellen keine isolierten Herde
der Striata dar, die Capsula interna bzw. das Marklager erscheint in diesen Fällen
mitbetroffen, andererseits kann auch bei beiderseitigen Herden Blasenstörung
fehlen (Hebold, Reichel), so daß man nicht ohne weiteres von einem Zentrum
der Blaseninnervation im Corpus striatum sprechen kann. Ähnliche Bedenken
entstehen gegenüber der Verwertung vasomotorischer Störungen bei Herden in
diesen Ganglien (Monakow, Tonnini, Kaiser, Guiccardi-Petrazzini) und
es muß auf Grund unserer oben erwähnten experimentellen Erfahrungen die Anschauung vertreten werden (vgl. Minor), daß solche Störungen bloß auf Läsion
durchziehender, corticofugaler Fasern beruhen.

Neuerdings vermuten Dresel und Lewy im Glob. pallidus ein ihrem N. periventricularis übergeordnetes *Zuckerregulationszentrum* und wollen sogar neben dem
Pankreasdiabetes einen Typ der „paläostriären Zuckerharnruhr" aufstellen. Demgegenüber wurde mit Recht eingewendet (Economo), daß bei Zutreffen dieser An-
schauung zu erwarten wäre, daß in den vie-len Fällen ausgedehn-ter Pallidumerkran-kungen, die in den letzten Jahren beson-ders im Gefolge der epidemischen Ence-phalitis beobachtet wurden, Glykosurie hätte auftreten sollen, was aber relativ sel-ten der Fall ist (vgl. d'Antona). So sind

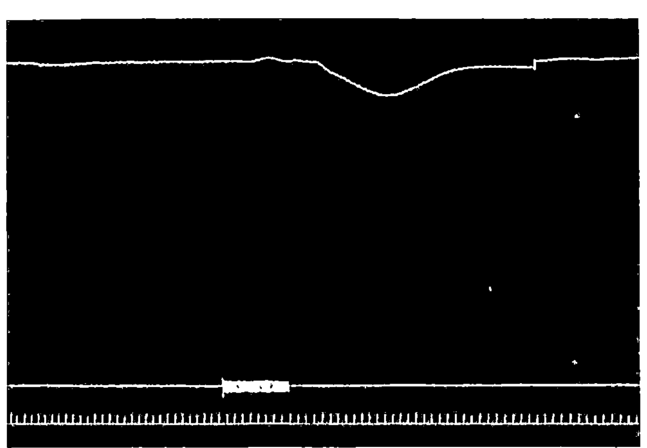

Abb. 31. Katze. Reizung des Querschnitts des normalen linken Striatums
(10 mm hinter dem S. cruciatus). RA = 6 cm. Versuch mit Takano.

denn wohl die von Dresel und Lewy bei Diabetikern gefundenen *Pallidum-
veränderungen als sekundäre Folge* der Stoffwechselstörung und nicht als Ursache
der Erkrankung aufzufassen. Bei der von Dresel an einem striatumlosen Hund
beschriebenen Blutzuckersteigerung handelte es sich bloß um eine passagere Erscheinung und es scheint nicht mit Sicherheit ausgeschlossen, daß dieselbe auf
einer durch die Operation bedingten, leichten Schädigung des Thalamus beruht.

So stehen noch immer die Erscheinungen von seiten der Skelettmuskulatur
(Hyperkinese bei Erkrankung der kleinen Zellen des Striatum; Rigor, Tremor,
Hypokinese bei Affektion besonders der großen Zellen des Glob. pallidus) im
Vordergrund der Symptomatologie dieses Hirnteils. Es war naheliegend zu vermuten, daß die Beziehungen des Pallidums zur *Tonusregulation* ebenfalls auf eine
vegetative Funktion dieses Hirnteils hinweisen, nachdem besonders im Anschluß
an Boekes Nachweis einer doppelten Innervation quergestreifter Muskeln die
Theorie einer sympathischen (de Boer) bzw. parasympathischen (Frank) Innervation des Skelettmuskeltonus aufgestellt worden war. So sehr ich mich aber
bemüht habe, in eigenen Versuchen Anhaltspunkte im Sinne dieser Theorien zu

finden, muß ich gestehen, daß alle *diesbezüglichen Versuche negativ* ausfielen und auch die diese Theorien stützenden Angaben der Literatur einer näheren Kritik nicht standhielten[1], so daß ich schon 1921 zu einer Ablehnung dieser Theorien gelangte; auch beim gegenwärtigen Stand unserer Kenntnisse scheint es mir nicht möglich, die Beziehungen der Vorderhirnganglien zur Tonusregulation im Sinne einer Einflußnahme derselben auf vegetative Innervationen zu deuten.

Zusammenfassung.

Die auffallende Gleichförmigkeit und mangelnde Differenzierung des Striatums (N. caudatus und Putamen) in der Säugetierreihe und die relative Unabhängigkeit seiner Entwicklung von der des Cortex, weiter die faseranatomischen Verbindungen dieses Ganglions bzw. des ihm untergeordneten Glob. pallidus mit hypothalamischen Zentren, welche mit dem vegetativen Nervensystem in Beziehung stehen (Corpus Luysii, Tuberregion), lassen es höchst wahrscheinlich erscheinen, daß die Vorderhirnganglien Erregungen auch zum autonomen System entsenden. Doch ist es bisher nicht gelungen, Änderungen im Zustand glattmuskeliger Organe bei Reizung des Striatums auch dann noch festzustellen, wenn die es durchsetzende corticofugale Faserung zur Degeneration gebracht war. Am ehesten weist noch immer der Wärmestich auf Beziehungen dieses Ganglions zu Drüsenfunktionen bzw. Stoffwechselumsetzungen der quergestreiften Muskulatur, welche unabhängig von Änderungen ihres Kontraktionszustands auftreten können. Der Rigor, der insbesondere bei Pallidumerkrankungen beobachtet wurde, kann dagegen solange nicht als Beweis einer Beziehung der Vorderhirnganglien zum vegetativen Nervensystem herangezogen werden, als die Theorien einer vegetativen Innervation des Skelettmuskeltonus noch durchaus hypothetisch sind.

Die Hirnrinde und ihre Projektionsfaserung.

Täglich ist zu beobachten, daß *psychische Vorgänge* von Erscheinungen in der vegetativen Sphäre, von Innervationsänderungen der Vasomotoren, Schweißdrüsen und Haarbalgmuskeln, Veränderung der Herzfrequenz, der Darm- und Blasenkontraktionen begleitet sein können, daß die Erregungsfähigkeit der Geschlechtsorgane durch lust- oder unlustbetonte Vorstellungen gefördert oder gehemmt werden kann; von einwandfreien Untersuchern wird über *willkürliche* Kontraktionen der glatten Muskulatur des Auges (vgl. Bechterew, Liebrecht, Lewandowsky, Goldflam), ja sogar über willkürliche Änderungen der Herzfrequenz (Tarhanov, White), der Innervation der Arrectores pilorum (Maxwell, Chalmers, Königsfeld und Zierl) berichtet. Alle diese Tatsachen, die immer wieder zum Beweis einer corticalen Vertretung autonomer Funktionen herangezogen werden, sollen hier, als allgemein bekannt, nicht näher erörtert werden.

Niemand wird heute wohl daran zweifeln, daß auch der Cortex in den zentralen Mechanismus der autonomen Innervationen eingeschaltet sein kann, nur darüber gehen die Meinungen auseinander, *ob* man wohl *abgrenzbare Zentren* für die einzelnen vegetativen Funktionen und Organe annehmen darf, wie sie beispiels-

---

[1] Ausführliche Darstellung dieser Fragen in meinem „Tonus der Skelettmuskulatur". II. Aufl. Berlin, Julius Springer 1927.

weise Bechterew bis ins Detail feststellen zu können glaubt, *oder ob* diese Funktionen von den *verschiedensten Teilen des Cortex ziemlich in gleicher Weise* beeinflußbar sind, wie es L. R. Müller mit Konsequenz vertritt. Das schärfste Lokalisationsbestreben, welches den subcorticalen Ganglien übergeordnete Zentren darzustellen sucht, steht der Meinung gegenüber, daß der Cortex für die vegetativen thalamischen Zentren nur Peripherie darstellt, daß die corticofugalen Bahnen für diese Zentren ebenso afferenter Natur sind, wie die aus dem Rückenmark oder der Oblongata aufsteigenden (Allers). Ein ähnlicher Streit, wie er um die Abgrenzung von Rindenzentren für die willkürlichen Bewegungen und die Sinnesempfindungen geführt wurde, wiederholt sich aufs neue.

Es ist ja wahr, daß die Beeinflußbarkeit des vegetativen Lebens durch Affekte nicht als Beweis umschriebener corticaler Zentren verwertet werden kann, nachdem „*Psychoreflexe*" anscheinend *schon von tieferen Ganglien*, vor allem vom Thalamus opticus, geleistet werden können. So hat sich gezeigt, daß das psychogalvanische Phänomen (Intensitätsschwankungen eines durch den Körper geleiteten oder daselbst entstehenden Stroms bei psychischen Vorgängen, wahrscheinlich infolge Funktionsänderung der Schweißdrüsen, Féré, Tarchanoff, Veraguth, Gildemeister) auch nach Großhirnentfernung wenigstens bei Fröschen und Katzen nachweisbar ist (Schilf u. Schuberth) und erst nach Mittelhirndurchtrennung fehlt (Dennig). L. R. Müller hebt hervor, daß durch Schwankungen der Stimmung das gesamte cerebrospinale Nervensystem beeinflußt wird, er führt des näheren aus, daß durch sie nicht nur die segmentalen Zentren der Erektion und Ejaculation, sondern auch solche für die Tränendrüsen, Pupillen, Vasomotoren, Schweißdrüsen, Haarbalgmuskeln gefördert oder gehemmt werden. Diese Umstände gestatten aber meines Erachtens, die Existenz corticaler Zentren weder als bewiesen anzunehmen, noch sie zu negieren, denn der gleiche Gedanke läßt sich ja auch auf die willkürliche Muskulatur übertragen. L. R. Müller beschreibt selbst, wie die Geschlechtslust das ganze cerebrospinale Nervensystem in seinem Turgor erhöht, auch die kompliziertesten Willensakte beeinflußt, und niemand wird es heute einfallen, darum die Existenz umschriebener corticaler Zentren der willkürlichen Muskulatur zu leugnen. Noch weniger läßt sich aus der Tatsache, daß die Rinde der bewußten Wahrnehmung und Handlung dient, ableiten, daß sie keine Zentren für die vegetativen Funktionen enthält; die eine Funktion schließt ja keineswegs die andere aus.

Ebenso muß zugegeben werden, daß die *willkürliche* Beeinflussung der Pupillen in der Regel auf dem Umwege über Vorstellungen (z. B. des in die Ferne Blickens bei willkürlicher Erweiterung) und nicht als direkter Ausfluß eines Willensimpulses zustande kommt. Weiter wissen wir, daß der Haabsche Vorstellungsreflex (Pupillenverengerung bei Vorstellung einer starken Lichtquelle) auch bei Vorstellung einer großen Muskelanstrengung auftreten kann (Piltz). Marburg meint, daß mit der Vorstellung einer Muskelleistung eine geringfügige Anspannung der Muskulatur parallel geht, die gerade im M. orbicularis oculi erfolgt und dadurch zur Auslösung des Orbicularisphänomens (Verengerung der Pupille bei Bewegungsintention zum Augenschluß) führen kann. Damit ist wohl ein *Teil der Fälle von sogenannter willkürlicher Beeinflussung der Pupillen als Mitbewegung* zu deuten. Ähnlich meint L. R. Müller, daß bei der willkürlichen Entleerung des Enddarms, bei der Adaption der Linse für die Nähe die Innervation der glatten Muskulatur erst durch die Kontraktionen der willkürlich innervierten quergestreiften Muskulatur angeregt wird. Er vermutet (ohne es näher beweisen zu können), daß durch die willkürliche Innervation der quergestreiften Muskulatur am Beckenboden und durch das Nachlassen des quergestreiften M. compressor urethrae ein Reflex im vegetativen Nervensystem ausgelöst wird, der der Harnausstoßung zugrunde liegt, er glaubt, daß das Großhirn die Harnentleerung zwar einleitet, aber nur Zentren der quergestreiften Muskulatur am Beckenboden enthält. Auch für den Schluß der Harnentleerung nimmt er an, daß die Kontraktion des glatten M. sphincter vesicae und die Erschlaffung des Detrusor sich an die willkürliche Innervation des M. ischiocavernosus und bulbocavernosus anschließt, ähnlich glaubt er auch, daß die Kontraktion der glatten Muskulatur der Linse an die Innervation der Mm. recti interni gebunden ist, muß aber selbst zugeben, daß auch Einäugige für die Nähe akkommodieren können, und neuerdings zeigen besonders Versuche von Eidelberg und Kestenbaum, daß Akkommodation ohne Konvergenz möglich ist.

Je mehr man in die Frage der willkürlichen Innervation der glatten Muskulatur einzudringen sucht, desto mehr zeigt sich, daß es *unmöglich* ist, überhaupt *eine scharfe Grenze zwischen willkürlicher und unwillkürlicher Muskulatur* aufzustellen (ähnlich Lewandowsky). Von Ausnahmefällen abgesehen, können wir vom Cortex in der Regel nur Intentionen zu Bewegungskombinationen abgeben, haben aber die Kontraktion des *einzelnen*, quergestreiften „willkürlichen" Muskels in der Regel kaum mehr in unserer Gewalt wie die Kontraktion der Pupillen. Ich will nur das Ellbogengelenk beugen, welche Muskeln dabei innerviert werden, ist bei Fehlen eines besonderen Trainings in der Regel dem Willen entzogen, ebenso will ich nur in der Nähe sehen, dabei ist die Kontraktion meiner quergestreiften Recti interni ebensosehr oder ebensowenig dem Willen unterworfen wie die gleichzeitig erfolgende Zusammenziehung des glatten M. sphincter iridis oder des Ciliarmuskels. Wenn unsere Fähigkeit entwickelt ist, Impulse zur Auslösung von Bewegungskombinationen im Bereiche der quergestreiften Muskulatur abzugeben, während die glatte Muskulatur unserem Willen mehr entzogen bleibt, so mag zum Teil auch der Umstand mit spielen, daß wir von Kindheit an Gelegenheit haben, die Bewegung der willkürlichen Muskulatur zu kontrollieren und zu üben, den Effekt abzuschätzen und zu variieren, während die Bewegung der glatten Muskulatur der Eingeweide der Kontrolle unseres Gesichts- und Tastsinnes entzogen ist.

Man sieht, die aus der täglichen Erfahrung geholten Argumente können weder im Sinne einer strengen Lokalisation noch gegen sie verwendet werden und es entsteht damit die Frage nach den *experimentellen und klinischen Beobachtungen* von Zustandsänderungen innerer Organe bei Reizung bzw. nach Ausschaltung umschriebener Rindenareale [1].

Für die *Harnblase* hatte schon Bochefontaine angegeben, daß beim Hunde Reizung an vier Punkten der den Sulcus cruciatus umgebenden Windung Blasenkontraktion bewirkt; auch François Franck erzielte bei Reizung im Gebiete der motorischen Region Kontraktion und Erschlaffung des Sphincter bzw. Detrusor vesicae, welche von den gleichzeitig beobachteten Gefäßveränderungen unabhängig waren; Bechterew und Mislawski lokalisieren das Blasenzentrum

---

[1] Mit Rücksicht auf die ausführliche Darstellung der älteren Befunde bei Bechterew sollen nur die weiter hinzugekommenen Tatsachen eine eingehendere Besprechung erfahren.

speziell in den inneren Teil des vorderen und hinteren Abschnitts des Gyrus sigmoideus. Nach Meyers Untersuchungen im Bechterewschen Laboratorium ist der Sphincter urethrae in die lateralen hinteren Teile des Gyrus sigmoideus zu verlegen; Frankl-Hochwart und Fröhlich fanden 1 cm hinter dem Sulcus cruciatus eine Stelle, von welcher sowohl Zusammenziehung als auch Erschlaffung des Sphincter vesicae zu erzielen war.

Hatten schon die Tierexperimente ergeben, daß die Blase von Teilen der motorischen Region beeinflußt werden könne, so zeigten auch Beobachtungen der menschlichen Pathologie, daß bei Affektionen, welche die Zentralwindungen betreffen, die Blaseninnervation gestört sein kann.

Auf Grund der Fälle von Troje, Jastrowitz, Steiner, Erb, Frankl-Hochwart, Pineles und eigener Beobachtungen kommen Marburg und Czyhlarz zu dem Schlusse, daß das Blasenzentrum zwischen Arm- und Beinzentrum in der *Gegend des Hüftzentrums* liegen müsse. Die corticale Blasenstörung besteht nach ihnen im wesentlichen in einer Unfähigkeit, den Sphincter zu erschlaffen, die zur Retention führt, während ein eigentlicher Blasenspasmus fehlt. Den passageren Charakter der Blasenstörung bei einseitigen Herden erklären sie damit, daß nach Broadbent bilateral symmetrisch wirkende Muskeln in jeder Hemisphäre bilateral vertreten sind, so daß erst doppelseitige Herde zu dauernden Blasenstörungen führen können (ähnlich Minkowski). Auch die Beobachtung, daß es im epileptischen Anfalle im Momente, wo der Krampf auf die Bauchmuskulatur übergeht, zum Ausspritzen des Urins kommt (Oppenheim), spricht bis zu einem gewissen Grade im Sinne einer Lokalisation des Blasenzentrums zwischen Arm- und Beinzentrum, nachdem ja im epileptischen Anfalle die einzelnen Rindenterritorien in einer gewissen Gesetzmäßigkeit entsprechend der Reihenfolge ihrer Lagerung ergriffen werden, der Tätigkeit der Bauchpresse selbst aber bei der Miktion nach den Untersuchungen von Frankl-Hochwart und Zuckerkandl nur geringe Bedeutung beizumessen ist.

Auch weitere Beobachtungen von Friedmann, Ed. Müller und Pfeifer sprechen im Sinne der von Marburg und Czyhlarz näher präzisierten Lokalisation. Demgegenüber verlegen Förster, Kleist, Kleine das Blasenzentrum in den *Lobus paracentralis* an der medialen Hemisphäre, also in die Nachbarschaft des Beinzentrums, weil sie Miktionsstörungen nur in Gemeinschaft mit Innervationsstörungen beider Beine beobachteten. Dieser Widerspruch ist aber nach A. Adler nur ein scheinbarer. In den Fällen von Betroffensein des in der Nähe des Hüftzentrums gelegenen Rindenfeldes wurde in der Regel Retention beobachtet, während in den Fällen, in welchen das Beinzentrum mitbetroffen ist, Inkontinenzerscheinungen von seiten der Blase bestehen, wie auch die eigenen Fälle Adlers zeigen. Ob die Blasenbeeinflussung durch die Rinde den Mechanismus befolgt, den Adler annimmt (Miktionshemmung durch Innervation des M. sphincter externus von der Region des Hüftzentrums aus, Innervation der Urinentleerung vom Lob. paracentralis aus durch Beeinflussung des M. sphincter internus), sei allerdings dahingestellt; denn er scheint nicht mit genügender Klarheit Spasmen der Sphincteren von deren Unfähigkeit zu erschlaffen, Reizzustände von Ausfallserscheinungen zu unterscheiden. Hier können nur genaue Beobachtungen und Analysen der einzelnen Fälle, vor allem unter *Berücksichtigung der zeitlichen Entwicklung* der Symptome, die ja schon bei den Blasenstörungen nach Rückenmarksverletzungen eine große Rolle spielt, weiter führen. Jedenfalls ist Adler beizustimmen, daß die vorhandenen Beobachtungen die Existenz zweier, vielleicht antagonistischer Blasenzentren vermuten lassen; der Einfluß derselben äußert sich wahrscheinlich in der Weise, *daß Reizung in der Gegend des Hüftzentrums zu Miktion, doppelseitige Ausschaltung zu Retention, dagegen doppelseitige Zerstörung des Lob. paracentralis zu Inkontinenz führen kann.*

Daß auch die *übrigen Beckenorgane* von Punkten beeinflußt werden können, die in enger Nachbarschaft der für die Blaseninnervation wichtigen Rindenfelder zu suchen sind, geht aus, den Versuchen von Frankl-Hochwart und Fröhlich hervor, die an derselben Stelle, welche die Kontraktionen des Sphincter urethrae beherrscht, auch den *Sphincter ani* lokalisiert fanden. Diese Stelle liegt 9 mm hinter dem S. centralis und von ihr läßt sich ähnlich wie beim Sphincter urethrae sowohl Erschlaffung als auch Kontraktion der Schließmuskulatur auslösen. Auch Bechterew lokalisiert diese Muskulatur in die Nachbarschaft des Zentrums des Sphincter urethrae, nur etwas einwärts von diesem. Beim Affen ist nach den Versuchen von Sherrington und Grünbaum das Analzentrum im hinteren Gebiet des Lob. paracentralis zu suchen, womit auch die Erfahrungen von C. und O. Vogt ziemlich gut übereinstimmen. Für den Menschen spricht eine Beobachtung von Paulian (Incontinentia urinae, Stuhlverstopfung nach Schädelverletzung über dem Scheitel) im Sinne der Nachbarschaft der die Blase und den Anus beeinflussenden Rindenstellen.

In das Bereich des Gyrus sigmoideus fallen nach den Angaben von Bechterew und Mislawski auch Stellen, von welchen aus Hemmung und Förderung der *Scheiden- und Uterusbewegungen* erzielt werden können; die genauere Angabe dieser Punkte scheint aber von geringerem Wert, nachdem Bechterew selbst zeigte, daß bezüglich ihrer Anordnung ziemlich bedeutende individuelle Variationen zu beobachten sind. Sherrington konnte auch beim Affen von der Gegend des Analzentrums Kontraktionen der Vagina auslösen. Entsprechend der Lage des Scheidenzentrums geben Bechterew und Pussep auch ein Zentrum der Erektion an, Reizung benachbarter Stellen sollen *Ejaculationen* bzw. *Sekretion der Prostata* bewirken. Die Erörterungen von Moebius, Krafft-Ebing über die Lokalisation der Geschlechtsorgane sind ebenso wie ihre Negation durch Müller und Dahl rein spekulativer Natur.

Wichtiger als theoretische Überlegungen scheint mir die Erfahrungstatsache, daß die Innervation der Beckenorgane gerade von Stellen beeinflußt werden kann, welche auf einem ziemlich kleinen Areal einander eng benachbart, innerhalb der motorischen Sphäre liegen. Dasselbe gilt auch bezüglich des *Intestinaltraktes.* Von Bochefontaine, Hlasko, Openchowski, Bechterew und Mislawski werden Stellen beschrieben, von welchen aus die Bewegungen des Pylorus wie der Kardia gehemmt und gefördert werden können, Angaben, die doch insofern übereinstimmen, als die Reizpunkte innerhalb des Gyrus sigmoideus gefunden wurden (negative Resultate bei Page-May). Wenn auch die Angaben Bochefontaines über peristaltische und antiperistaltische Darmbewegungen nach Hirnrindenreizung wegen der Beobachtung an der eröffneten Bauchhöhle heute nur mehr historisches Interesse haben, so konnten doch Pal und Berggrün nach Abtragung des Gyrus sigmoideus gesteigerte Peristaltik und Rötung des Dünndarms beobachten, Bechterew und Mislawski mittels in das Darmlumen eingeführter

Ballons nach Reizung der Hirnoberfläche im Bereiche des Gyrus sigmoideus und des diesem hinten außen anliegenden Abschnittes der zweiten Primärwindung Dünndarmkontraktionen und Dickdarmerschlaffung registrieren. Ossipow, ein Schüler Bechterews, fand in einem kleinen Areal im vorderen Teil des Gyrus sigmoideus vor dem Sulcus cruciatus ein Zentrum für Kontraktionen des Dickdarms, ja er behauptet sogar, daß es im epileptischen Anfall zu Magen- und Darmkontraktionen kommen soll, welche nach Entfernung der motorischen Rindenzone ausbleiben. Mit den Untersuchungen der Bechterewschen Schule stehen die Befunde von Pfungen in guter Übereinstimmung, der von dem von Frankl-Hochwart und Fröhlich gefundenen, hinter der hinteren Zentralwindung gelegenen Analzentrum aus Kontraktionen des Dünndarms auslösen konnte, welche manchmal auch von Dickdarmkontraktionen begleitet waren. Zugleich mit der Steigerung der Dickdarminnervation wurde ein Verschluß des Sphincter ileocoecalis festgestellt. Auch die Tatsache, daß von einer Stelle aus, deren Reizung sonst Steigerung der Pendelbewegungen oder ausgesprochene Peristaltik auslöste, auch Hemmung der Pendelwellen erzielt wurde, bestätigt, daß anscheinend im Bereiche der Zentren der glatten Muskulatur ähnliche Gesetze herrschen wie innerhalb der Skelettmuskelzentren, nachdem Bubnoff und Heidenhain die durch kräftige Rindenreizung erzielten Kontraktionen von Vorderarmmuskeln durch spätere, schwächere Reizung der gleichen Rindenstelle gehemmt sahen.

Die von Bechterew zitierten pathologischen Beobachtungen von auffallender Bulimie (Fall von Sollier und Delagenière: Absceß in der motorischen Region und im Parietallappen, Fall von Perimow: Blutung in der zweiten Stirnwindung) scheinen mir dagegen nicht im Sinne einer Lokalisation motorischer oder sekretorischer Magen-Darmzentren verwertbar, sie können ebensogut auf gestörte Organempfindungen oder Allgemeingefühle bezogen werden, die ja Bechterew selbst in Analogie mit den Zentren der Haut- und Muskelempfindung in jenen Teilen der Rinde vermutet, wo auch die Bewegungszentren der inneren Organe liegen. Wir sind über die Bedeutung der Rinde beim Zustandekommen der Hungerempfindung, ebenso beim Zustandekommen der Durstempfindung (vgl. L. R. Müller, Leschke) nicht orientiert.

Noch schwieriger als die Beeinflussung der glatten Muskulatur der Eingeweide sind die von der Rinde aus erzielten Veränderungen der *Vasomotoren* zu deuten. Es muß immerhin auffallen, daß ziemlich übereinstimmend von den verschiedenen *Experimentatoren* angegeben wird, daß von bestimmten Hirnpartien, die in der Regel innerhalb bzw. in der Nachbarschaft der motorischen Region liegen (Danilewski, Lépine, Bochefontaine, Fr. Franck, Eulenburg und Landois, Stricker, Čerevkov, Richet, Langelaan und Beyermann), wenn sie sich auch in der Regel mit ihr nicht vollständig decken (Bacchi und Bochefontaine, Bechterew u. a.), am ehesten vasomotorische Effekte erzielt wurden. Vasokonstriktion wird als der häufigste Reizeffekt beobachtet, doch werden auch Stellen angegeben, von welchen aus Vasodilatation (umschriebene Stellen im Stirnhirn, Minor) hervorgerufen wird, so daß Stricker und Bechterew sowohl vasoconstrictorische als auch vasodilatatorische Zentren annehmen. Neuerdings zeigten besonders Versuche von Dusser de Barenne und Kleinknecht, daß bei Hunden, Kaninchen und Katzen allgemeine Blutdrucksenkung bei Rindenreizung als ein sehr oft auftretendes, ja selbst als ein regelmäßiges Resultat bemerkt werden kann, wobei ein und dieselbe Stelle immer mit dem gleichen Effekt (pressorisch oder senkend) reagierte. Für die Annahme, daß die vasomotorischen Phänomene nur Teilerscheinung des durch die Reizung hervorgerufenen epileptischen Zustandes sind (François Franck, Čerevkov), könnte man anführen, daß Poppelreuter Blutdruckerhöhung eher bei Hirnverletzten mit Krampfanfällen als bei solchen ohne Krämpfe fand; gegen diese Annahme spricht aber, daß Lépine, Eulenburg und Landois, Hitzig, Bechterew nach Abtragung oder Zerstörung der betreffenden Territorien, also auch ohne epileptische Krampfanfälle kontralaterale Vasomotorenstörungen (Vasodilatation und dadurch Erhöhung der äußeren Körpertemperatur) beobachteten.

Aber auch die weitere Möglichkeit, daß die beobachtete Blutdrucksteigerung nur Folge einer gesteigerten Herzfrequenz sei, kann ausgeschlossen werden, da sich eine *relative Unabhängigkeit der Herz- und Gefäßwirkung* nachweisen ließ (Schiff, Balogh, Fr. Franck, Čerevkov, Bechterew). Eine gewisse Beachtung verdient der Einwand, daß der beobachtete Effekt corticaler Reizung Folge *einer reflektorischen Einwirkung* darstellt (Vulpian, Bochefontaine, Franck), etwa analog der Blutdrucksteigerung nach Reizung eines peripheren sensiblen Nerven sei; neuerdings vertritt, wie erwähnt, besonders Allers die Auffassung, daß die Hirnrinde für die (subcortical gelegenen) vegetativen Zentren Peripherie sei. Bloß auf Grund von Reizversuchen läßt sich diese Frage besonders für die Vasomotoren schwer beantworten. Gibt ja Bechterew an, daß sich von einem so großen Areal aus der Blutdruck beeinflussen läßt (der vasomotorisch aktive Teil der Hirnrinde soll nach ihm den Gyrus sigmoideus, den Scheitellappen und einen Teil des Schläfenlappens umfassen, von der Hör- und Sehrinde aus soll eine Beeinflussung des Blutdrucks möglich sein), daß es schwer fällt, dieses große Gebiet als vasomotorisches Zentrum im anatomischen Sinne anzusprechen. Bechterew meint zwar, daß innerhalb dieses größeren Gebiets das im Bereiche der motorischen Zone gelegene Areal (Gyrus sigmoideus) besonders erregbar sei, hat aber doch nicht mit genügender Prägnanz jenes Rindengebiet, welches als Ursprungsort descendierender vasomotorischer Fasern anzusehen sein soll, von der Zone der indirekten Beeinflußbarkeit abgegrenzt. Die Dauer der Blutdrucksteigerung nach corticalem Reiz gegenüber jener nach peripherem Reiz (Čerevkov), die kürzere Latenzzeit der cortical ausgelösten gegenüber der reflektorisch bedingten Blutdrucksteigerung (Minor) sind ebenfalls kaum mit Sicherheit als unterscheidende Merkmale zu verwerten. Viel wichtiger erscheinen diesbezüglich die Resultate der Ausschaltungsversuche. Der Auffassung, daß die Hirnrindenreizung einfach der Reizung peripherer Nerven gleichzusetzen sei, widerspricht vor allem, daß die Ausschaltung umschriebener Rindenareale, vor allem im Bereiche der motorischen Region, wie oben erwähnt, zu halbseitigen Lähmungserscheinungen von seiten der contralateralen Vasomotoren führt.

Auch pathologische Beobachtungen sprechen dafür, daß in der Gegend der motorischen Area Rindenfelder liegen, die für die Gefäßweite von Einfluß sind.

Vasomotorische Störungen der contralateralen Körperhälfte *bei Affektionen der motorischen Region*, welche Störungen sich vor allem in einseitigen Veränderungen der Temperatur ausdrücken, beobachteten schon Bechterew, Ripping. Im Falle von Rossolimo hatte eine Cyste der rechten motorischen Region neben Parese und Zuckungen der contralateralen Körperhälfte Cyanose, Ödem, Herabsetzung der Temperatur der linken Hand verursacht, Erscheinungen, welche durch die operative Behandlung der Cyste zum Rückgang gebracht wurden. Friedländer und Schlesinger berichteten von einem Patienten, bei welchem wegen Lues cerebri ein Stück der Hirnoberfläche im Bereiche des untersten Abschnitts der Zentralwindungen entfernt worden war und der nach der Operation auf der gelähmten rechten Körperhälfte Zeichen von Vasomotorenlähmung darbot. Am wichtigsten für die Frage einer umschriebenen Lokalisation der Gefäßnerven sind die Beobachtungen über vasomotorische Formen der Jacksonepilepsie (Oppenheim). Hierher gehört der erste Fall von Mager; während der Krampfanfälle, welche ein Gumma der rechten motorischen Region auslöste, konnte eine Herabsetzung der Temperatur der linken oberen Extremität, die auch vor den übrigen Körperteilen von den Krampfanfällen befallen war, beobachtet werden. Ein Tumor der beiden linken Zentralwindungen hatte im zweiten Falle Herabsetzung der Temperatur und Cyanose an dem gelähmten rechten Bein zur Folge. Relativ wenig Material zu dieser Frage haben die Kriegsbeobachtungen gebracht. Peritz bringt zwei Fälle von Verletzungen der motorischen Region, welche im gelähmten Arm Blutdrucksteigerung, Cyanose neben sekretorischen und trophischen Störungen (starke Behaarung) aufwiesen. Daß diese Differenzen im Blutdruck die schon normalerweise vorkommenden Unterschiede zwischen beiden Seiten (vgl. Daniélopolu-Carniol) übertreffen können, zeigte sich an den Beobachtungen von Goldstein, der bei Läsion der vorderen Zentralwindung Blutdruckerhöhung auf der kranken Seite beobachtete; allerdings betrafen alle Fälle von Goldstein Spastiker, so daß eine Beteiligung der Spasmen der willkürlichen Muskulatur beim Zustandekommen dieser Drucksteigerung nicht auszuschließen ist; in dem einen Falle von Peritz, in dem keine Spasmen der Willkürmuskulatur bestanden, blieb es unsicher, ob die Differenz des Blutdrucks die Norm überschritt. Ferner konnte Goldstein Temperaturerniedrigung auf der gelähmten Seite beobachten, die auch unabhängig von den Spasmen vorkam.

Neuerdings betont wieder H. Berger (vgl. auch O. Fischer), daß „halbseitiges Fieber" eine vasomotorische Störung ist, die bei Erkrankung der motorischen Region bzw. deren Nachbarschaft vorkommen kann. Er berichtet über Fälle von Dementia paralytica, wo es während des Anfalls auf dessen Seite zu Temperaturabfall (Vasokonstriktion infolge Rindenreizung), nachher zu Temperatursteigerung dieser Seite infolge vorübergehender Funktionsherabsetzung der zugehörigen Rinde kam. Auch beobachtete er eine Melanosarkommetastase im Bereiche der linken motorischen Region mit Temperatursteigerung auf der Gegenseite.

Nach alledem kann also wohl angenommen werden, daß *die Hirnrinde besonders im Bereiche der motorischen Region die gegenseitigen Vasomotoren* zu beeinflussen vermöge. Noch schwierig ist es dagegen, die Detailfrage zu beantworten, *ob einzelne isolierte Zentren für die verschiedenen Gefäßterritorien* in der Rinde existieren, wie dies Bechterew behauptet, oder nur ein einziges Territorium vorhanden ist, von dem aus die tiefer gelegenen vasomotorischen Zentren gemeinsam beeinflußt werden (Franck, Schäfer und Bradford). Es sei nur daran erinnert, daß Lewandowsky und Weber bei Reizung des Vorderbeinzentrums des Hundes die Gefäßreaktion nicht auf die entsprechenden Gliedmaßen beschränkt fanden, sondern die Blutdrucksteigerung auf eine Kontraktion der Splanchnicus-

gefäße zurückführen mußten, welche sogar das Extremitätenvolumen vergrößerte.
Wir müssen Müller und Glaser recht geben, daß der plethysmographische Nachweis einer Dilatation der Gefäße in jenen Körperabschnitten hypnotisierter
Personen, in welchen diesen eine bestimmte Bewegungsvorstellung suggeriert
wurde (Weber), noch nicht die Existenz streng umschriebener Rindenzentren
der Vasomotoren für einzelne Körperabschnitte beweisen könne. Eher sind vielleicht in diesem Sinne Fälle von Jacksonepilepsie mit lokalisierten vasomotorischen Phänomenen, die von einem circumscripten Rindengebiet ausgelöst werden (z. B. der erwähnte erste Fall Magers) verwertbar, doch neue, genauer ana-
lysierte Beobachtungen sind nötig, ehe diese Frage mit Sicherheit entschieden
werden kann.

Bezüglich der *Schweißsekretion* gilt ähnliches wie für die Vasomotoren. Auch
hier werden die *Reizpunkte*, von welchen Schwitzen vornehmlich der kontralateralen Extremitäten ausgelöst wurde, vor allem im Bereiche der motorischen Region
angegeben (Vulpian, Bechterew und Gribojedow; dagegen negative Resultate Franck, Adamkiewicz, Strauss, Bloch zitiert bei Bechterew).
Winkler findet Reizung einer Stelle am medialsten Basalteil des Frontalhirns
besonders wirksam.

Ebenso wie die Reizversuche weisen auch die Erfahrungen der *Klinik* auf eine
Beteiligung der motorischen Region an der Schweißdrüseninnervation. Schon
Gowers, Bechterew u. a. erwähnen Hyperhidrosis auf der gelähmten Körperhälfte. Hyperhidrosis einer Gesichtshälfte wurde von Meschede (bei Schwund
der basalen Gyri), Morselli (Gliom im vorderen Teil der linken Hemisphäre),
Mickle (kombiniert mit Halbseitenzuckung und Miosis) beobachtet. Auch Pandi
nimmt in seinem Fall (linksseitige VII-Lähmung, Hyperhidrose entsprechend
der Verzweigung dieses Nerven, Zuckungen im gleichseitigen Arm) eine corticale
Erkrankung an, wiewohl der Facialis in allen seinen drei Ästen betroffen
war. Unter den Kriegsbeobachtungen zeigten die erwähnten Fälle von Peritz
in den gelähmten Extremitäten Hyperhidrose, ähnliche Beobachtungen teilt
auch Goldstein mit. Die Hyperhidrose der gelähmten Körperhälfte kommt,
wie schon früher Parhon und Goldstein, weiter Bickeles und Gerstmann
zeigten, nach Pilocarpininjektion stärker zum Ausdruck. Aus den Beobachtungen
der letztgenannten Autoren geht auch hervor, daß diese Hyperhidrose unabhängig
von Spasmen der Willkürmuskeln auftreten kann. Karplus konnte sowohl Fälle
ohne Schweißstörung, als auch leichte Hyperhidrosis auf der Lähmungsseite beobachten. Er bezieht die Hyperhidrosis nicht auf Läsion einer bestimmten Region, sondern auf die Hemisphärenschädigung und glaubt nicht an ein eigentliches
corticales, vegetatives Zentrum. Es ist aber die Frage, ob wir aus den Beobachtungen an Schußverletzungen zur Negation eines corticalen Schweißzentrums deshalb gelangen können, weil kontralaterale Schweißsekretionsstörungen nicht nur
von dem engen Areal der motorischen Region ausgelöst werden können. Karplus
erinnert mit Recht, daß nach Exner Schädigung der Gesamtfunktion einer Hemisphäre durch lokalisierte Läsionen gesetzt werden könne. Dies gilt gerade für
die Schußverletzungen, von welchen wir ja wissen, daß es zu Erweichungen, kom-
motionellen Störungen auch entfernt vom Schußkanal kommen kann, in erhöhtem
Maße. Daraus folgt aber meines Erachtens, daß sich nach den Erfahrungen bei
Schußverletzungen die Existenz eines umschriebenen corticalen Schweißzentrums

weder behaupten noch negieren läßt, da wir die Fernwirkung von der lokalen
Schädigung nicht mit Sicherheit bei bloß klinisch beobachtetem Material unterscheiden können. Den Einfluß von Rindenzentren überhaupt aprioristisch leugnen
zu wollen, weil ein Zentrum vegetativer Funktionen dort nicht vertreten sein könne,
wo geistige Tätigkeit ihren Sitz hat, wie dies Dieden tut, heißt der Natur Gesetze
vorschreiben wollen, statt sie aus der Beobachtung abzuleiten. Wir glauben, daß die
Analyse von Fällen von Jackson-Epilepsie mit lokalisierten Schweißsekretionsstörungen ebenso wie bezüglich der Frage der Vasomotorenzentren noch am ehesten zum Ziele führen wird. So beschreibt Emminghaus epileptisches Gesichtsschwitzen, Senator Krämpfe und Schweißausbruch auf einen Arm lokalisiert bei einem Absceß in der gegenüberliegenden motorischen Region; auch der
Fall 1 von Mager (Gumma der rechten Zentralregion) ist hier anzuführen, der
nach den Krampfanfällen an der am stärksten betroffenen linken oberen Extremität verminderte Schweißsekretion im Vergleich zur Gegenseite aufwies.

Was die sonstigen *sekretorischen Wirkungen* der Hirnrinde anlangt, so wurde
Anregung der Magen- (Gerwer, Bechterew), der Pankreas- (Narbut), der
Gallensekretion (Virsaladse), der Nierentätigkeit (Karpinski, Bechterew)
bei Reizung von Punkten in der Umgebung des S. cruciatus beobachtet (vgl. ausführliche Darstellung bei Allers). Speziell die Speichelsekretion, und zwar vom
Typus des Chordaspeichels, konnte von der Gegend des Facialiszentrums bei curarisierten Hunden angeregt werden (Lépine und Bochefontaine, Bechterew und Mislawski u. a.). Ähnlich läßt beim Menschen Korányis Fall
von epileptischem Speichelfluß das Speichelsekretionszentrum in der Nähe
des Sprachzentrums vermuten. Sichere Störungen in der Funktion der genannten Drüsen nach Ausschaltung der für sie angegebenen corticalen Reizpunkte konnten bisher nicht nachgewiesen werden; selbst die bedingten Speichel-
reflexe sind nach Tichomirow und Pawlow entgegen den Angaben Bechterews nicht an die Intaktheit dieser Stellen gebunden.

Für die *glatte Muskulatur des Auges* ist es noch schwieriger, als für die übrigen
vegetativen Organe zu entscheiden, ob man streng lokalisierte Zentren oder eine
mehr diffuse Vertretung im Cortex anzunehmen habe, nachdem selbst jene Autoren,
welche bestimmte Zentren angeben, zugeben müssen, daß deren mehrere vorhanden sind. So ist es verständlich, daß nicht nur in der älteren Literatur (Bochefontaine, Schiff und Foa), sondern auch von neueren Experimentatoren
(Karplus und Kreidl) die Anschauung vertreten wird, daß fast von der gesamten Hirnoberfläche aus die Pupillenweite beeinflußt werden kann. Levinsohn
betont, daß nach Abtragung jener Hirnteile, deren Reizung Pupillenerweiterung
ergibt, Miosis nur selten oder nur flüchtig auftritt, was aber meines Erachtens
gegen die Annahme lokalisierter Rindenzentren nicht angeführt werden kann,
wenn man bedenkt, daß tieferliegende Zentren für die Rinde eintreten können.
Es muß doch auffallen, daß eine Gruppierung der Reizpunkte um zwei Areale,
um ein frontales und um ein zweites, in der Parietooccipitalregion gelegenes Feld
seit den Versuchen Ferriers und Hitzigs mit einer gewissen Konstanz beobachtet wurde. Beim Affen konnten Ferrier, Parsons von der hinteren Hälfte
der oberen und mittleren Stirnwindungen Pupillendilatation, C. und O. Vogt
auch Miosis durch Reizversuche erzeugen, Horsley und Schäfer beobachteten
das oculopupilläre Phänomen am kontralateralen Auge nach Entfernung des Gyrus

marginalis und des ventralen Teils der motorischen Windungen; bei Hunden und Katzen erzielten Fr. Franck, Bessau, Kotschanowski, Bechterew und Mislawski, Braunstein Pupillenerweiterung vom vorderen Ast des Gyrus sigmoideus bzw. Gyrus suprasylvius. Der gleiche Effekt wurde vom Übergang des Parietallappens in das Occipitalhirn von Mislawski, Parsons ausgelöst, während Piltz von hier aus Pupillenverengerungen erhielt. Bechterew konnte beim Macacus im Bereiche des Gyrus angularis von einem lateral gelegenen Punkt Erweiterung, von einem medial gelegenen Verengerung der Pupillen erzielen, eine Wirkung, die auch nach Umschneidung dieses Fokus bestehen blieb, so daß hier ein eigenes Zentrum angenommen wurde. *Es läßt sich demnach von jenen Rindenpartien, welche die willkürliche Bewegung der Augen beherrschen, auch das Spiel der Pupillen beeinflussen.* Nach den Untersuchungen des Bechterewschen Laboratoriums (Belicki) sollen hier auch Zentren für die *Akkommodation* zu suchen sein.

Während die älteren Autoren sich vorstellten, daß die Pupillenerweiterung nach Großhirnreizung durch Erregung des Halssympathicus zustande komme, zeigte schon Grünhagen, daß die von der Rinde her ausgelöste Mydriasis auch nach Durchschneidung des Sympathicus bestehen bleibt; Braunstein schreibt der Rinde ausschließlich eine hemmende Wirkung auf den Oculomotorius zu; jedoch geht aus den Untersuchungen von Bechterew und Mislawski, Levinsohn, Karplus und Kreidl hervor, daß beide Faktoren, die Erregung des Sympathicus und die Hemmung des Oculomotorius, in Betracht kommen (siehe auch nächstes Kapitel).

Wenn nun auch angenommen werden kann, daß zwei lokalisierte Foci für die Pupillenbewegungen in der Rinde existieren, so ist doch *Anisokorie für die Lokaldiagnose corticaler Herde höchstens im Zusammenhang mit anderen Symptomen verwertbar.* Dies kommt daher, daß die glatte Muskulatur des Auges nicht nur von den genannten Feldern, sondern auch von anderen Rindengebieten, so insbesondere vom Temporallappen her (Ferrier, Luciani und Tamburini, Schäfer, Beevor und Horsley, zitiert bei Tschermak) beeinflußbar ist. Außerdem wurden sowohl innerhalb des frontalen Zentrums (Fr. Franck, Vogt), als auch im parietooccipitalen (Piltz, negative Resultate Levinsohn) Reizpunkte angegeben, von welchen nicht Dilatation der Pupillen, sondern Miosis erzielt wurde. Nimmt man hinzu, daß der Effekt der Rindenreizung zwar vorwiegend ein kontralateraler ist, aber auch auf das gleichseitige Auge eine Einwirkung zu beobachten ist (Brown-Séquard, Braunstein, Parsons, Stewart, Levinsohn, Shima)[1], so wird aus all dem die geringe lokaldiagnostische Bedeutung einer cortical bedingten Anisokorie klar. Bei Schußverletzungen des Gehirns ist die diffuse Schädigung des Nervengewebes (vgl. Roemheld) nicht zu übersehen, bei drucksteigernden Prozessen im Schädelraum (Tumoren, Blutergüssen) kommt auch die Wirkung auf den gleichseitigen Nervus oculomotorius in Betracht, wie Hoessly für den traumatischen Hirndruck gezeigt hat.

Bezüglich der *corticofugalen Faserung* lassen die Beobachtungen von vasomotorischen Störungen (Oppenheim, Parhon und Goldstein, Ingelrans, Kahler, Périsson, Pescatori), Anomalien der Schweißsekretion (Literatur bei

---

[1] Hierbei sind individuelle, bzw. von der Tierspezies abhängige Verschiedenheiten im Verhältnis des kreuzenden zum ungekreuzten Faseranteil in Betracht zu ziehen (vgl. Rückenmark).

Raymond, Pandi, Cassirer) und der Innervation der glatten Muskulatur des Auges (Seeligmüller, Prévost, Nothnagel, Klippel-Weil) bei Hemiplegien nur den Schluß zu, daß die *Bahnen für das autonome Nervensystem in enger Beziehung zur Willkürbahn stehen,* ohne daß wir etwas Genaueres über ihre Lage oder Abgrenzung aussagen könnten. Denn während Oppenheim hervorhebt, daß die vasomotorischen Störungen in der Regel mit Hemianästhesie kombiniert sind, demnach also ein Verlauf der Vasomotorenbahn im hinteren Schenkel der inneren Kapsel wahrscheinlich wäre, fanden Parhon und Goldstein in den beiden von ihnen sezierten Fällen das hintere Segment der inneren Kapsel frei und vermißten in den Fällen, in welchen die vasomotorischen Störungen sich durch ein Ödem der gelähmten Seite verrieten, sensible Störungen. Die Fälle der letztgenannten Autoren zeigten aber auch Läsionen des Nucl. caudatus, und es erscheint nicht unwahrscheinlich, daß ein Teil der Vasomotorenbahn *durch das Striatum* hindurch zieht, wie dies schon Stricker experimentell gezeigt und Pal und Berggrün auch für die Darminnervation wahrscheinlich gemacht haben. In ähnlichem Sinne sprechen *eigene* Versuche mit Takano (siehe Kapitel Vorderhirnganglien) für die Vasomotoren- und die Pupilleninnervation.

Die *Folgen der Läsion der corticofugalen Faserung* äußern sich an den vegetativen Organen im Prinzip ganz ähnlich wie an der Skelettmuskulatur: zunächst kann es zu Ausfallserscheinungen, im weiteren Verlauf infolge der „Isolierung" und Funktionssteigerung der tieferen Zentren zu Verstärkung der Ruheinnervation gegenüber der Norm kommen, wie sich besonders an den Vasomotoren der gelähmten Seite im Vergleich zu denen der gesunden zeigen läßt (vgl. Périsson).

Überblicken wir das reiche vorliegende Material, so muß vor allem eine Tatsache immer wieder auffallen, der Umstand nämlich, daß die Rindenareale, von welchen aus vegetative Organe beeinflußt werden können, in enger *Nachbarschaft* bzw. innerhalb *der motorischen Region* liegen. Ja meist sind diese Stellen nahe den Zentren solcher Skelettmuskeln zu finden, die den betreffenden Organen benachbart liegen. Beim Versuch einer *Deutung* dieser Tatsache muß man natürlich zunächst erwägen, inwiefern die beobachteten vegetativen Wirkungen sekundärer Natur, Folge der durch die corticale Reizung erzielten Skelettmuskelkontraktionen seien. Dies gilt insbesondere für die Gefäßwirkungen, welche durch die bei der Muskelkontraktion entstehenden Stoffwechselprodukte oder auch rein mechanisch dadurch hervorgerufen sein könnten, daß die zwischen den Muskelfasern verlaufenden Capillaren durch die Kontraktion dieser Fasern in ihrer Weite beeinflußt werden. Weiterhin kann daran gedacht werden, daß durch die Skelettmuskelkontraktion sensible Muskelnerven gereizt und damit sekundäre Reflexe ausgelöst werden, die auch auf das vegetative System wirken (vgl. oben die Ausführungen L. R. Müllers über die Harnentleerung). Die erwähnten Mechanismen lassen sich leicht durch Lähmung der Skelettmuskulatur mittels Curare ausschalten und tatsächlich konnten Blutdruckänderungen (Bochefontaine, Bechterew) bei Rindenreizung an curarisierten Tieren beobachtet werden.

Auch gestatten jene Experimente, in denen Kontraktionen freigelegter und weitgehend isolierter Organe direkt beobachtet bzw. registriert und in denen sowohl Reiz- als auch Hemmungswirkungen an inneren Organen (z. B. Darm) von der Rinde her ausgelöst wurden (siehe oben), die beobachteten Effekte als weitgehend unabhängig von Zustandsänderungen der Skelettmuskulatur aufzufassen.

Wenn nun aber auch in vielen Fällen ausgeschlossen werden kann, daß die beobachteten vegetativen Wirkungen corticaler Reizung bloß sekundärer Natur, Folgen von Skelettmuskelkontraktionen seien, so muß doch die Möglichkeit ins Auge gefaßt werden, daß *schon im Zentrum* der *Innervationsmechanismus der inneren Organe mit dem der Skelettmuskulatur verkettet* sei. Es ist zu bedenken, daß nicht nur innige topographische Beziehungen jener Rindenstellen, welche auf vegetative Organe einwirken, zur motorischen Region bzw. zu den Rindenzentren der den betreffenden Organen benachbarten Muskeln bestehen, sondern auch im Bereich der inneren Kapsel bzw. des Pedunculus, der Seitenstränge des Rückenmarks (vgl. die Ausführungen der betreffenden Kapitel) die zentrifugalen vegetativen Bahnen in enger Nachbarschaft bzw. innerhalb der Pyramidenbahn anzunehmen sind. Dies legt den Gedanken nahe, daß die corticofugalen Elemente, die Erregungen zur Skelettmuskulatur und jene, die Impulse zu inneren Organen leiten, wenigstens teilweise identisch sind, *Neurone der Pyramidenbahn* (direkt oder unter Vermittlung von Schaltzellen) *sowohl die Vorderhornzellen, als auch* die in den gleichen bzw. in benachbarten Segmenten gelegenen *Seitenhornzellen* zu *innervieren* vermögen.

Daß ähnliches auch für die Einflußnahme des Cortex auf das kraniale autonome System zu vermuten ist, darauf weist der Umstand, daß Speichelsekretion von der Gegend des Facialiszentrums, Änderungen der Pupillenweite besonders von den die Augenbewegungen beherrschenden Rindenstellen auslösbar sind. Vereinzelt mögen Pyramidenfasern bloß an vegetative Elemente des Rückenmarksquerschnitts herantreten, wie besonders für die Ursprungszellen der Nn. pelvici zu vermuten ist, die ja vielfach schon in Segmenten liegen, die kaum Zellen vom Vorderhorntypus enthalten. Gegen die weitgehende Identität der die Vorderhornzellen und die Seitenhornzellen innervierenden corticofugalen Neurone spricht im ersten Moment der Umstand, daß man bei Rindenreizung manchmal die vegetativen Wirkungen ohne gleichzeitige Skelettmuskelkontraktionen (auch ohne Curarevergiftung) beobachtet hat. Ob wirklich in diesen Fällen keine Erregungen zur Skelettmuskulatur geleitet wurden, läßt sich mangels gleichzeitiger Aktionsstromregistrierung allerdings nicht mit Sicherheit behaupten; ebenso muß es auch offen bleiben, ob Rindenreizung Skelettmuskelkontraktionen allein, ohne gleichzeitige vegetative Wirkungen hervorzurufen vermag, solange man nicht gleichzeitig mit den Muskelkontraktionen den Zustand der verschiedensten vegetativen Organe registriert. Aber selbst angenommen, daß bei Rindenreizung sowohl Skelettmuskelkontraktionen als auch vegetative Wirkungen isoliert und unabhängig voneinander auftreten können, so spricht dies noch nicht gegen eine teilweise gemeinsame Innervation von Vorder- und Seitenhornzellen durch dieselben Pyramidenfasern. Solche Fälle können auf der Existenz *einzelner* Pyramidenfasern beruhen, die bloß Vorderhorn- bzw. bloß Seitenhornzellen innervieren; auch ist daran zu erinnern, wie weitgehend die Erregungsleitung im Zentrum durch jene Mechanismen, die besonders Magnus als „Schaltung" kennen gelehrt hat, beeinflußt werden kann, und es ist daran zu denken, daß solche Schaltungen durch Veränderung der Widerstände um die die Vorder- bzw. Seitenhornzellen begrenzenden Synapsen nicht nur bei der Weiterleitung von reflektorischen Impulsen, sondern auch von corticofugalen Erregungen zum Erfolgsorgan eine Rolle spielen.

Es kann aber nicht übersehen werden, daß die Pyramidenfaserung nicht den einzigen Weg corticofugaler Erregungen darstellt; es scheint eine *Einflußnahme* des Cortex nicht nur mehr oder minder direkt auf die segmentären vegetativen Zentren, sondern *auch auf die hypothalamische* Region möglich. Hierfür dürften die vor allem aus dem Stirnhirn stammenden, corticofugalen Fasern zum Glob. pallidus (Flechsig, Grünstein, Monakow u. a.) und weiter dessen oben erwähnten Bahnen zum Hypothalamus, vielleicht auch direkte Rindenbahnen zum Corpus subthalamicum in Betracht zu ziehen sein[1]. Jedenfalls scheinen die bei Stirnhirnreizung zu beobachtenden vegetativen Wirkungen auf das Auge nach den Karplus-Kreidlschen Versuchen an die Intaktheit der Region des Corpus subthalamicum gebunden.

Man könnte demnach, etwas schematisierend, die zentrifugalen Neurone des vegetativen Systems vielleicht in einen *pyramidalen und einen extrapyramidalen Anteil* gliedern. Der *erstere* ist wahrscheinlich wenigstens z. T. identisch mit den corticospinalen Neuronen, die Impulse nicht nur an die Vorderhornzellen, sondern auch an die Ursprungszellen der präganglionären vegetativen Fasern abgeben können; zum Teil mögen der Pyramidenbahn Elemente beigemengt sein, die bloß Vorderhornzellen bzw. bloß vegetative Zellen innervieren. Auf den pyramidalen Anteil mögen die vegetativen Erscheinungen zu beziehen sein, die bei Reizung oder Läsion der motorischen Region, der inneren Kapsel, des Pedunculus, zum Teil der Seitenstränge des Rückenmarks zu beobachten sind.

Daneben wird der *extrapyramidale Anteil* des vegetativen Systems durch frontopallidäre bzw. striopallidäre Bahnen, weiter die Verbindungen des Pallidum zur Regio hypothalamica dargestellt; diese dürfte ihrerseits auf vielfach noch unklaren Wegen (siehe Kapitel Zwischenhirn) auf die in der S. reticularis des Rautenhirns gelegenen Zellgruppen einwirken. Von hier aus stellen schließlich reticulospinale Fasern, die im Seitenstrang verlaufend, sich mit der Pyramidenbahn zum Teil vermengen, die Verbindung mit den spinalen Zentren dar. Auf diesen extrapyramidalen Anteil sind wohl die Zustandsänderungen vegetativer Organe zu beziehen, die bei Affektionen außerhalb der motorischen Region, bzw. außerhalb ihrer Faserung beobachtet werden; es sei diesbezüglich z. B. nur an die von Babinski bei Affektion der Oblongata beschriebenen Vasomotorenstörungen bei intakter Pyramidenbahn (siehe Kapitel Medulla oblongata und Pons) erinnert.

Zusammenfassung.

Die Rindenareale, von denen aus eine Zustandsänderung von Organen erzielt werden kann, die vom vegetativen System innerviert werden, liegen in der Hauptsache innerhalb bzw. in enger Nachbarschaft der motorischen Region. Dies gilt sowohl für glattmuskelige Organe (Intestinaltrakt, Beckenorgane, Vasomotoren), als auch für Drüsen (Schweiß-, Speichel-, Magendrüsen, Pankreas). Im speziellen wurde Anregung der Miktion bei irritativen Prozessen in der Gegend des Hüftzentrums, Retention bei doppelseitiger Ausschaltung dieser Region, Inkontinenz bei Zerstörung beider Parazentralläppchen beobachtet und scheinen auch Rectum und Genitalien von Punkten beeinflußbar, die in enger Nachbarschaft des für die Blaseninnervation

---

[1] Auch an die fronto-thalamische Bahn ist zu denken; vom Thalamus aus könnte das Corpus subthalamicum direkt oder auf dem Umwege über den Glob. pallidus erreicht werden.

wichtigen Rindenfeldes liegen. Die glatte Muskulatur des Auges kann vorwiegend von zwei Regionen aus, einer frontalen und einer parietooccipitalen im Bereich der entsprechenden Foci für die Willkürbewegungen des Auges beeinflußt werden, ohne daß aber die cortical bedingte Anisokorie sich vorderhand lokaldiagnostisch verwerten ließe.

Es bestehen also innige topische Beziehungen jener Rindenareale, welche auf vegetative Organe einwirken, zur motorischen Region bzw. zu den Rindenzentren der den betreffenden Organen benachbarten Skelettmuskeln; es sind aber auch im Bereich der inneren Kapsel ebenso wie im Pedunculus, bzw. in den Seitensträngen des Rückenmarks enge räumliche Beziehungen der zentrifugalen vegetativen Fasern zur Pyramidenbahn anzunehmen. Es ist darum die Möglichkeit in Betracht zu ziehen, daß die corticofugalen Elemente, die Erregungen zur Skelettmuskulatur führen, und jene, die Impulse zu inneren Organen leiten, zum Teil identisch sind, manche Neurone der Pyramidenbahn Impulse sowohl an die Vorderhornzellen wie auch an die Ursprungszellen präganglionärer vegetativer Fasern abgeben können.

Neben diesem pyramidalen Anteil ist aber auch ein extrapyramidaler Teil der zentralen, zentrifugalen Fasern des vegetativen Systems anzunehmen, der besonders das Stirnhirn mit dem Glob. pallidus bzw. der hypothalamischen Region, weiterhin diese mit der Subst. reticularis des Rautenhirns verbindet und schließlich durch reticulospinale, in die Seitenstränge eintretende Fasern dargestellt erscheint; so kann es zu Zustandsänderungen vegetativer Organe auch bei Affektionen außerhalb der motorischen Region bzw. der Pyramidenbahn kommen.

Schlußbemerkungen über den Wirkungsmechanismus der vegetativen Zentren.

Angesichts der Vielheit von Zentren, die den segmentalen Ursprungsstellen der präganglionären Fasern (Form. reticularis des Rautenhirns, Hypothalamus, Vorderhirn) Erregungen zusenden, entsteht natürlich die Frage nach der Bedeutung dieser mehrfachen Vertretung von Organen bzw. Funktionen im Zentralnervensystem. Durch Reizversuche an den einzelnen Zentralstellen läßt sich hierüber kaum Aufschluß erhoffen, da diese nur zeigen können, ob von einer bestimmten Region Impulse zu dem geprüften Organ geleitet werden können oder nicht, ohne daß sich aber bisher wesentliche, auf funktionelle Differenzen hinweisende Unterschiede zwischen der Wirkung einer direkten Reizung, beispielsweise rhombencephaler oder diencephaler Zentren, etwa auf Blutdruck hätten nachweisen lassen.

Eher ließe sich schon aus dem Studium der *Folgeerscheinungen der Ausschaltung der verschiedenen zentralen Anteile* des vegetativen Nervensystems Aufschluß erwarten. Hierzu schien vor allem die Untersuchung der Wirkungen auf das *Gefäßsystem* geeignet, nachdem dieses in den wesentlichen, hier in Betracht kommenden Zentren vom Rückenmark aufwärts bis zum Cortex vertreten ist. Es wurde daher in Versuchen in Gemeinschaft mit Yaskin der Einfluß der Ausschaltung der verschiedenen Anteile des Zentralnervensystems einerseits auf die Höhe des Blutdrucks, andererseits auf die Reaktionsfähigkeit der erhaltenbleibenden Zentralteile gegenüber verschiedenen Reizen geprüft.

In diesen Versuchen konnte ein wesentlicher Einfluß der Ausschaltung des Cortex bzw. der Rinde samt den darunter liegenden Vorderhirnganglien auf den Blutdruck nicht beobachtet werden. Es kam meist zu leichter Blutdrucksenkung, in einzelnen Fällen zu geringgradiger, kurz dauernder Steigerung im Moment des Eingriffs bzw. im unmittelbaren Anschluß an denselben, wobei im ersteren Fall das Überwiegen des Blutverlusts, im letzteren das Überwiegen der Reizwirkung des Eingriffs schuld sein mag, ohne daß diese Versuche Schlüsse auf einen besonderen tonischen Einfluß der ausgeschalteten Teile auf die tieferen gestatten würden. Eher ließ sich schon mit einer gewissen Regelmäßigkeit nach Abtragung des Thalamus eine Blutdrucksenkung feststellen, die aber ebenfalls nur vorübergehend war, so daß bei Berücksichtigung des bei diesem Eingriff erfolgenden Blutverlusts (der allerdings bei Carotidenunterbindung und Kompression der Vertebralarterien nach S,herrington meist nicht hochgradig war),

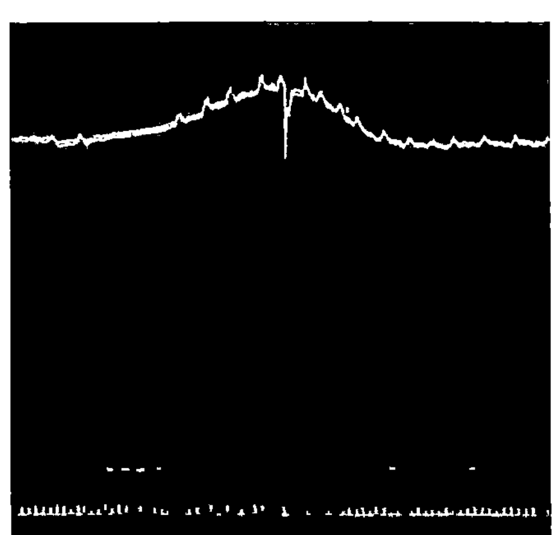

ein bedeutender tonischer Einfluß des Thalamus auf die tieferen Zentren, der sich in der Höhe des Blutdrucks manifestieren würde, nicht anzunehmen ist.

Dagegen war es recht auffallend, daß es bei Schnitten durch das Mittelhirn, besonders dessen caudale Abschnitte bzw. knapp caudal von demselben, zu einer oft ganz eklatanten, durch 4—10 Minuten anhaltenden Blutdrucksteigerung kam. Die Analyse dieses Phänomens zeigte zunächst, daß es weitgehend unabhängig von der durch die Mittelhirndurchtrennung zu erzielenden Tonuserhöhung der Skelettmuskulatur entstehen kann. Weiterhin zeigte sich, daß nach Abklingen der durch die Mittelhirndurchtrennung erzielten Blutdrucksteigerung durch einen

Abb. 32. Katze. Beide Hemisphären und der größte Teil des Thalamus entfernt. Injektion von 0,2 ccm 10%igem NaCl in den IV. Ventrikel (vgl. Abb. 33). Versuch mit Yaskin. Carotis-Blutdruck.

zweiten, etwas weiter caudal durch den vordersten Teil der Brücke geführten Schnitt eine ganz ähnliche, wenn auch etwas schwächere bzw. kürzer dauernde Drucksteigerung zu erzielen war. Dies weist darauf hin, daß es sich nicht einfach um die Folge der Ausschaltung von hemmenden Impulsen aus höheren Zentren auf den Vasoconstrictorentonus, sondern im wesentlichen um die Reizwirkung des Eingriffs handelt. Allerdings ist nicht zu übersehen, daß diese Blutdrucksteigerung, die nach der Mittelhirndurchschneidung auftritt, viel regelmäßiger und viel beträchtlicher bzw. anhaltender ist, als jene Steigerung, die gelegentlich etwa nach bloßer Hemisphärenabtragung eintritt, so daß an die Wirkung besonderer Faktoren gedacht werden muß, welche die besondere Intensität dieser Reizwirkung bedingen.

Tatsächlich zeigte sich, als Yaskin und ich die Wirkung blutdrucksteigernder Reize vor und nach Mittelhirndurchtrennung verglichen, daß sowohl Reflexreize (Reizung des zentralen Ischiadicusstumpfes), als auch Stoffwechselreize (Asphyxie), wie auch Reizung der Wand des IV. Ventrikels etwa durch Injektion von einigen Zehntel Kubikzentimetern einer 10%igen Kochsalzlösung (Abb. 32 u. 33) eine viel intensivere bzw. anhaltendere pressorische Wirkung nach der Mittelhirndurchtrennung ausüben als vor derselben.

Es ist nun schon Dresel aufgefallen, daß die durch Adrenalininjektionen zu erzielende Blutdrucksteigerung nach Mittelhirndurchschneidung stärker ist als vor diesem Eingriff. Dresel ist geneigt, weitgehende Schlüsse aus dieser Beobachtung zu ziehen. Er nimmt an, daß das hypothalamische Zentrum das Niveau des Blutdrucks aufrecht zu erhalten und Ausschläge zu kompensieren habe, indem Blutdrucksteigerung von hier aus eine Vagusreizung und Sympathicushemmung und damit Depression des Blutdrucks, Blutdrucksenkung hingegen eine Vagushemmung und Sympathicusreizung und damit Blutdrucksteigerung bewirke. Bei Richtigkeit dieser Vorstellung wäre zu erwarten, daß nicht nur für pressorische, sondern auch für depressorische Reize die Reflexerregbarkeit nach Mittelhirndurchtrennung regelmäßig gesteigert sei, was wir aber in unseren Versuchen mit Yaskin keineswegs nachweisen konnten. Es zeigte sich vielmehr, daß nach Mittelhirndurchtrennung die blutdrucksenkende Wirkung einer Reizung des zentralen Vagusstumpfes manchmal stärker, manchmal schwächer ausfällt als vorher, ja es konnte sogar einmal ein Umschlagen der depressorischen Wirkung in den gegenteiligen Effekt beobachtet werden. Auch konnten wir die Angabe von Dresel nicht bestätigen, daß die blutdrucksteigernde Wirkung einer Abklemmung der noch offenen Carotis (bei Blutdruckschreibung von der zweiten Carotis)[1] nach Mittelhirndurchtrennung nicht mehr nachweisbar ist. Diese Wirkung ließ sich trotz totaler Mittelhirndurchtrennung bei Katzen noch prompt auslösen, falls

____

[1] Die Verschlechterung der Gehirndurchblutung wirkt dabei anscheinend als Reiz.

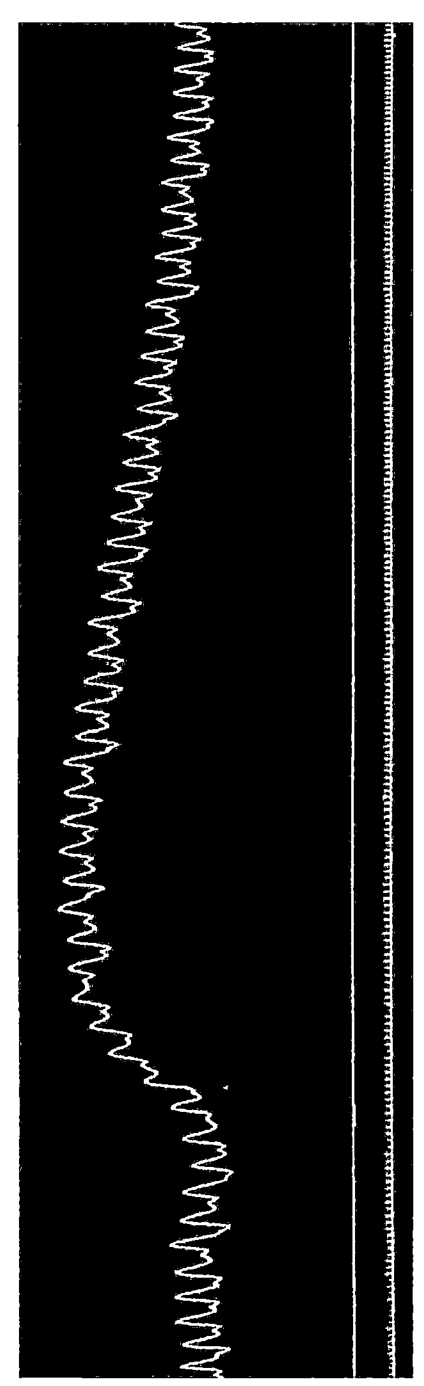

Abb. 33. Fortsetzung des in Abb. 32 dargestellten Versuches. Hirnstammdurchschneidung knapp hinter dem hinteren Vierhügel. Injektion von 0,2 ccm 10 %igen NaCl in den IV. Ventrikel.

die Tiere durch Chokwirkung bzw. Blutverlust infolge des Eingriffs nicht zu sehr geschädigt waren.

Es läßt sich darum nur soviel aussagen, daß *nach Mittelhirndurchtrennung* die *Reaktionsfähigkeit* der verbleibenden Teile *des Vasomotorenapparats für pressorische Reize erhöht* ist, was mit dem Wegfall regulatorischen Impulse, welche die rhombencephalen Vasoconstrictorenzentren normalerweise treffen, zusammenhängen mag[1].

Es ist dies eine Tatsache, die beispielsweise beim Studium von Giftwirkungen auf den Blutdruck am decerebrierten Tier berücksichtigt werden muß und die Kontrollversuche mit dem zu prüfenden Stoff an Tieren mit intaktem Gehirn nötig erscheinen läßt. Damit wird auch erklärlich, warum die Durchtrennung des Mesencephalon bzw. caudal von diesem leicht zu der beschriebenen Blutdrucksteigerung führt. Es wirken in diesem Falle zwei Faktoren: die Reizwirkung des Eingriffs und die Erregbarkeitssteigerung der verbleibenden Abschnitte der Vasomotorenzentren für blutdrucksteigernde Reize zusammen.

Der Meinung von Dresel, daß das hypothalamische Zentrum das Blutdruckniveau aufrecht erhalte und Ausschläge kompensiere, können wir uns demnach nicht anschließen. Aber auch die Anschauung, daß das Pallidum (Palaeostriatum) für die Höhe des Blutdruckniveaus verantwortlich sei, auf die das subthalamische Zentrum reguliert, und daß bei Erregungssteigerung im Palaeostriatum das Zwischenhirnzentrum auf einen niedrigeren Blutdruck reguliere, können wir nicht akzeptieren; zunächst deshalb, weil die Ausschaltung des Pallidum zu keinen konstanten Blutdruckänderungen führt (wie Dresel selbst zugeben muß); weiter weil die von ihm bei Reizung der Gegend des Pallidums erhaltene Blutdrucksenkung keineswegs beweisend ist, nachdem, wie wir schon früher erwähnt haben, auch schon bei Reizung der Schnittfläche des Striatums sowohl blutdrucksteigernde als auch depressorische Wirkungen beobachtet wurden, die sich aber alle von der Intaktheit der corticofugalen Kapselfaserung abhängig erwiesen, so daß Reizversuchen an diesen Ganglien keinerlei Beweiskraft zukommt, solange nicht die sie durchsetzende bzw. ihnen benachbarte corticofugale Faserung degeneriert ist.

Am ehesten kann man sich noch von der Bedeutung der verschiedenen Anteile des zentralen Vasomotorenapparats die Vorstellung machen, daß die *segmentären Zentren einfach* als Ursprungsstätten der zentrifugalen, präganglionären Fasern dienen und als solche bloß *segmentäre Reflexe* zu bewirken vermögen, dem *rhombencephalen* Anteil dieses Apparats dagegen die Regulation des *gesamten Blutdrucks,* vor allem durch Beherrschung des vom *Splanchnicus* innervierten Gefäßgebiets zukommt.

Was die *diencephalen* Zentren anlangt, so haben schon Marburg und Czyhlarz für die Blase darauf gewiesen, daß der Thalamus *Psychoreflexe* auf dieses Organ vermitteln könne, und Karplus und Kreidl haben gezeigt, daß Mittelhirndurchtrennung die Pupillenerweiterung auf Schmerz aufhebt; besonders aber hat Schrottenbach nach seinen experimentellen Verletzungen des Hypothalamus demselben für das Zustandekommen vasomotorischer Begleiterscheinungen psychischer Erregungen eine besondere Bedeutung zugesprochen. Tatsächlich scheint

---

[1] Über den genaueren Ursprung dieser Erregungen sollen noch weitere Versuche angestellt werden.

ja schon im *Thalamus* eine gewisse *primitive Bewußtseinstätigkeit* zustande zu kommen; diesbezüglich braucht nur kurz an die Erfahrungen über den Wechsel von Schlaf- und Wachzuständen bei großhirnlosen Tieren (Goltz, Rothmann, Karplus und Kreidl) und an die Tatsache erinnert zu werden, daß sich bei doppelseitigem Einstich in den Thalamus ein schlafähnlicher Zustand von wochenlanger Dauer erzielen läßt (Spiegel und Inaba).

Die Übertragung psychischer bzw. auch corticaler Erregungen kann aber nicht die einzige Funktion des Hypothalamus, vor allem der im Tuber cinereum gelegenen grauen Massen sein, nachdem, wie wir gesehen haben, die Intaktheit des Tuber für die Erhaltung von Funktionen nötig ist, die, wie z. B. die Wärmeregulation, auch ganz unabhängig von psychischen Erregungen zustande kommen können. Es scheint demnach, daß die *kompliziertere Koordination vegetativer Funktionen, die im Interesse des Gesamtorganismus liegen, vor allem die Koordination von Stoffwechselvorgängen, mit zu den Aufgaben des Hypothalamus gehört.*

Die Einflußnahme des *Cortex* ist wohl *nicht bloß* auf die oben (Kapitel Hirnrinde) erwähnte, vereinzelt beobachtete *willkürliche* Innervation von Organen beschränkt. Daß tatsächlich z. B. bei Einwirkung *schmerzhafter* Reize Rindenareale, die auf vegetative Organe Einfluß zu nehmen vermögen, *mit in Erregung* geraten, darauf weist der Umstand, daß nach Dekortizierung die Pupillenerweiterung bei schmerzhaften Reizen geringer ist als beim normalen Tier (Amsler); die zur Pupillenerweiterung führende Erregung verläuft also sowohl über die Rinde als auch über das Karplus-Kreidlsche Zentrum.

Über die Art, wie von den höheren Zentralstellen aus die segmentären Ursprungsstätten der zentrifugalen, präganglionären Fasern beeinflußt werden, geben Versuche einen gewissen Aufschluß, welche die Wirkung von Reflexreizen bzw. zentraler Erregungen nach Ausschaltung des einen oder andern Teils der zu einem Organ ziehenden doppelten Innervation zeigen. Schon klinische Erfahrungen weisen darauf hin, daß bei Patienten, welche eine Schädigung des Halssympathicus (das Hornersche Syndrom, Miosis, Ptosis, Enophthalmus) zeigen, Schmerzreize noch immer zu Pupillenerweiterung führen (vgl. Bumke). Noch deutlicher läßt sich in Tierversuchen, besonders bei Katzen, demonstrieren, daß Reizung des zentralen Ischiadicusstumpfes trotz Durchschneidung des Halssympathicus Pupillenerweiterung auslöst, die höchstens etwas weniger prompt und ausgiebig ist als auf der Seite des intakten Halssympathicus. Es kann also die sogenannte sympathische Pupillenreaktion nicht nur auf dem Wege über den Halssympathicus, sondern auch über den Oculomotorius durch eine Hemmung des Tonus dieses Nerven zustande kommen (letzterer Mechanismus wird besonders von Braunstein betont). Es muß aber Karplus und Kreidl recht gegeben werden, daß wenigstens bei Katzen auch bei Erhaltenbleiben bloß des Halssympathicus die Pupillenerweiterung auf Schmerzreize ebenfalls zustande kommen kann, wie die Autoren neuerdings besonders in Versuchen gezeigt haben, in denen sie nicht bloß den Oculomotorius durchschnitten, sondern auch die Pupille durch Eserin bzw. Tetanisierung des peripheren Oculomotoriusstumpfes künstlich verengt hatten. Wir haben es also hier mit einer Reaktion zu tun, die sowohl durch Erregung des Sympathicus als auch durch Hemmung des Oculomotorius vermittelt werden kann; mit andern Worten, die aus dem Ischiadicus in den Thalamus und weiter zum Corpus Luysii geleiteten Erregungen erreichen von hier aus die Ursprungsstätten beider, die Pu-

pille innervierenden antagonistischen Nerven: das an der Grenze zwischen Hals-
und Brustmark gelegene Centrum ciliospinale, die Ursprungsstätte des Halssympathicus, wird erregt, die Ursprungsstätte des Antagonisten, des Oculomotorius,
wird gehemmt. Auf eine ähnliche Verteilung der afferenten, reflexauslösenden
Erregungen weist für die durch Reizung des zentralen Depressorstumpfes erzeug-
bare Blutdrucksenkung die Tatsache hin, daß nach Bayliss und Asher dabei
sowohl eine Erregung der Vasodilatatoren, als auch eine Hemmung der Vasoconstrictoren erfolgt; auch wird nach Brücke durch die Depressorreizung nicht
nur das Herzvaguszentrum erregt, sondern auch das Zentrum der Acceleratoren
gehemmt.

Diese Beobachtungen sprechen dafür, daß eine Gesetzmäßigkeit, die für die
Innervation der Skelettmuskulatur schon lange bekannt ist, nämlich *die reziproke
Hemmung der Antagonisten* (Hering-Sherrington), *weitgehend auch für vegetative Innervationen gilt*, und es ist zu vermuten, daß diese Hemmung hier auf
ähnliche Weise zustande kommt, wie es die Untersuchungen der letzten Jahre für
die Skelettmuskelreflexe wahrscheinlich gemacht haben (besonders Verworn,
K. Lucas, Adrian, Brücke, Beritoff), nämlich in der Weise, daß der Impuls,
bevor er den Ursprungskern des antagonistischen Nerven erreicht, so sehr abgeschwächt wird, daß er hier keine Erregung mehr auszulösen vermag; er hinterläßt aber auf der durchlaufenen Strecke ein Refraktärstadium, welches bewirkt,
daß das Antagonistenzentrum von den es normalerweise in Erregung haltenden
Innervationen nicht oder nur abgeschwächt erreicht werden kann, so daß eine
Herabsetzung des Erregungszustandes des Antagonisten eintritt[1].

Es muß aber betont werden, daß die Regel von der *reziproken Antagonistenhemmung* sich *nicht durchwegs* an allen Reflexen bzw. Organen des vegetativen
Nervensystems nachweisen läßt. Es braucht nur darauf hingewiesen zu werden,
daß der Lichtreflex der Pupille nach Ausschaltung des Oculomotorius nicht mehr
zustande kommt, die Miktion an die Intaktheit der Pelvici gebunden ist, um dies
zu illustrieren[2].

Jedenfalls aber scheint es, daß *eine ähnliche Erregungsverteilung* wie für Reflexreize in einzelnen Fällen auch *für corticofugale Erregungen* nachweisbar ist,
worauf schon die Versuche Braunsteins über die Pupillenreaktion hindeuten.
Für den Menschen läßt beispielsweise die Tatsache, daß es im epileptischen,
manchmal auch im hysterischen Anfall (Karplus) nicht nur zu Erweiterung,
sondern auch zu Reaktionslosigkeit der Pupillen gegenüber Lichteinwirkung
kommen kann, daran denken, daß diese Erweiterung nicht nur durch eine Erregung des Halssympathicus, sondern auch durch eine Hemmung des Oculomotorius zustande kommt, eine Hemmung, die anscheinend so stark ist, daß die
durch den Lichtreiz ausgelösten Erregungen sie nicht zu überwinden vermögen.

Die erwähnte Pupillenerweiterung im epileptischen bzw. hysterischen Anfall
ist nur ein spezieller Fall bzw. ein Zerrbild für die *Reaktionsweise* der vegetativen

---

[1] Ausführliche Darstellung dieser Frage in meiner Experimentellen Neurologie I. Teil,
Karger, Berlin 1928.

[2] Ob in diesen Fällen die Antagonistenzentren des normalerweise in Erregung ge-
ratenden Nerven überhaupt nicht von Impulsen erreicht werden, muß offen gelassen werden, solange nicht Aktionsstromuntersuchungen über diese Frage vorliegen; diesbezügliche Versuche sind in Vorbereitung.

Mechanismen *bei corticalen bzw. psychomotorischen Erregungen*. Denn überblickt man die vegetativen Begleiterscheinungen psychischer Erregung (vgl. Zusammenfassende Darstellung bei Metzner): außer Pupillenerweiterung Beschleunigung des Pulses, Verengerung der Gefäße und damit Blutdrucksteigerung (vgl. Wyss), Hemmung der Eingeweidebewegungen (Splanchnicuswirkung), erhöhte Tätigkeit der Schweißdrüsen, wie sie vor allem im psychogalvanischen Phänomen zum Ausdruck kommt, Adrenalinausschüttung ins Blut infolge Splanchnicuserregung (siehe Cannon), so lassen sich diese Wirkungen unter der Formel Steigerung der Erregungen im sympathischen Anteil des vegetativen Nervensystems zusammenfassen, wie auch Weinberg annimmt, daß eine Erhöhung des Bewußtseinsniveaus mit einer Zunahme der vom sympathischen Nervensystem geförderten katabolen Prozesse einhergehe.

Man muß sich natürlich klar sein, daß eine solche schematisierte Darstellung nicht allen Einzelfällen gerecht werden kann. Wissen wir ja beispielsweise, daß Aufregung bei manchen Neurotikern nicht zu einer Hemmung, sondern zu einer Steigerung der Darmperistaltik zu führen vermag; hieran mag die abnorme Ansprechbarkeit vagaler Apparate in diesen Fällen schuld sein, ähnlich wie wir aus der Pharmakologie, besonders durch die Untersuchungen von Pick und seinen Mitarbeitern wissen, daß beispielsweise Änderungen des Ionengleichgewichts zwischen K- und Ca-Ionen zu abnormen Reaktionen gegenüber den „spezifisch" auf das sympathische oder parasympathische Nervensystem eingestellten Pharmacis führen können (z. B. „inverse Adrenalinwirkung" auf das Herz bei Mangel freier Ca-Ionen). Unter der Einwirkung von Ionenverschiebungen, inneren Sekreten bzw. noch unbekannten Faktoren scheint auch beim Menschen die Ansprechbarkeit der zu einem Organ führenden Antagonisten zugunsten des einen oder des andern Widerparts verschoben sein zu können, was sich auch gegenüber zentralen Reizen offenbart. Aber auch abgesehen von solchen Ausnahmefällen wissen wir beispielsweise, daß lustbetonte Vorstellungen zu einer Erhöhung der Magensekretion bzw. des Magentonus sowie der Darmbewegungen (besonders Katsch), also zur Erregung vagaler Apparate zu führen vermögen, während Unlustgefühle im entgegengesetzten Sinne wirken können (vgl. Zusammenstellung bei Heilig und Hoff[1]).

Wenn nun also auch diese Regel keineswegs ohne Ausnahme ist, so läßt sich doch für die Mehrzahl der Fälle sagen, daß *Steigerung der psychischen Aktivität mit Erhöhung des Erregungszustandes im sympathischen* Teil des vegetativen Nervensystems verbunden ist. Diese Tonussteigerung in dem einen Teile des vegetativen Nervensystems geht aber, wie oben ausgeführt wurde, wenigstens in einzelnen Abschnitten, mit einer Hemmung des Antagonistentonus einher. Diese Tatsache müssen wir uns vor Augen halten, wenn wir die *Umkehrung* im Verhältnis des Erregungszustandes der beiden antagonistischen Systeme während des

---

[1] Man könnte diese Fälle so deuten, daß Unlustgefühle im allgemeinen zu einer Erhöhung, Lustgefühle zu einer Entspannung der psychischen Aktivität und damit erstere zu Tonuserhöhung, letztere zu einer Dämpfung des sympathischen Systems führen, so daß die antagonistische Wirkung der Affekte sich auch in das Schema einreihen ließe. Daß aber die Verhältnisse hier komplizierter liegen, geht gerade aus Versuchen von Heilig und Hoff hervor, welche zeigten, daß Suggestion von Lustgefühlen in Hypnose zu einer Hemmung der Wasser- und Kochsalzausscheidung, also ähnlich wie Splanchnicusreizung, Unlustgefühle dagegen ähnlich einer Vaguserregung diuresefördernd wirken.

Schlafes verstehen wollen. Es braucht nur daran erinnert zu werden, daß es im Schlaf zu Verengerung der Pupillen (siehe H. H. Meyer, Pietrusky), zu Verlangsamung des Herzschlages bzw. Blutdrucksenkung (siehe Danilewski und Lawrinowitsch, Klewitz, Wiechmann und Bamberger) kommt. Ähnlich kommt auch Weinberg zu der Anschauung, daß Herabsetzung der Bewußtseinsprozesse von einer Zunahme der parasympathisch innervierten, anabolen Prozesse begleitet ist[1].

H. H. Meyer führt die unter Morphinwirkung bzw. im Schlaf zu beobachtende Pupillenverengerung und Pulsverlangsamung auf die Lähmung bzw. Ruhe eines zentralen Hemmungsapparates der parasympathischen Zentren zurück und meint, daß man diesen hypothetischen Hemmungsapparat als eine Aktionszentrale der sympathischen Nerven betrachten könne, die zur antagonistischen Zentrale der parasympathischen Nerven im Verhältnis gegenseitiger Hemmung stehe. Nun aber kennen wir keine eigenen höheren Zentren der sympathischen sowie der parasympathischen Nerven und müssen daher versuchen, ohne diese Annahme besonderer übergeordneter Zentralstellen für das sympathische und parasympathische System die Umkehrung der Erregungsverhältnisse in den beiden Anteilen des vegetativen Nervensystems im Schlafe zu verstehen.

Die Deutung dieses Phänomens geht wohl am besten von den Verhältnissen aus, die wir von der Innervation der Skelettmuskulatur her kennen. Hier wissen wir nun insbesondere aus den Untersuchungen Sherringtons, daß die reziproke Antagonistenhemmung nach Sistieren eines reflexauslösenden Reizes leicht in einen Zustand erhöhter Erregung des Antagonisten umschlägt, während die früher erregten Muskelgruppen eine Dämpfung ihres Erregungszustandes aufweisen (sukzessive spinale Induktion Sherringtons). Dies ist wohl darauf zurückzuführen, daß während der Hemmung der Antagonisten in den diesen zugehörigen Vorderhornzellen sich anabole Prozesse abgespielt haben, so daß sie sich nun leicht entladen können, während die Zentren der früher erregten Muskeln nun relativ erschöpft sind, bzw. die sie begrenzenden Synapsen dem Durchgang von Erregungen erhöhten Widerstand entgegensetzen (vgl. hierzu meine Experimentelle Neurologie, S. 146). Ein Hervortreten unterdrückter antagonistischer Innervationen nach Wegfall der auf ihnen lastenden Hemmungen, bzw. Einstellung der Tätigkeit der früher in Erregung befindlichen Mechanismen scheint nun nicht nur für Rückenmarksreflexe, sondern auch für den Erregungsablauf in den höheren Zentren zu gelten, so daß man vielleicht allgemeiner von einer *sukzessiven zentralen Induktion* sprechen kann. Es ist nur an die, besonders von Pötzl hervorgehobene Tatsache zu erinnern, daß die Wach- und die Schlafstellung der Augen in jeder Komponente als antagonistisch zueinander erscheinen und daß auch der Innervationszustand der erwei-

---

[1] Hess entwickelt neuerdings eine Vorstellung, welche die übliche Auffassung vom Verhältnis psychischer Vorgänge und vegetativer Prozesse umkehrt. Er meint, daß das vegetative Nervensystem die Leistungsbereitschaft des animalen und damit auch die psychischen Vorgänge reguliere. Der Sympathicus soll das animale System im Sinne der Energieentfaltung, also Erregung, der Parasympathicus im Sinne der Erhaltung und Restitution der Gewebselemente, also hemmend beeinflussen. So geistreich auch diese Theorie ist, so möchten wir doch erst abwarten, ob sich eine anatomische Grundlage finden läßt, die eine Einflußnahme sympathischer sowie parasympathischer Apparate auf die Rinde möglich erscheinen läßt.

terten Sehsphären des Großhirns nach Pötzls interessanten Beobachtungen im Wachen und Traum ein reziproker ist.

Damit kommen wir vielleicht bis zu einem gewissen Grade einem Verständnis der Tatsache näher, daß der thorakolumbale (sympathische) Teil des vegetativen Nervensystems, der während der Aktivität der Bewußtseinszentren in ständige Erregung versetzt ist, in der folgenden Periode herabgesetzter Bewußtseinstätigkeit, die als Schlafzustand bezeichnet wird, ebenfalls einen verringerten Erregungszustand aufweist, während der früher gehemmte Widerpart, das parasympathische System, nun die in der Hemmungsperiode gespeicherte Energie entfalten kann. Dies ist natürlich nur ein Schema, das, wie jedes Schema, nicht jedem Einzelfall vollkommen gerecht zu werden vermag, zumal ja in vielen Organen eine doppelte antagonistische Innervation durch das sympathische und parasympathische System nicht zu bestehen scheint, das aber doch eine gewisse einheitliche Auffassung der vegetativen Begleiterscheinungen jener verschiedenen Bewußtseinsgrade gestattet, die als Wach- und Schlafzustand voneinander getrennt werden.

Literaturverzeichnis.

Allgemeines.

Allers: Nervensystem und Stoffwechsel. Z. Neur. Ref. 19, 210, 322 (1919).

Bechterew, W.: Die Funktionen der Nervenzentren 1—3 (1908—11).

Cassirer: Die vasomotorisch-trophischen Neurosen. 2. Aufl. Berlin.

Dresel, K.: Erkrankungen des vegetativen Nervensystems im Handb. d. spez. Path. u. Ther. von Kraus-Brugsch. 1922.

Greving, R.: Die zentralen Anteile des vegetativen Nervensystems. Handb. mikr. Anat. 4, 917 (1928).

Higier, H.: Vegetative und viscerale Neurologie. Erg. Neur. 2 (1917).

Kölliker, Gewebelehre 2 (1896).

Langley: The Autonomic Nervous System. Brain 1903. — Das sympathische und verwandte nervöse System der Wirbeltiere. Erg. Physiol. 2, 2, 818 (1903). — Lewandowsky: Anatomie des sympathischen Systems und Physiologie des sympathischen Systems in Handb. d. Neur.1. — Lewy, F. H.: Tonus und Bewegung. Berlin: Julius Springer 1923.

Marburg, O.: Mikroskopisch-topographischer Atlas des menschlichen Zentralnervensystems. 3. Aufl. Leipzig-Wien: Deuticke 1927. — Meyer, H. und Gottlieb: Experimentelle Pharmakologie. 7. Aufl. Urban & Schwarzenberg (1925). — Müller, L. R.: Das vegetative Nervensystem. 1. Aufl. Berlin 1920. — 2. Aufl. Die Lebensnerven. Berlin: Julius Springer 1924.

Obersteiner, H.: Anleitung beim Studium des Baues der nervösen Zentralorgane. 5. Aufl. Wien 1912.

Schilf, E.: Das autonome Nervensystem. Leipzig: Thieme 1926. — Sherrington, C. S.: Integrative Action of the Nervous System. London 1906. — Spiegel, E. A.: Experimentelle Neurologie 1. Berlin: Karger 1928.

Rückenmark.

Adamkiewicz: Die Sekretion des Schweißes. Berlin 1878. — Albanese: Gaz. clin. Palermo 1879. — Anderson: J. of Physiol. 22 (1902); 30, 15 (1904). — André-Thomas: Le réflexe pilomoteur. Paris: Masson 1921. — Revue neur. 33 (1926).

Barrington, F. J. F.: Nerv. mechan. of micturition. Quart. J. exper. Physiol. 8, 33 (1914). — Bayliss: Allgemeine Physiologie. Deutsche Übersetz. Berlin: Springer 1926. — Origine of the vasodilat. fibres. J. of Physiol. 23, Suppl. (1899) und 26 (1901). — Further researches on antidrome nerve impulses. J. of Physiol. 28 (1902). — Die Innervation der Gefäße. Erg. Physiol. 5 (1906). — Bechterew: Durch Verwundung des verlängerten Marks bedingte Lähmung. Dtsch. Z. Nervenheilk. 8 (1896). — Bernstein, J.: Pflügers Arch. 73, 374 (1898). — Bertrand, J. et van Bogaert, L.: Revue neur. 1923, 177, 312. — Bidder und Volkmann: Die Selbständigkeit des sympathischen Nervensystems 1842. — Biedl: Zentra des Splanchnicus. Wien. klin. Wschr. 1895, Nr. 52, S. 915. — Bikeles, G. und Gerstmann, J.: Versuche mit schweißtreibenden Mitteln. Neur. Zbl. 1915. — Über die vermehrte Schweißabsonderung auf der gelähmten Seite. Ebenda 1915. — Bloch: Contribution à l'étude de la physiologie normale et patholog. des sueurs. Thèse Paris 1880. — Boenheim, F.: Topische Bedeutung der dissoziierten Potenzstörungen. Dtsch. Z. Nervenheilk. 57, 36 (1917). — Bok, S. T.: Ontogenese des Rückenmarksreflexapparats. Psych. u. neur. bladen 1922. Ref. Zbl. Neur. 1922. Kap. Rückenmark im Handb. mikr. Anat. d. Menschen. v. Möllendorf 4, 478 (1928). — Bonne: Recherches sur les éléments centrifuges des racines post. Thèse Lyon 1897. — Bornezzi: I vasomotori e i centri vasomotori nella midolla spinale e nel cervello. R. acad. med. Roma 13, 539. — Böwing: Dtsch. Z. Nervenheilk. 75 89 (1922) u. 76 (1923). — Braunstein: Zur Lehre von der Innervation der Pupillenbewegung. Wiesbaden 1894. — Bräutigam, H.: Untersuchungen über den Conus terminalis. Obersteiners Arb. 1, 111 (1892). — Bremer, F. und Leclercq, R.: Hyperglycémies réflexes. C. r. Soc. Biol. 96, 1409 (1927). — Bruce, A.: Distribution of the cells in the intermediolar. tract. Trans. Soc. Edinburgh 45 (1906). — Scott. Med. Surg. J. 9 (1901). — de Buck: Local méd. de l'innerv. motrice du perinée et du rectum. Ann. Soc. roy. sci. Med. Nat. Brux. 23 (1899). — Budge: Über die Bewegungen der Iris. Braunschweig 1855. — Über das Centrum genitospinale. Virchows Arch. 15 (1858). — Z. ration. Med. 21 (1864).

Clarke, J. C.: Philos. Trans. roy. Soc. Lond. 149 (1859). — Courvoisier: Beobachtungen über den sympathischen Grenzstrang. Arch. mikrosk. Anat. 66. — Cyon: Über die Wurzeln, durch welche das Rückenmark die Gefäßnerven für die Vorderpfoten aussendet. Ges. physiol. Arb. 1888. — Czyhlarz und Marburg: Über cerebrale Blasenstörungen. Jb. Psychiatr. 1901.

Dale: J. of Physiol. 25. — Observations by the degen. method on fibres in the dorsal nerve roots. Ebenda 27, 350 (1901); 34, Proc. p. 53 (1906). — Dastre et Morat: Recherches sur le système nerveux vasomoteur 1884. — Dennig, H.: Innerv. der Harnblase. Berlin: Julius Springer 1926. — Dennig: Gefäßreflexe. Dtsch. Z. Nervenheilk. 73, 357 1922. — Dieden: Dtsch. Arch. klin. Med. 117, 180 (1915). — Dittmar, C.: Über die Lage des sogenannten Gefäßzentrums in der Medulla oblongata. Verh. sächs. Akad. math. physik. Kl. Leipzig 1873. — Dogiel, A.: Ganglien der Darmgeflechte bei den Säugern. Anat. Anz. 1895. — Bau der Spinalganglien 1908. — Arch. mikrosk. Anat. 46, 305 (1895); 52, 44 (1898). — Dreschfeld: Zit. bei Czyhlarz-Marburg.

Eckhard: Beitr. Anat. usw. Ohr usw. 3, 123 (1863); 4, 69 (1869); 7, (1876). — Edgeworth: J. of Physiol. 13, 260 (1892). — Elliot, T. R. und Lewes, G. H.: The Innervation of the bladder. Ebenda 35. — Elze, C.: Untersuchungen am sympathischen System usw. Pflügers Arch. 198, 349 (1923). — Exner, P.: Arch. f. Physiol. 1877, 567.

Feltkamp, W.: Koprostat. Ileus van medull. Oorsprung. Diss., Amsterdam 1926. — Filimonoff: Z. Neur. 86, 182 (1923). — Fischer, J.: Untersuchungen über den Nervus sympathicus einiger Tiere. Inaug.-Diss., Zürich 1904. — Fischer, O.: Zur Pathologie des Sympathicus. Ein Fall von Läsion der spinalen Sympathicusbahn usw. Z. Neur. 55, 343 (1920). — Foerster, O.: Leitungsbahnen des Schmerzgefühls und die chirurgische Behandlung der Schmerzzustände. Urban & Schwarzenberg 1927. — Fovanov und Chalussov: Pflügers Arch. 151, 543 (1913). — Frank: Die parasympathische Innervation der quergestreiften Muskeln und ihre klinische Bedeutung. Kongr. inn. Med. 1920. Ref. Wien. klin. Wschr. 1920, Nr. 26, S. 572. — Frankl-Hochwart und Zuckerkandl: Die nervösen Erkrankungen der Blase. Nothnagels spez. Path. 19. — Frazier: Amer. J. med. Sci. 145, 116 (1913). — Freud: Zit. bei Kohnstamm 3. — Friedmann: Über die rezidivierende spastische Spinalparalyse im Kindesalter. Dtsch. Z. Nervenheilk. 3, 182 (1892). — Fröhlich, A. und Meyer, H.: Z. exper. Med. 29, 87 (1922). — Klin. Wschr. 1922, Nr. 27. — Froriep: Über Entwicklung und Bau des autonomen Nervensystems. Zbl. f. Nervenheilk. 1908, 1066 und Med. naturwiss. Arch. 1907.

Gärtner: Verlauf der Vasodilatatoren. Wien. klin. Wschr. 1898, 980. — Gagel, O.: Histologie und Topographie der vegetativen Zentren im Rückenmark. Z. Anat. und Entw. 85, 213 (1928). — Gaskell: J. of Physiol. 7, 1 (1886); 10, 153 (1889); 11, 744. — The involuntary nerv. syst. London (New edition) 1920. — Gaule-Lewin: Über die Zahl der Nervenfasern und Ganglienzellen des Kaninchens. Zbl. Physiol. 1896. — van Gehuchten und de Buck: J. de Neur. 1898. — van Gehuchten und de Neef: Les noyaux moteurs de la moelle lombosacrée. Névraxe 1 (1900). — Gerstmann: Über die vermehrte Schweißabsonderung auf der gelähmten Seite. Neur. Zbl. 1915. — Störungen der Schweißsekretion bei hochsitzenden Rückenmarksaffektionen. Jb. Psychiatr. 38 (1918). — Gianelli: The Helweg-Westphal Tract. J. ment. Path. 8 (1906). — Gianuzzi: Università di Siena 1871—72. — Goltz: Pflügers Arch. 8, 462 (1874). — Goltz und Ewald: Der Hund mit verkürztem Rückenmark. Arch. f. Physiol. 63 (1896). — Good: Hereditäre Formen angeborener Gliederstarre. Dtsch. Z. Nervenheilk. 13 (1897). — Gotch und Horsley: On the mammalian nervous system. Philos. transact. 1891. — Grasset: Anat. clinique des centres nerveux 1902. — Grasset-Ranzier: Leçons sur le syndrome bulbo-médullaire. Montpellier 1890.

Harman: J. of Anat. and Physiol. 32, 403 (1898); 34, 359 (1900). — Hasterlick und Biedl: Innervation der Hautgefäße. Wien. klin. Wschr. 1893. — Hatai: Number and size of the spinal ganglion cells and dorsal root fibres. J. comp. Neur. 12. — Hatschek: Rückenmark des Delphins. Obersteiners Arb. 4. — Head, H.: Brain 16, 1 (1893). — Studies in neurol. London 1920. — Head-Riddoch: Brain. 40, 188 (1918). — Helweg: Verlauf der vasomotorischen Nervenbahn. Arch. f. Psychiatr. 19, 104. — Herhold: Halbseitenverletzung des Rückenmarks. Dtsch. med. Wschr. 1894. — Hermann, L.: Irreziprozit. der Reflexübertragung. Pflügers Arch. 80, 41 (1900). — Herring: The spinal origin of the cervical symp. nerv. J. of Physiol. 29 (1903). — Higier: Dtsch. Z. Nervenheilk. 9. — Störungen der Schweißsekretion bei Poliomyelitis. Ebenda 20. — Schweißanomalien bei Rückenmarkskrankheiten. Neur. Zbl. 1907. — Hoeben: Over een centrum ciliospinale. Inaug-Diss., Utrecht 1896. — Holl: Sitzgsber. Akad. Wiss. Wien, Math.-naturwiss. Kl. 72 (1875). — Horton-Smith: On efferent fibres in the posterior roots of the frog. J. of Physiol. 21, 101 (1897). — Huet: De Gevolgen der Exstirpatie van het G. Colli sup. N. symp. Amsterdam 1898.

Ingvar, S.: Zit. bei Wallenberg. — Irimesco, S. und Parhon, C.: Recherches sur la localisation spinal. des muscl. du perinée et du rectum. J. de Neur. et d'Hypnot. 1905. — Ishikawa: Arb. Wien. neur. Inst. im Erscheinen 1928.

Jakobsohn: Veränderungen im Rückenmark nach peripheren Lähmungen usw. Ein Beitrag zur Lokalisation des C. ciliospinale. Z. klin. Med. 37, 228. — Kerne des menschlichen Rückenmarks. Abh. preuß. Akad. Wiss., Physik.-math. Kl. 1908. — Jelgersma: Neur. Zbl. 1895.

Kappis, M.: Bruns' Beitr. 115—161; Klin. Wschr. 1925, H. 43—44. — Beiträge zur Sensibilität der Bauchhöhle. Diss., Jena 1913. — Karplus: Störungen der Schweißsekretion bei Verwundungen des Nervensystems. Wien. klin. Wschr. 1916. — Karplus und Kreidl: Pflügers Arch. 158, 275 (1914); 207, 134 (1925), weiter siehe Zwischenhirn. — Kehrer, E.: Arch. Gynäk. 81. — Arch. f. exper. Path. 58, 366 (1908). — Kervalewski: Untersuchungen über die Innervation der Pupillenerweiterung. Ann. d. Univ. Kasan. Russ. Zit. bei Braunstein. — Kidd: Brit. med. J. 2, 359, 523, 862 (1911). — Kirchhoff: Zur Lokalisation des Centrum anovesicale. Arch. f. Psych. 15 (1884). — Klausner: Zit. bei Kohnstamm 3. — Kocher: Die Verletzungen der Wirbelsäule. Mitt. Grenzgeb. Med. u. Chir. 1 (1896). — Kodama: Tohoku J. exper. Med. 4, 465 (1924). — (Ref. Zbl. Neur. 39, 255). — Köbner: Arch. klin. Med. 19. — Koer: Neur. Zbl. 1891. — Körner: Studien des physiologischen Instituts Breslau. Leipzig 1865. — Kohnstamm: 1. Mschr. Psychiatr. 8, 261 (1900). — 2. Zur Theorie der Reflexe von den hinteren Wurzeln auf die hinteren Wurzeln. Zbl. Physiol. 1900. — 3. Die zentrifugale Leitung im sensiblen Endneuron. Dtsch. Z. Nervenheilk. 21, 209 (1902). — Kutschin: Zit. bei Kohnstamm 3. — Kyrie: Sympathicus und seine Beziehungen zum Nervensystem. Ber. d. XI. intern. med. Kongr. Rom 4, 149 (1895).

Läwen, A.: Münch. med. Wschr. 1922, 1423. — Laignel-Lavastine: Recherches sur le plexus solaire. Thèse Paris 1903. — Langendorff: Zbl. Physiol. 15, 173 (1900); 16, 483 (1901). — Klin. Mbl. Augenheilk. 38, 129 (1900). — Rückenmark. Nagels Handb. Physiol. 4, 360 (1909). — Langley: On the course and connections of the secretory fibres supplying the sweat glands. J. of Physiol. 12 (1891); 15, 176 (1894); 57, 428 (Vasodilat). — Philos. trans. roy. Soc. Lond. B 183, 85 (1892) (Ursprung präganglionärer Fasern). — Langley und Anderson: Innervation of the pelvic and adjoining viscera. J. of Physiol. 18, 19, 20 (1895—96). — Langley und Orbeli: Ebenda 41, 450 (1910—11). — Langley und Sherrington: Ebenda 12, 278 (1891). — Lapinski: Der Zustand der Reflexe in paralysierten Körperteilen. Arch. f. Psychiatr. 43 (1907). — Lapinski-Cassirer: Ursprung des Halssympathicus im Rückenmark. Dtsch. Z. Nervenheilk. 19. — Lehmann: Ebenda 70, H. 1—3. — Z. exper. Med. 12, 331 (1921). — Lenhossek: Der feinere Bau des Nervensystems. 2. Aufl. — Anat. Anz. 5, 360 (1890). — Levinsohn: Beitrag zur Physiologie der Pupillarreflexe. Graefes Arch. 59, 191 (1904). — Lewandowsky: Ber. Berliner Akad. 1900, Nr. 52. — Loeb: Beiträge zur Bewegung der Samenleiter. Inaug.-Diss., Giessen 1866. — Luchsinger: Die Schweißnerven für die Vorderpfote der Katze. Zbl. med. Wiss.

1878, 36. — Arch. f. Physiol. 22, 158 (1890). — Die Schweißabsonderung usw. Hermanns Handb. Physiol. 5.

Mandl, F.: Die paravertebrale Injektion. Wien: Julius Springer 1926. — Mann: Beitrag zur Lehre von der spinalen Hemiplegie. Dtsch. Z. Nervenheilk. 10. — Marburg, O.: Absteigende Hinterstrangbahnen. Jb. Psychiatr. 1902. — Zur Pathologie der Poliomyelitis acuta. Wien. klin. Rundschau 1909, Nr. 47. — Marburg, O. und Ranzi, E.: Die Kriegsbeschädigungen des Rückenmarks usw. Arch. klin. Chir. 111, H. 1. — Marinesco: Recherches sur les localisations motrices spinales. Semaine méd. 6, 20 (1904). — Meltzer und Auer: Zbl. Physiol. 17, 651 (1903). Amer. J. Physiol. 9, 40 (1904). — Meyer, A. W.: Zbl. Chir. 48 (1921). — Michailow: Leitungsbahnen des sympathischen Nervensystems. Arch. f. Physiol. 128, 283. — Minkowsky: Zit. bei Czyhlarz-Marburg. — Mislawsky und Bormann: Die Sekretionsnerven der Prostata. Zbl. Physiol. 12 (1898—99). — Monakow: Arch. f. Psychiatr. 24, 229. — Morat: Origine et centres trophiques des N. vasodilat. C. r. Acad. Sci. 1892, 1901; 1897, 969. — Origine des nerfs vasodilat. Gaz. méd. Paris 1892, 496. — Origine des nerfs vasodil. Prog. méd. 1897, 310. — Morat et Bonne: Les éléments centrifuges des racines post. C. r. Acad. Sci. 125, 126 (1897). — Mott: The bipolar cells in the spinal cord. Brain 13, 436 (1890); 15, 215 (1892). — Examination of Clarkes Columns in Man. J. of Anat. and Phys. 22. — Müller, L. R.: Anatomie und Pathologie des untersten Rückenmarksabschnitts. Dtsch. Z. Nervenheilk. 14, 1 (1899). — Weitere Beiträge über die Anatomie und Pathologie des untersten Rückenmarksabschnitts. Ebenda 19, 303. — Die Blaseninnervation. Arch. klin. Med. 128. — Müller, L. R. und Dahl, W.: Die Innervierung der männlichen Geschlechtsorgane. Ebenda 107, 113 (1912). — Müller, L. R. und Glaser: Gefäßinnervation. Dtsch. Z. Nervenheilk. 46, 329 (1913). — Müller, L. R., Greving und Gagel: Zentrale Innervation der inneren Organe. Verh. dtsch. Kongr. inn. Med. 1927. — Münzer: Zit. bei Kohnstamm.

Nawrocki und Skabitschewsky: Über die motorischen Nerven der Blase. Arch. f. Physiol. 49 (1891). — Neubürger-Edinger: Berl. klin. Wschr. 1898. — Nicolaides: Arch. Anat. u. Physiol. 1882, 28. — Nottebaum, J.: Über sekundäre Degeneration nach Durchschneidung des Halssympathicus. Inaug.-Diss., Marburg 1897. — Nuel: Artikel Vasomoteur im Dict. Dechambre.

Obersteiner: Siehe Medulla oblongata. — Onuf, B.: Notes on the arrangement and function of the cell groups in the sacral region. J. nerv. Dis. 26, 498 (Ref. Jber. Neur. 3, 138). — Onuf, B. and Collins: Arch. of Neur. and Psychopath. 3 (1900). — Oppenheim: Über eine sich auf den Konus beschränkende traumatische Erkrankung. Arch. f. Psychiatr. 26 (1889). — Ostroumov: Über die Hemmungsnerven der Hautgefäße. Arch. f. Physiol. 12.

Pflüger: Allg. med. Zentr.-Ztg 1855, 538, 602. — Pierret: Sur les rélations vasomot. du bulbe avec celui de la moelle épin. etc. C. r. Acad. Sci. 1882, 229. — Poljak, S.: Über die Intermediärzone im Rückenmark usw. Zagreb 1924. — Z. Anat. I 74, 509 (1924). — Pussep: Zit. bei Bechterew.

Ranson: The structure of the spinal ganglia. J. comp. Neur. 1912. — Lissauers Tract. in the cat. Ebenda 1913. — Redlich: Pathologie der tabischen Hinterstrangserkrankung. Jena 1897. — Reich, Z.: Aufbau der Mittelzone des Rückenmarks. Obersteiners Arb. 17. — Rieder, W.: Z. exper. Med. 59, 431 (1928). — Röper und Reitsch: Neur. Zbl. 1918. — Rosenzweig: Zur Kenntnis des feineren Baues der Substantia gelatinosa Rolandi. Inaug.-Diss., Berlin 1905. — Rothmann: Verh. Berl. med. Ges. 36, 562 (1906). — Roux: Lésions du grand sympath. dans le tabes. Thèse Paris 1900.

Sachs: Nerv. Diseases of Children. S. 276. — Sakai: Vgl. Untersuchung des Conus terminalis. Obersteiners Arb. 20, 47 (1913). — Salkowski: Über das Budgesche ciliospinale Zentrum. Z. ration. Med. 29, 167 (1867). — Sano, T.: Untersuchungen über die Subst. gelatinosa des Hinterhorns. Obersteiners Arb. 17. — Lokalisation der motorischen Funktion des Rückenmarks. XIV. Congr. neur. et alién. franc. 1904. — J. de Neur. 1897, 253, 274. — Sarbo: Beitrag zur Lokalisation des Zentrums für Blase, Mastdarm und Erektion. Arch. f. Psychiatr. 25. — Scaffidi: Sur la présence de fibres efférentes dans les racines post. etc. Arch. di Fisiol. 1, 586. — Acad. med. di Roma 28 (1902). — Scacherl, M.: Über Clarkes poster. vesicular columns. Obersteiners Arb. 8, 314. — Schäffer: Über den Antagonismus der autonomen Innervation der quergestreiften Muskulatur.

Kongr. inn. Med. **1920**, Ref. Wien. klin. Wschr. **1920**, 572. — Schiff: Untersuchungen
über die Physiologie des Nervensystems. Frankfurt 1855. — Gesammelte Beiträge zur
Physiologie. Lausanne 1894. — Schilder, P.: Untersuchungen über den Nucl. sacral.
Stilling. Obersteiners Arb. **18**, 195. — Schlesinger, H.: Zur Physiologie der Harnblase.
Wien. klin. Wschr. **1897**, Nr. 47. — Über zentrale Tuberkulose des Rückenmarks. Dtsch.
Z. Nervenheilk. **8**, 398 (1896). — Beiträge zur Klinik der Rückenmarks- und Wirbel-
tumoren. Jena 1898. — Spinale Schweißbahnen und Zentren. Arch. f. Dermat. **1900**. —
Schüle: Von der spastischen spinalen Paralyse. Dtsch. Z. Nervenheilk. **4**, 161 (1893).
— Schüller, A.: Chordotomie. Wien. med. Wschr. **1910**, Nr. 39. — Schwarz: Mitt.
Grenzgeb. d. Med. u. Chir. **1917**, p. 174. — Schwenkenbecher, A.: Störungen der Haut-
sekretion. Handb. allgem. Path. **2**, 2. Abt., S. 418. — Shawe: Brit. J. Surg. **11**, 648 (1924).
— Sherrington: J. of Physiol. **13**, 702 (1892) (Ursprung des thorakolumbalen Systems). —
On the anatom. constitution of nerves ... and question of the existence in the dorsal root of
fibres having origin in the spinal cord. J. of Physiol. **17** (1894). — Ebenda **21**. — Shima:
Über die Erweiterung der Pupillen auf Adrenalin und ihre Abhängigkeit vom Zentralnerven-
system. II. Mitt. Arch. f. Physiol. **127**, 99 (1909). — Sicard, Haguenau und Licht-
witz: Rev. Neur. **32**, 756 (1925). — Singer: Zit. bei Kohnstamm. — Smith, Horton:
J. of Physiol. **21**, 101 (1897). — Spiegel, E. A. und Adolf, M.: Beiträge zur Anatomie
und Pathologie des autonomen Nervensystems. I. Mitt. Arb. neur. Inst. Wien **23** (1920). —
Spiegel, E. A.: Kongr. inn. Med. **1923** (Gefäßschmerz). — Spiegel, E A. und Bernis,
W. J.: Rückenmarksbahn der Visceralsensibilität. Pflügers Arch. **210**, 209 (1925). —
Spiegel, E. A.: Tonus der Skelettmuskulatur. 2. Aufl. Berlin: Julius Springer 1927. —
Spiegel, E. A. und Singer, R.: (Herz- und Aortenschmerz). Z. exper. Med. **55**, 607 (1927).
— Spiegel, E. A. und Mac Pherson: Blasenbahn. Pflügers Arch. **208**, 570 (1925). —
Spiller: Brain **22**. — Steinach: Motorische Funktionen hinterer spinaler Nervenwurzeln.
Arch. f. Physiol. **60** (1895). — Über die visceromotorischen Funktionen der hinteren Wur-
zeln usw. Ebenda **71**, 523 (1898). — Über die zentrifugale Erregungsleitung im Bereich
der Spinalganglien. Ebenda **78**, 291 (1899). — Sternschein, E.: Pflügers Arch. **193**, 281
(1922). — Stewart: Amer. J. Physiol. **2**, 182 (1899). — Stilling, B.: Neue Untersuchungen über den Bau des Rückenmarks. Kassel 1859. — Straub, H.: Pflügers Arch. **134**, 15
(1910). — Stricker: Über die Gefäßnervenwurzeln des N. ischiadicus. Sitzgsber. Akad.
Wiss. Wien, Math.-naturwiss. Kl. **74**, 1 (1876). — Zentren der Splanchnici. Wien. med.
Bl. **1894**. — Stursberg: Über Störungen der Gefäßreflexe bei Querschnittserkrankung des
Rückenmarks. Dtsch. Arch. klin. Med. **104**.

Takahashi, D.: Anatomie des Seitenhorns usw. Obersteiners Arb. **20**, 62 (1913). —
Terni, T.: Arch. ital. Anat. **20**, 433 (1923). — Thalbitzer: Helwegs Dreikantenbahn in
der Medulla oblongata. Arch. f. Psychiatr. **47**. — Toshihiki, K.: Sympathicuszellen im
Rückenmark. Z. exper. Med. **46**, H. 1—2. — Trendelenburg, W. und Bumke, O.: Experimentelle Untersuchungen über die zentralen Wege der Pupillenfasern des Sympathicus.
Klin. Mbl. Augenheilk. **47**, 481 (1909). — Truschkowsky: Beziehungen des Sympathicus
zum Zentralnervensystem. Neur. Nachr. **2**, 55 (1899), Russ. Zit. bei Michailow.

Vulpian: Leçons sur l'appareil vasomoteur. Paris 1875. C. r. soc. Biol. **78**, 1309.

Wagner-Stolper: Verletzungen der Wirbelsäule. Dtsch. Chir. **1898**. — Waldeyer:
Über das Gorillarückenmark. Sitzgsber. Berl. Akad. Wiss. **1888**. — Wallenberg, A.:
Anatomie, Physiologie und Pathologie des sensiblen Systems. 17. Jahresvers. Ges. dtsch.
Nervenärzte Wien **1927**. — Wana: Pflügers Arch. **71**, 555 (1898). — Warrington und
Griffith: On the cells of the spinal ganglia etc. Brain **28**, 297. — Wartenberg, R.:
Geltung des Bell-Magendieschen Gesetzes. Z. Neur. **113**, 518 (1928). — Weiss: Arch. klin.
Chir. **21**. — Wersilow: Zur Lehre von der vasomotorischen Funktion der hinteren Rücken-
markswurzel. Inaug.-Diss., Moskau 1898. Zit. bei Bechterew. Ref. Zbl. Physiol. **12**, 892
(1899). — Wladytschko: Lokalisation der Zentren der Vasokonstriktion im menschlichen
Rückenmark. Rev. de Psychiatr. **15** (1910) (russ.). — Wickmann: Zur Kenntnis der
Heine-Medinschen Krankheit. Berlin 1907.

Zeißl: Pflügers Arch. **53** (1893); **55** (1899); **89** (1902). — Ziehen: Bardelebens Anatomie. Abt. Nervensystem **1900**.

Medulla oblongata.

Alfewski: Les noyaux sensibles et moteurs du nerf vague. Névraxe 7 (1905). — Allen, W. A.: J. comp. Neur. 30 (1919); 35 (1923). — Asher und Corral: Z. Biol. 68, 395 (1915). — Azonskij und Viktorow: Leistungen der medullären Zentren für das Herz. Pflügers Arch. 212, 787 (1926).

Babinsky: Thermoasym. d'origine bulb. Revue neur. 1905, 568. — Lésion bulb. unilat. Ebenda 1906, 1177. — Barrington, F. J. F.: Relation of the hind brain to micturition. Brain 44, 23 (1921). — Nerv. control of micturition. Brain 51, 209 (1928). — Bechterew: Über eine durch Verwundung der unteren Abschnitte des verlängerten Marks verursachte Lähmung. Dtsch. Z. Nervenheilk. 8, 119 (1896). — Über eine Affektion der Varolschen Brücke usw. Ebenda 17, 221 (1900). — Leitungsbahnen. 2. Aufl. 1899. — de Beule: Recherches expérim. sur l'innervation du larynx. Névraxe 4 (1903). — Bischoff: Über den intramedullären Verlauf des Facialis. Neur. Zbl. 1899, 1014. — Blumenau: J. Psychol. u. Neur. 34, 202 (1926). — Bonnier: Un syndrome bulbaire. Presse méd. 1903, 861. — Breuer und Hering: Selbststeuerung der Atmung. Sitzgsber. Akad. Wiss. Wien, Math.-naturwiss. Kl. 58, 909 (1868). — Breuer und Marburg: Zur Pathologie der apoplektiformen Bulbärparalyse. Arb. neur. Inst. Wien 9, 181 (1902). — Brown-Séquard: Arch. de Physiol. 1868, 462. — Bruce: Brain 21, 383 (1898). — Brugsch, Dresel und Lewy: 32. Kongr. inn. Med. 1920, Ref. Wien. klin. Wschr. 1920, 551. Z. exper. Path. u. Ther. 21 (1920). Z. exper. Med. 25, 262 (1921). — Brustein: Vasomotorische Zentren des verlängerten Marks. Ref. Neur. Zbl. 1901, 121. — Bunzl-Federn: Kern des N. accessor. Mschr. Psychiatr. 2. — Zentraler Ursprung des Vagus. Ebenda 5.

Campos: Recherches expériment. sur les nerfs. sécret. des larmes. Arch. d'Ophthalm. 1877. — Cassirer und Schiff: Chronische Bulbärerkrankungen. Obersteiners Arb. 4, 110 (1896). — Cestan-Chenais: Du myosis dans certaines lésions bulbaires etc. Gaz. Hôp. 1903. — Chabrol: Les tumeurs du bulbe. Encéphale 1, 403 (1908). — Czyhlarz und Marburg: Über cerebrale Blasenstörungen. Jb. Psychiatr. 1901.

Dees: Zur Anatomie und Physiologie des N. vagus. Arch. f. Psychiatr. 20, 95. — Depisch: Beitrag zur Pathologie des vegetativen Systems. Wien. Arch. inn. Med. 1, H. 1 (1920). — Dieden: Siehe Rückenmark. — Dittmar: Verh. sächs. Ges. Wiss., Math.-naturw. Kl. Leipzig 1873. — Duchek: Wien. med. Jb. 1864.

Eckhard: Experimentelle Physiologie des Nervensystems. Gießen 1867. — Zur Deutung der Entstehung der vom IV. Ventrikel aus erzeugbaren Hydrurien. Z. Biol. 44, 407 (1903). — Economo, K. v.: Zentrale Bahnen des sensiblen Trigeminus. Jb. Psychiatr. 32, (1911). — Edinger, L.: Vorlesungen über den Bau der nervösen Zentralorgane. 8. Aufl. 1911. — Edinger-Neubürger: Einseitiger fast totaler Mangel des Kleinhirns. Berl. klin. Wschr. 1899. — Eiger: Zbl. Physiol. 30, 445 (1915). — Eisenlohr: Über akute Bulbärparalyse usw. Arch. f. Psychiatr. 10, 31 (1880).

Feiling: On the bulbar nuclei etc. Brain 36, 255 (1913). — Fischl, J.: Zur Kasuistik der akuten Bulbärparalyse. Prag. med. Wschr. 1879, 33. — Frerichs: Über Diabetes. Berlin 1884. — Forel: Über das Verhältnis der experimentellen Atrophie und Degenerationsmethode. Festschr. Nägeli-Kölliker 1891. — Français-Jaques: Etude anatomoclinique d'un cas de ramollissement bulbo-protuber. Revue neur. 1908, 521. — Freund: Arch. f. exper. Path. 72 (1913). — Freund und Strasmann: Ebenda 69 und Pflügers Arch. 130. — Freund und Grafe: Arch. f. exper. Path. 70.

Gad, J.: Über das Atmungszentrum in der Medulla oblongata. Arch. f. Physiol. 93. — Gad und Marinesco: C. r. Acad. Sci. 115 (1892). — Gaskell: Siehe Rückenmark. — van Gehuchten: Anat. syst. nerv. 4. — Névraxe 5. — Gerstmann, J.: Sympathische Gehirnbahnen. Jb. Psychiatr. 34, 387 (1913). — Gierke: Zit. bei Langendorff. — Giuffré: Ramollimento bulbare per thrombosi della vertebrale sinistra etc. Arch. ital. Clin. med. 35, 85 (1896). — Goldstein, K.: Erweichungsherd in der Medulla oblongata. Berl. klin. Wschr. 1909, 471. — Goldzieher: Über die Beziehungen des N. facialis zur Tränensekretion. Zbl. pr. Augenheilk. 19 (1895). — Griesinger: Zit. bei Nothnagel, Topische Diagnostik, S. 527. — Grossmann: Pflügers Arch. 1899. — Hatcher und Weiß: J. of Pharmacol. 22, 139 (1924). J. of exper. Med. 37, 97 (1923). — Hatschek, R.: Beitrag zur Kenntnis der Bulbärapoplexie. Jb. Psychiatr. 29, 329 (1909). — Heidenhain: Hermanns Handb. Physiol. V. Physiologie der Absonderungsnerven. — Über sekretorische und trophische Drüsennerven. Pflügers Arch. 17. — Heinicke, W.: Ein Fall von bulbären Erscheinungen. Ther. Rdsch. 1910. — Held: Passow-Schaefers Beitr. Anat. usw. d. Ohres usw. 19, 305 (1923). — Hess und Pollak: Arb. neur. Inst. Wien 27, 83 (1925). Z. exper. Med. 48, 724 (1926). — Higier: Ein Fall von Bulbärparalyse. Neur. Zbl. 1908, 142. — Hofmann, J.: Gleichseitige Lähmung des Halssympathicus bei unilateraler, apoplektischer Bulbärparalyse. Dtsch. Arch. klin. Med. 73, 335 (1902). — Hofmann, F.: Die Innervation des Herzens und der Blutgefäße. Nagels Handb. Physiol. 1905. — Holler und Pollak: Wien. med. Wschr. 1923. — Holm: Die Anatomie und Pathologie des dorsalen X-Kerns. Virchows Arch. 131, 81. — Houssay, B. und Molinelli, E. A.: C. R. Soc. Biol. 91, 1045 (1924). — Hudovernig, C.: Zur mikroskopischen Anatomie und Lokalisationslehre einiger Gehirnnervenkerne. J. Psychol. u. Neur. 10, 247 (1908). — Hun: Analgesia, Thermoanaesthesia and ataxia. N. Y. State J. Med. 1, 513, 581, 613 (1897). — Husten, K.: Beziehung der Vaguskerne zu den Brust- und Bauchorganen. Z. Neur. 93, 763 (1924).

Jacobsohn: Kerne des menschlichen Hirnstamms. Abh. preuß. Akad. Wiss., Physik.-math. Kl. 1909. — Jacobsohn und Yamane: Zur Pathologie der Tumoren der hinteren Schädelgrube. Arch. f. Psychiatr. 29, 80. — Jendrassik: Zit. nach Goldzieher. — Jungmann und Meyer, E.: Experimentelle Untersuchungen über die Abhängigkeit der Nierenfunktion vom Nervensystem. Arch. f. exper. Path. 73 (1914).

Kaplan: Die spinale Acusticuswurzel usw. Obersteiners Arb. 1913. — Kappers, Ariens: Folia neurobiol. 1, Nr. 2. — Weitere Mitteilungen üb. Neurobiotaxis. Folia neurobiol. 6, Erg.-H. 1912. — Karplus-Kreidl: Siehe Zwischenhirn. — Klapp: Beiträge zu den Untersuchungen üb. die Innervation d. Tränendrüse. Inaug.-Diss., Greifswald 1897. — Klee: Dtsch. Arch. inn. Med. 128, 204 (1919). — Knauer und Billigheimer: Über organische und funktionelle Störungen des vegetativen Nervensystems. Z. Neur. 50. — Kölliker: Handb. Gewebelehre 1891. — Köster: Beitrag zur Lehre der Lähmung des Nervus VII, zugleich ein Beitrag zur Physiologie des Geschmacks, der Schweiß-, Speichel- und Tränenabsonderung. Dtsch. Arch. klin. Med. 68 und 72. — Köster und Tschermak: Ursprung und Endigung des N. depressor. Arch. f. Anat. (u. Physiol.) 1902. — Kohnstamm, O.: Anat. Anz. 21, 362 (1902). Arch. f. Psychiatr. 34. — Der Nucleus salivatorius inf. Neur. Zbl. 1903. — Kohnstamm, O. und Wolfstein, J.: Physiologische Anatomie der Vagusursprünge und des Kopfsympathicus. J. Psychol. u. Neur. 8, 177 (1906). — Kohnstamm, O.: Vom Zentrum der Speichelsekretion. Verh. 20. Kongr. inn. Med. Bergmann 1902. — Koordinationskerne des Hirnstamms. Mschr. f. Psychiatr. u. Neur. 8, 261 (1900). — Kosaka und Yagita: Experimentelle Untersuchungen über den Ursprung des Nerv. vagus. Mitt. med. Ges. Okayama 1905. — Über den Ursprung des Herzvagus. Ebenda 1907. — Über die Vaguskerne des Hundes. Neur. Zbl. 1909. — Kreidl: Untersuchungen über das Wurzelgebiet des N. IX, X und XI. Sitzgsber. Akad. Wiss. Wien, Math.-naturwiss. Kl. 1897. — Kussmaul: Zit. bei Breuer-Marburg.

Laborde: Arch. de Physiol. 1888. — Ladame et Monakow: Aneurysme de l'artère vertébrale. Nouv. Iconogr. Salpêtrière 13, 1 (1900). — Landolt: Über die Innervation der Tränendrüse. Arch. f. Physiol. 98. — Langendorff: In Nagels Handb. Physiol. 4. Braunschweig 1909. — Leidler, R.: Experimentelle Untersuchungen über das Endigungsgebiet des Nerv. vestib. Obersteiners Arb. 21, 151 (1916). — Lemcke: Ein Fall von sehr tiefer Erniedrigung der Körpertemperatur nach primärer Hämorrhagie in der Medulla oblongata usw. Dtsch. Arch. klin. Med. 34, 84 (1884). — Lewandowsky: Untersuchungen über die Leitungsbahnen des Truncus cerebri. Jena 1904. — Leyden: Zit. bei Breuer-Marburg. — Loeb: Über die Sekretionsnerven der Parotis und über die Salivation nach Verletzung des IV. Ventrikels. Eckhards Beitr. Anat. u. Physiol. — Luchsinger: Die Schweißabsonderung usw. Hermans Handb. Physiol. 5. — Ludwig und Cyon: Sächs. Akad. Wiss., math.-naturwiss. Kl. 18, 307 (1866). — Lumsden: J. of Physiol. 57, 58 (1923).

Marburg, O.: Atlas siehe Allgemeines. — Kapitel Mikroskopische Anatomie usw. in Handb. Neur. Ohr. 1. Wien: Urban & Schwarzenberg 1923. — Marburg und Wallenberg Neuere Fortschritte in der topographischen Diagnostik des Pons und der Medulla oblongata. Dtsch. Z. Nervenheilk. 41, 8 (1911). — Marinesco: Les noyaux musculostriés et musculolisses du Vagus. C. r. Soc. Biol. 1897. — Gliosarkom du plancher du IV. Ventricule. Sem. méd. 1900, 243. — Marinesco und Parhon: Rech. sur les noyaux moteurs etc. J. of Neur. 13, 61 (1907). — Meyer, P.: Über Ponshämorrhagie. Arch. f. Psychiatr. 13, 63 (1882). —

Meyer, R.: Zur Kasuistik der apoplektiformen Bulbärparalyse. Neur. Zbl. **1909**. — Michaelis, E.: Harnsäurestich. Z. exper. Path. u. Ther. **14**, 255 (1913). — Miller, F. R.: On the reactions of the salivatory glands. Quart. J. exper. Physiol. **6**, 57 (1914). — Mislawsky: Über das Atemzentrum. Ref. Neur. Zbl. **1886**, 560. — Molhant: Le nerf vague. Névraxe **11** (1911). — Müller, E.: Über ein eigenartiges Symptomenbild der apoplektiformen Bulbärlähmung. Dtsch. Z. Nervenheilk. **31**, 452 (1906). — Müller, L. R.: Beiträge zur Anatomie, Histologie und Physiologie des N. vagus. Dtsch. Arch. klin. Med. **101** (1910). — Müller, L. R. und Dahl, W.: Die Beteiligung des sympathischen Nervensystems an der Kopfinnervation. Ebenda **99** (1910). — Müller, L. R. und Glaser: Dtsch. Z. Nervenheilk. **46**, 329 (1913). — v. Monakow: Gehirnpathologie. 2. Aufl. Nothnagels Handb. spez. Path. u. Ther. Wien 1905. — Über die Lokalisation von Oblongataherden. Verh. Ges. dtsch. Nervenärzte **2**, 124 (1908).

Nawrocki: Innervation der Schweißdrüsen. Zbl. med. Wiss. **1878**, 2.

Obersteiner: Anleitung, siehe Allgemeines. — Bemerkungen zur Helwegschen Dreikantenbahn. Obersteiners Arb. **7**, 286 (1900). — Über das Helwegsche Bündel. Neur. Zbl. **1901**, 546. — Onuf-Collins: Siehe Rückenmark. — van Ordt: Beitrag zur Lehre von der apoplektiformen Bulbärparalyse. Dtsch. Z. Nervenheilk. **8**, 183 (1896). — Osipow: Über den zentralen Ursprung und Endigung des N. accessorius und des N. X. Neurol. Bote **6** (Zit. bei Hudovernig). — Owsjannikow: Die tonischen und reflektorischen Zentren der Gefäßnerven. Verh. sächs. Ges. Wiss., Math.-physik. Kl. 1871.

Pawlow: Die äußere Arbeit der Verdauungsdrüsen. Nagels Handb. Physiol. **2**, 2. — Porges, O.: Wien. klin. Wschr. **38**, 173 (1925).

Ranson und Billingsley: Amer. J. Physiol. **41**, 85 (1916). — Recklinghausen: Virchows Arch. **30**, 361. — Reichert: The pontobulbar heat centres. J. amer. med. Assoc. **38** (1902). — Reinhold: Beitrag zur Kenntnis der Lage des vasomotorischen Zentrums in der Medulla oblongata des Menschen. Dtsch. Z. Nervenheilk. **10** (1896). — Remak: Hemianaesthesia alternans. Berl. klin. Wschr. **1881**, 300. — Réthi: Untersuchungen über die Innervation der Gaumendrüsen. Sitzgsber. Akad. Wiss. Wien. Math.-naturwiss. Kl. **1903**. — Sekretorische Nervenzentren des weichen Gaumens. Ebenda **113**, III, 191 (1904). — Rossolimo: Thermoanästhesie und Analgesie als Symptome von Herderkrankungen des Hirnstamms. Dtsch. Z. Nervenheilk. **23**, 243 (1903). — Rothmann, M.: Über die spinalen Atmungsbahnen. Arch. f. Physiol. **1902**.

Schaternikoff und Friedenthal: Ursprung und Verlauf der herzhemmenden Fasern. Ebenda **1902**. — Schirmer: Über den Einfluß des Sympathicus auf die Träneninnervation. Ebenda **128**, 351. — Schlesinger: Siehe Rückenmark. — Schüte: Arch. Verdauungskrkh. **21**, 257 (1915). — Scott und Roberts: J. of Physiol. **58**, 168 (1923). — Senator: Apoplektiforme Bulbärparalyse mit wechselständiger Empfindungslähmung. Arch. f. Psychiatr. **11** (1881). — Zur Diagnostik der Herderkrankungen der Brücke und des verlängerten Marks. Ebenda **14**, 643 (1883). — Shima, R.: Vergleichende Anatomie des dorsalen Vaguskerns. Obersteiners Arb. **17**, 190. — Solomowicz: Vom Zentrum der Submaxillardrüse. Neur. Zbl. **1908**. — Souques: Paralysie alterne motrice, sensitive et vasomotrice etc. Revue neur. **1905**, 541. — Souques et Vincent: Lésion pédonculaire. Ebenda **1907**, 416. — Spiegel, E.: Einfluß des Vestibularapparats auf die Pupille. Arb. Wien. neur. Inst. **25**, 413 (1924). — Der Nucleus funiculi teretis. Jb. Psychiatr. u. Neur. **38** (1917). — Spiegel, E. und Bernis: Pflügers Arch. **210**, 209 (1925). — Spiegel, E. und Démétriades: Ebenda **196**, 185 (1922); **205**, 328 (1924). — Spiegel, E. und Ullmann, E. V.: Mschr. Ohrenheilk. **60** (1926). — Spiegel, E. und Worms, R.: Pflügers Arch. **216**, 432 (1927). — Spiller: The symptoms complex of a lesion of the uppermost portion of the anterior spinal and adjoining portion of the vertebral artery. J. nerv. and mental disease **1908**, 775. — Univ. of Pennsylv. med. Bull. **16** (1903). Univ. Pennsylv. Contribut. from the depart. Neur. **4**, 182 (1908). — Spitzer, A.: Arb. neur. Inst. Wien. **25** (1924). — Starr Allen: Med. Record **1893**. — Steindl: Zit. bei Porges. — Stenvers, H.: Tuberkel im tegmentum pontis. Schweiz. Arch. Neur. u. Psych. **11**, 221 (1922). — Stieda: Festschr. für Thierfelder. Leipzig 1895. — Strümpell: Zur Kasuistik der apoplektiformen Bulbärparalyse. Z. klin. Med. **28**, 43 (1881). — Stuurmann, F. J.: Über den Ursprung des N. vagus beim Kaninchen. Inaug.-Diss., Amsterdam 1912, Ref. Fol. neurobiol. **8**, 627.

Takagi, J.: Arb. neur. Inst. Wien. **27,** 157, 235 (1925). — Thomas, H. M.: Symptoms following the occlusion of the post. inf. cerebellar artery. J. nerv. Dis. **34,** 48 (1907). — Tournade, A. und Chabrol, M.: C. R. Soc. Biol. **94,** 654 (1926). — Toyojiro Kato: Pathologisch-anatomische Grundlagen der sogenannten Allgemeinsymptome von Hirntumoren. Arb. neur. Inst. Wien. **21,** 257 (1916). — Tschermak und Köster: Pflügers Arch. **93,** 24 (1902).

Vas: Ung. Arch. Med. **1894.** — Veil: 32. Kongr. inn. Med. **1920,** Ref. Wien. klin. Wschr. **1920,** Nr. 23. — Vermeulen, H. A.: Die Innervationszentren des Psalters der Wiederkäuer. Berl. tierärztl. Wschr. **31,** 97 (1915), Ref. Fol. neurobiol. **10,** 434 (1916). — Der dorsale motorische Vaguskern bei einigen Haustieren. Ref. Fol. neurobiol. **10.** — Vulpian und Philipeaux: Gaz. hebdom. **1858,** 523.

Wainstein, Z.: Über die motorischen Vaguskerne. Diss., Petersburg 1921. Ref. Zbl. Neur. **28,** 185 (1922). — Wallenberg, A.: Dtsch. Z. Nervenheilk. **41,** 8 (1911). — Siehe auch Rückenmark. — Wernicke: Fall von Ponserkrankung. Arch f. Psychiatr. **7,** 513 (1877).

Yagita: Weitere Untersuchungen über die Speichelsekretion. Anat. Anz. **35,** 70 (1909). — Experimente am Nervus petrosus superf. mai. Fol. neurobiol. **8,** 361 (1914). — Yagita und Hayama: Über das Speichelsekretionszentrum. Neur. Zbl. **28,** 738 (1909). — Yaskin, J. C.: Z. exper. Med. im Erscheinen.

Kleinhirn.

Balogh: Sitzgsber. ung. Akad. Wiss. **1876.** — Boeke, de Boer: Siehe Vorderhirnganglien. — Borgherini und Gallerani: Arch. ital Biol. **17.** — Budge: Untersuchungen über das Nervensystem **1841.** — Über den Einfluß des Nervensystems auf die Bewegungen der Blase. Z. ration. Med. **3,** Reihe 21.

Camis, M.: Pflügers Arch. **197,** 441 (1922). — Czyhlarz und Marburg: Über cerebrale Blasenstörungen. Jb. Psychiatr. **1901.**

Dresel und Lewy: Jahresvers. Ges. dtsch. Nervenärzte Danzig **1923.** — Dusser de Barenne: Kap. Kleinhirn im Handb. Neur. Ohr. Wien 1923.

Eckhard: Eckhards Beitr. **1864.**

Gall, F. J.: Anatomie et physiologie du système nerveux **3.** Paris 1818.

Kuré, K. und Mitarb.: Pflügers Arch. **195,** 525.

Luciani, L.: Cervelleto. Firenze 1891.

Rademaker, J.: Verh. Ges. dtsch. Nervenärzte Düsseldorf **1926.**

Séglas: Recherches expériment. sur les fonctions du système nerveux. Paris 1830. — Shinosaki, T.: Bedeutung des Kleinhirns für die Zuckerregulation. Z. Neur. **106,** 483 (1926).

Thomas: Le cervelet. Paris 1897.

Mittelhirn.

Abelsdorff: Neur. Zbl. **1906,** 285. Med. Klin. **1908,** Nr. 9. — Affanasiew: Zur Physiologie der Pedunculi cerebri. Ref. bei Tomas: Wien. med. Wschr. **1879.** — Angelucci: Rev. gén. d'Ophthalm. **1900,** 433.

Bach, L.: Über die Lokalisation der Oculomotoriuskerne. Neur. Zbl. **1896,** 997. — Zur Lehre von den Augenmuskellähmungen. Arch. f. Ophthalm. **47** (1899). — Die Lokalisation des Musculus sphincter pupillae und des Musculus ciliaris. Ebenda **49** (1900). — Über Pupillenreflexzentren und Pupillenreflexbahnen. Z. Augenheilk. **13.** — Über das Verhalten der motorischen Kerngebiete nach Läsion der peripheren Nerven und über die physiologische Bedeutung der Edinger-Westphalschen Kerne. Zbl. Nervenheilk. u. Psychiatr. **1906.** — Bemerkungen zur Arbeit von M. Tsuchida. Über die Ursprungskerne der Augenbewegungsnerven. Z. Augenheilk. **16** (1906). — Pupillenlehre. Berlin: Karger 1908. — Der Sphincterkern und die Übertragungsbahn des Lichtreflexes der Pupille im Vierhügel. Z. Augenheilk. **22** (1909). — Balogh: Sitzgsber. ung. Akad. Wiss. **1876.** — Barrington, F. J. F.: Quart. J. exper. Physiol. **15,** 81 (1925). — Bartels, M.: Graefes Arch. **76—78,** 80, (1910—11). — Bauer, J.: Zur Pathologie der Pupillenbewegung. Dtsch. Z. Nervenheilk. **61,** 144 (1918). — Bechterew: Funktionen der Nervenzentra **2** (1909). — Beer, Th.: Die Akkomodation des Auges in der Tierreihe. Wien. klin. Wschr. **1898,** 942. — Behr:

Pupillenbewegungen im Handb. von Axenfeld und Elschnig. Berlin: Julius Springer 1924. — Ders: Siehe Wilbrandt. — Bernheimer, S.: Experimentelle Studien zur Kenntnis der Innervation der inneren und äußeren, vom Oculomotorius versorgten Muskeln des Auges. Arch. f. Ophthalm. 44 (1897). — Die Reflexbahn der Pupillenreaktion. Ebenda 47 (1898). — Die Lage des Sphincterkerns. Ebenda 52 (1901). — Weitere experimentelle Studien zur Kenntnis der Lage des Sphincter- und Levatorkerns. Ebenda 70 (1909). — Biervliet: Siehe van Gehuchten. — Boedeker: Über einen Fall von chronischer progressiver Augenmuskellähmung. Neur. Zbl. 1895, 191. — Boettiger, A.: Beitrag zur Lehre von den chronischen progressiven Augenmuskellähmungen usw. Arch. f. Psychiatr. 21, 513 (1890). — Brandis: Untersuchungen über das Gehirn der Vögel. Arch. mikrosk. Anat. 44 (1895). — Brouwer, R.: Klinisch-anatomische Untersuchungen über den Oculomotoriuskern. Z. Neur. 40, 152 (1918). — Budge: Über den Einfluß des Nervensystems auf die Bewegungen der Blase. Z. ration. Med. 3, Reihe 21. — Bumke, O.: Die Pupillenstörungen. 2. Aufl. 1911.

Ramon y Cajal, S.: Histologie du syst. nerv. Trad. franç. Paris 1911. — Trabajos del Laboratorio de Investigaciones biologicas de la Univ. de Madrid 7 (1909). — Cassirer, R. und Schiff, A.: Beiträge zur Pathologie der chronischen Bulbärerkrankungen. Obersteiners Arb. 4, 110 (1896). — Czyhlarz und Marburg: Cerebrale Blasenstörungen. Jb. Psychiatr. 1901.

Darkschewitsch: Neur. Zbl. 1885, 100; 1887, 36. — Über den oberen Kern des Oculomotorius. Arch. Anat. u. Physiol. 1889, 107. — Dimmer: Graefes Arch. 48 (1899).

Economo, K. v.: Zentrale Bahn des Kau- und Schluckaktes. Pflügers Arch. 91, 629 (1902). — Edinger, L.: Über den Verlauf der zentralen Hirnnervenbahn. Arch. f. Psychiatr. 16 (1885).

Ferrier, D.: Funktionen des Gehirns. Übersetzt von Obersteiner. Braunschweig 1879. — Ferrier, D. und Turner, W. A.: Brain 24, 27 (1901). — Fleischmann: Ein Fall von Gehirnstielläsion. Wien. med. Wschr. 1871. — Frankl-Hochwart: Zur Kenntnis der Anatomie des Gehirns der Blindmaus. Obersteiners Arb. 8, 190 (1902).

van Gehuchten et van Biervliet: Le noyau de l'oculomoteur comm. Névraxe 2, 207 (1901). — Gozzano: Z. Neur. 95, 644 (1925). — Gudden: Allg. Z. Psychiatr. 42, 347.

Halban, H. und Infeld, M.: Zur Pathologie der Hirnschenkelhaube. Obersteiners Arb. 9, 328 (1902). — Heddaeus: Zbl. Nervenheilk. 12, 65 (1889). — Henoch: Charité-Ann. 1878. — Hensen und Völckers: Über den Ursprung der Akkommodationsnerven. Graefes Arch. 24 (1878). — Herrmann, G.: Allg. Z. Psychiatr. 88, 353 (1927) (Psychiaterkongreßbericht). — Hess: Vergleichende Physiologie des Gesichtssinns im Handb. d. vgl. Physiol. von Winterstein 1912. — Hess und Heine: Arch. f. Ophthalm. 43 und 46. — Hirschl: Wien. klin. Wschr. 1899, 592 (sympathische Pupillenreaktion). — Hlasko: Beziehungen des Gehirns zum Magen. Inaug.-Diss., Dorpat 1887.

Jacobsohn: Siehe Rückenmark und Medulla oblongata. — Jakob, C.: Über einen Fall von Hemiplegie und Hemianästhesie mit gekreuzter Oculomotoriuslähmung usw. Dtsch. Z. Nervenheilk. 5 (1894). — Juliusberger und Kaplan, L.: Anatomischer Befund bei einseitiger Oculomotoriuslähmung im Verlauf von progressiver Paralyse. Neur. Zbl. 1899.

Kahler und Pick: Weitere Beiträge zur Pathologie usw. Arch. f. Psychiatr. 10, 334 (1880). — Z. Heilk. 1881. — Kaiser, O.: Zur Kenntnis der Polioencephalomyelitis acuta. Dtsch. Z. Nervenheilk. 1895. — Kappers: Weitere Mitteilungen über Neurobiotaxis. Entwicklung der motorischen Wurzelkerne in Oblongata und Mittelhirn. Fol. neurobiol. 6, Erg.-H. 1912. — Karplus und Kreidl: Über die Bahn des Pupillarreflexes. Pflügers Arch. 149, 115 (1912). — Knoll: Beiträge zur Physiologie des Vierhügels. Eckhards Beitr. Anat. u. Physiol. 4, 111 (1869). — Kohnstamm, O.: Über die Koordinationskerne usw. Mschr. Psychiatr. 8, 261 (1900). — Kohts: Zur Lehre von den Funktionen der Corpora quadrigemina. Virchows Arch. 67 (1876). — Kostenitsch, J.: Über einen Fall von motorischer Aphasie. Zugleich ein Beitrag zur Frage nach der anatomischen Grundlage der Pupillenstarre. Dtsch. Z. Nervenheilk. 4 (1893).

Laqueur: Zit. bei Bumke. — Lenz, G.: Intracerebrale Bahn des Pupillenreflexes. Ber. dtsch. ophthalm. Ges. Heidelberg 1927, 140, 151. — Leteinturier: Hémorrhagie du pédoncule cérébr. droit. Bull. Soc. Anat. Paris 1870. — Leube: Über Herderkrankungen im Gehirnschenkel. Dtsch. Arch. klin. Med. 40, 217 (1887). — Levinsohn, G.: Beiträge zur Physiologie des Pupillarreflexes. Arch. f. Ophthalm. 59 (1904). — Physiologie und Pathologie der Pupillenbahnen. Dtsch. Z. Nervenheilk. 56, 300 (1917). — Graefes Arch. 72, 367 (1909).

Magnus, R.: Körperstellung. Berlin: Jul. Springer 1924. — Majano, N.: Über den Ursprung und Verlauf des N. oculomotorius im Mittelhirn. Mschr. Psychiatr. 13 (1903). — Marburg, O.: Die diagnostische Bedeutung der Pupillenreaktion. Wien. Klinik 1903, 235. — Topische Diagnostik der Mittelhirnerkrankungen. Wien. klin. Wschr. 1905, Nr. 21—22. — Marina, A.: Das Neuron des Ganglion ciliare und die Zentren der Pupillenbewegungen. Dtsch. Z. Nervenheilk. 14 (1899). — Studien über die Pathologie des Ciliarganglions beim Menschen usw. Ebenda 20 (1901). — Ebenda 24, 274. — Sulla patologia del ganglio ciliare. Ann. di Neur. 1901. — Il neurone del ganglio ciliare e i centri dei movimenti pupillari. Riv. Pat. nerv. 1898. — Mayor: Zit. bei Nothnagel und Marburg. — Mendel: Dtsch. med. Wschr. 1889, 957. — Mesdag: Bijdrage tot de ontwikkelingsgeschiedenis usw. Inaug.-Diss., Groningen 1909. — Meynert: Vom Gehirn der Säugetiere in Strickers Handb. d. Lehre von den Geweben. Leipzig 1872. — Moeli: Arch. f. Psychiatr. 13, 602 (1882). Neur. Zbl. 1882 und 1885. — Monakow: Gehirnpathologie in Nothnagels Spez. Path u. Ther. 9. 2. Aufl.

Naka, U.: Die periphere und zentrale Augenmuskellähmung. Arch. f. Psychiatr. 39, 982 (1905). — Neiding und Frankfurter: Neur. Zbl. 30, 1282 (1911). — Nothnagel: Topische Diagnostik der Gehirnkrankheiten. Berlin 1879.

Obersteiner: Anleitung beim Studium des Baues der nervösen Zentralorgane. 5. Aufl. Deuticke 1912. — Openchowski, Th.: Über Zentren und Leitungsbahnen für die Muskulatur des Magens. Arch. f. Physiol. 1889, 549. — Oppenheim, H.: Über einen Fall von kombinierter Erkrankung der Rückenmarksstränge im Kindesalter. Neur. Zbl. 1888. — Neue Beiträge zur Pathologie der Tabes dorsalis. Arch. f. Psychiatr. 20, 131 (1889). — Ott: Zit. bei Bechterew. — Oyon: Zit. bei Wernicke, Lehrbuch der Gehirnkrankheiten, S. 203.

Pacetti: Sulle lesioni del tronco dell' encefalo nella tabe. Riv. sper. Frenetr. 1894. — Panegrossi, G.: Weiterer Beitrag zum Studium der Augenmuskelnervenkerne. Mschr. Psychiatr. 16, 268, 344 (1904). — Perlia: Die Anatomie des Oculomotoriuszentrums beim Menschen. Graefes Arch. 1889. — Petrina: Zit. bei Czyhlarz und Marburg. — Pineles, T.: Zur pathologischen Anatomie der reflektorischen Pupillenstarre. Obersteiners Arb. 4, 101 (1896). — Probst: Physiologie, Anatomie und pathologisch-anatomische Untersuchungen des Sehhügels. Arch. f. Psychiatr. 33, 721 (1900).

Raecke: Neur. Zbl. 1900, 499. — Redlich, E.: Wien. klin. Wschr. 1922, 756. — Roscioli: Due casi di lesioni dei peduncoli cerebrali. Il Manicomio 1885, 305. — Ross: Brain 1886, 21.

Samaja: Riv. di psychiatr. 9, 181 (1921). — Schrader: Ein Großhirnschenkelherd mit sekundärer Degeneration der Pyramide und Haube. Inaug.-Diss. 1884. — Schütz, H.: Anatomische Untersuchungen über den Faserverlauf im zentralen Höhlengrau usw. Arch. f. Psychiatr. 22 (1891). — Seggel: Arch. Augenheilk. 24, 293 (1892); 31, 63 (1895). — Sherrington: Erg. Physiol. 4, 816 (1905). — Siemerling, E.: Über die chronische progressive Lähmung der Augenmuskeln. Arch. f. Psychiatr. 22 (1891). — Siemerling, E. und Boedeker, J.: Chronische fortschreitende Augenmuskellähmung und progressive Paralyse. Ebenda 29 (1897). — Siemerling, E.: Beitrag zur pathologischen Anatomie der früh entstandenen Augenmuskellähmungen. Ebenda 40 (1905). — Souques und Vincent: Lésion pédonculaire avec thermo- et vasoasymétrie. Revue neur. 1907, 416. — Spiegel, E. A.: Wien. klin. Wschr. 38, 189, 216 (1925) (Argyll-Robertson). — Spiegel, E. A. und Nagasaka, G.: Pflügers Arch. 215, 120 (1926). — Spitzer, H.: Pathogenese des Tabes dorsalis. Arb. neur. Inst. Wien 28, 227 (1926).

Topolanski, A.: Graefes Arch. 46, 452 (1898). — Tsuchida, U.: Über die Ursprungskerne der Augenbewegungen usw. Arb. hirnanat. Inst. Zürich (Monakow) 2 (1906).

Uchida: Arb. neur. Inst. Wien 1928. — Udvarhelyi: Z. Ohrenheilk. 67, 136 (1913).

Warkany: Arb. neur. Inst. Wien 26, 455 (1924). — Weber: Contribution to the pathology etc. Med. chir. trans. 1863. — Weiler: Z. Neur. 2, 2 (1910). — Westphal, C.: Über einen Fall von chronischer progressiver Lähmung der Augenmuskeln nebst Beschreibung von Ganglienzellengruppen im Bereich des Oculomotoriuskerns. Arch. f. Psychiatr. 18 (1887). — Wilbrandt-Sänger-Behr: Neurologie des Auges 9 (1921) und Erg.-Bd. 1927, 155. — Wilson: J. of Neur. 2, 1 (1921). — Wodak, E.: Mschr. Ohrenheilk. 55, 582 (1921). — Wodak, E. und Fischer, M.: Beitr. Anat. usw. d. Ohres usw. 19, 15 (1923).

Zwischenhirn.

Auersperg, A.: Arb. neur. Inst. Wien. 30, 163 (1927). — Affanasiew: Siehe Mittelhirn. — Aisenstadt: Die Lage des Wärmezentrums des Kaninchens. Arch. f. Physiol. 1909, 475. — Aschner, B.: Zur Physiologie des Zwischenhirns. Wien. klin. Wschr. 1912, 1042. — Über die Funktion der Hypophyse. Pflügers Arch. 146, 1 (1912). — Über das Stoffwechsel- und Eingeweidezentrum im Zwischenhirn, seine Beziehungen zur inneren Sekretion und zum Diabetes insipidus. Berl. klin. Wschr. 1916, 772. — Hypophyse und Diabetes insipidus. Münch. med. Wschr. 64, 81 (1916).

Bab: Die Hypophyse als Regulator der Diurese usw. Münch. med. Wschr. 1916. — Baculo: La riforma medica 1872. — Badley und Bremer: Arch. of int. Med. 28, 773 (1921). C. r. Soc. Biol. 86, 925 (1922). — Balogh: Sitzgsber ung. Akad. Wiss. 1876. — Jber. Anat. u. Physiol. 1876. — Bartels, M.: Z. Augenheilk. 16 (1906). — Bauer, J.: Die Substantia nigra Soemmeringii. Arb. neur. Inst. Wien 17 (1909). — Beziehungen der Hypophyse zur Wärmeregulation. Wien. med. Wschr. 1914, Nr. 25. — Bauer, J. und Aschner, Berta: Die Pathogenese des Diabet. insipid. Wien. Arch. inn. Med. 1, 297 (1920). — Bechterew: Über unwillkürlichen Harnabgang beim Lachen. Neur. Zbl. 1899, 447. — Bechterew und Mislawski: Ebenda 1889. — Beevor und Horsley: Exper. Investigation into the Arrangement of the Excitable Fibres in the Internal Capsule of the Bonnet Monquey. Phil. Trans. 181, 49 (1891). — Berkley: Brain 17, 515 (1894). — Berblinger: Verh. dtsch. path. Ges. 1913, 272. — Biedl: Physiologie und Pathologie der Hypophyse. Ref. 34. Kongr. inn. Med. Wiesbaden. Bergmann 1922. — Bonnier, P.: La soif et les centres hygrostatiques. Soc. de Biol. 76, 240 (1914). — Bremer: Revue neur. 1922, 644 (Diabet. insip.). — Bresowsky, M.: Läsion der subthalamischen Region. Mschr. Psychiatr. 50, 302 (1921). — Brugsch, Lewy und Dresel: Z. exper. Path. u. Ther. 21, 2 (1920). Z. exper. Med. 25, 262 (1921).

Cagnetto: Zur Frage der anatomischen Beziehungen zw. Akromegalie und Hypophysentumor. Virchows Arch. 176, 115. — Cajal, Ramon y: Anat. des centres nerveux. Tome 2 (1905). — Camus, J. und Gournay, J.: Presse méd. 33, 249 (1925). — Camus, J. und Roussy, G.: Local. anatomique des lésions de la base du cerveau qui provoquent la polyurie. C. r. Soc. Biol. 76, 877 (1914). — Ebenda 75, 483, 628 (1913). —Syndrômes hypophys. Revue neur. 1922, 622. — Cannon: Amer. J. Physiol. 50, 327; 61, 215 (1922). — Carlson und Martin: Ebenda 29, 64 (1911). — Cassirer, R. und Lewy, F. H.: Differentialdiagnostik hypophysärer Geschwülste. Mschr. Psychiatr. 54, 267 (1922). — Chiari: Dtsch. med. Wschr. 1913. — Ciminata: Arb. neur. Inst. Wien 28 (1926). — Citron und Leschke: Z. exper. Path. u. Ther. 14 (1913). — Clarke: Tumor of the left thalamus. Brit. med. J. 1891. — Claude-Lhermitte: Zit. bei Camus und Roussy. — Cloake, Ph.: (Einfluß des Zwischenhirns auf den Stoffwechsel). Proc. roy. Soc. Med. 20, 65 (1927). — Collin, M.: (Excretion der Hypophysenprodukte). Rev. franç. Endocrin. 4, 241 (1926). — Crowe und Homans: Quart. J. exper. Physiol. 2 (1909). — Cushing: Diabetes insipidus and the Polyurias of hypophysial origin. Boston med. J. 168, 901 (1913). — Cushing, Jacobson und Goetsch: Amer. J. Physiol. 27, 60 (1911).

Dandy: Amer. J. Anat. 15 (1913). — Danilewski: Siehe Cortex. — Davidencoff, S.: Encéphale 21, 613 (1926). — Dresel, K.: Siehe Allgemeines und Z. exper. Med. 37, 373 (1923). — Dixon: J. of Physiol. 57, 129 (1923).

Eckhard: Zit. bei Bechterew. — Economo, K. v.: Wien. klin. Wschr. 1910, 429. — Über Anatomie, Physiologie des Mittelhirns, Zwischenhirns und der Stammganglien. Ebenda 1924, Beil. zu H. 22. — Edinger, L.: Die Ausfuhrwege der Hypophyse. Arch. mikrosk. Anat. 78 (1911). — Eisenlohr: Beiträge zur Hirnlokalisation. Dtsch. Z. Nervenheilk. 1, 388 (1891). — Zur Kasuistik der Tumoren der Hypophyse. Virchows Arch. 68. — Eisner, G.: Ther. Gegenw. 1916, 289. Dtsch. Arch. klin. Med. 120 (1916). — Erdheim, J.: Über Hypophysenganggeschwülste usw. Sitzgsber. Akad. Wiss. Wien. Math.-naturwiss. Kl. 113,

III, 537 (1904). — Erdheim-Götzl: Zieglers Beitr. 46 (1909). — Establier y Costa, A. und Kayser, C.: C. r. Acad. Sci. 186, 535 (1928).

Falta: Erkrankungen der Blutdrüsen 1913. — MacFarlane, A.: J. of Pharmacol. 24, (1925); 28, 177 (1926). — Fendel: Hypopituitarismus usw. Dtsch. med. Wschr. 1921, Nr. 34. — Fischer, B.: Frankf. Z. Path. 5 (1910); 11 (1912). — Fischer, O.: Z. Neur. 7, 463 (1911). — Fleckseder, R.: Über die Bedingungen der hypophysären Polyurie. Wien. med. Wschr. 1916, 1007. — Fleischmann: Ein Fall von Gehirnstielläsion durch einen Tumor im linken Sehhügel. Ebenda 1871. — Fodor und Jankovich: Orv. Hetil. (ung.) 1919, Ref. Neur. Zbl. 1920, 703. — Foix, Ch. und Nicolescu, J.: Les noyaux gris centraux et la région mésencéphalo-sousoptique. Paris: Masson 1925. — Frank, E.: Berl. klin. Wschr. 1912. Klin. Wschr. 1924, 847, 895. — Freund, H. und Strassmann, R.: Arch. f. exper. Path. 69, 12 (1912). — Freund, H. und Grafe: Ebenda 70, 135 (1912). — Friedemann, M.: Cytoarchitekt. des Zwischenhirns der Cercopitheken. J. Psychol. u. Neur. 18. (1911). — Fröhlich, A.: Ein Fall von Tumor der Hypophyse usw. Wien. klin. Rdsch. 1901.

Gerstmann, J.: Zur Frage der sympathischen Gehirnbahnen. Jb. Psychiatr. 34, 387 (1913). — Glaser: Bei Müller, L. R., Lebensnerven. — Girard: Arch. de Phys. 1886—88. — Götzl und Erdheim: Zur Kasuistik der trophischen Störungen bei Hirntumoren. Z. Heilk. 1905. — Goldstein: Meningit. serosa etc. Arch. Psychiatr. 47. — Goldzieher: Über Sektionsbefunde bei Diabetes insipidus. Verh. dtsch. path. Ges. 1913, 281. — Gottlieb: Pathologie der Dystrophia adiposogen. Erg. Path. 19, 575 (1921). — Greving, R.: Klin. Wschr. 1923, 735. Erg. Anat. 24, 348 (1922). Z. Anat. 75, 597 (1925); 77, 249 (1925). Dtsch. Z. Nervenheilk. 89, 179 (1926). Z. Neur. 99, 232 (1925); 104, 466 (1926). — Grote: Über die Funktion der Nieren beim Diabetes insipidus. Dtsch. Arch. klin. Med. 122, 223. — Guyon: Arch. Méd. Chir. et Anat. path. 17 (1894).

Hagenbach: Jb. Kinderheilk. 19 (1883). — Hann: Über die Bedeutung der Hypophysenveränderungen bei Diabetes insipidus. Frankf. Z. Path. 21 (1918). — Hano: Pflügers Arch. 73 (1893). — Hashimoto, M.: Hypophyse und Wärmereg. Arch. f. exper. Path. 101, 218 (1924). — Herring: J. amer. med. Assoc. 1908, Nr. 24. Quart. J. exper. Physiol. 1 (1908). — Hirsch, O.: Diskussionsbemerkung. Mitt. Ges. inn. Med. u. Kinderheilk. 1919, 134. — Hirsch und Rolly: Zur Wärmetopographie des curarisierten Kaninchens. Dtsch. Arch. klin. Med. 75, 307 (1903). — Hoff, H. und Wermer, P.: Arch. f. exper. Path. 119, 153 (1926). Dtsch. Z. Nervenheilk. 102, 149 (1928). Klin. Wschr. 1927, Nr. 25. — Honegger: Recueils zool. Suiss. 5 (1892). — Houssay: Sur la polyurie soidisant hypophysaire. C. r. Soc. Biol. 81, 381 (1918). — Houssay und Molinelli: (Hypothalamus und Adrenalinsekret). Soc. Argentine de biol. 1925, 1453. — Houssay, Carulla et Romana: C. r. Soc. Biol. 83 (1920). — Huet, W. S.: Zwischenhirn und Halssympathicus. Pflügers Arch. 137, 627 (1911).

Inaba, Ch.: Einwirkung von Hormonen besonders von Pituitrin auf die Vasomotorenzentren. Z. exper. Med. Im Druck. — Gehirnveränderungen bei Diabetes. Arb. neur. Inst. Wien 29 (1927). — Ingermann: Zit. bei Hann. — Isenschmid und Krehl: Einfluß des Gehirns auf die Wärmeregulation. Arch. f. exper. Path. 70, 108 (1912). — Isenschmid und Schnitzler: Beitrag zur Lokalisation des der Wärmeregulation vorstehenden Zentralapparats im Zwischenhirn. Ebenda 76, 202 (1914).

Jacob, A.: Extrapyramidale Erkrankungen. Berlin: Julius Springer 1923. — Jacobj, C.: Ther. Mh. 25 (1911). — Jakobj, C. und Römer, C.: Beitrag zur Klärung der Wärmestichhyperthermie. Arch. f. exper. Path. 70, 149 (1912). — Janssen, S.: Klin. Wschr. 1928, 1680. — Jungmann und Bernhardt: Z. klin. Med. 99, 84 (1923).

Karlik, L. N.: Hypophysäre Ausfallerscheinungen. Z. exper. Med. 61, 5 (1928). — Karplus und Kreidl: Gehirn und Sympathicus. Pflügers Arch. 129, 138 (1909); 135, 401 (1910); 143, 109 (1911); 171, 192 (1918); 215, 667 (1927); 219, 613 (1928). — Karplus, Kreidl, Einthoven und Hoogerwerf: Ebenda 215, 443 (1927). — Kary, C.: Virchows Arch. 252. (1924). — Kayser und Le Breton: (Purinstoffwechsel und Diabet. insip.) Ann. de Physiol. 2, 129 (1926). — Klug: Arch. Anat. u. Physiol. 1880. — Kölliker: Handb. Gewebelehre 2 (1896). — Kollaritis: Hypophysentumoren. Dtsch. Z. Nervenheilk. 1905. — Koster, S.: Z. exper. Med. 60, 135 (1928). — Kraus, E. J.: Die Lipoidsubstanzen der menschlichen Hypophyse. Zieglers Beitr. 54, 520 (1920).

Leimdörfer: Arch. f. exper. Path. 118, 253 (1921). — Lenhossék: Anat. Anz. 1887. — Lereboullet: Zit. bei Camus und Roussy. — Leschke: Einfluß des Zwischenhirns auf die Wärmeregulation. Z. exper. Path. u. Ther. 14, 167 (1913). — Beiträge zur klinischen Pathologie des Zwischenhirns I. Diabetes insipidus. Z. klin. Med. 87, 201 (1919). — Leschke und Schneider, E.: Einfluß des Zwischenhirns auf den Stoffwechsel. Z. exper. Path. u. Ther. 19, 58 (1918). — Leschke: Die Wirkung des Hypophysenextraktes. Biochem. Z. 96, 50 (1919). — Lewy, F. H.: Tonus und Bewegung. Berlin: Julius Springer 1923. — Verh. Ges. dtsch. Nervenärzte Wien 1927, 319. — Lhermitte: Diabet. insip. C. r. Soc. Biol. März 1922. — Lichtenstern: Zentrale Blaseninnervation. Wien. klin. Wschr. 1912, 1248. — Loeb: Dtsch. Arch. klin. Med. 34 (1883). — Beitrag zur Lehre vom Diabetes mellitus. Zbl. inn. Med. 1898, 893.

Malone, E. F.: Kerne des menschlichen Diencephalon. Abh. preuß. Akad. Wiss., Physik.-math. Kl. 1910. — The nuclei tuberis laterales. Hopkins Hosp. Rep. Baltimore 1914. — Marannon: Endocrinology 5, 109 (1921). — Marannon und Pintos: Nouv. Iconogr. de la Salpêtrière 28 (1916). — Marburg: Adipos. univ. b. Hirntum. Wien. med. Wschr. 1907, Nr. 52. — Vergleichend-anatomische Studien über den N. hypothalamicus usw. Jb. Psychiatr. 38 (1917). — Arb. neur. Inst. Wien 17 (1909). — Studien über den Zirbel. Ebenda 22 (1920). — Marinesco und Pauliano: Spital. (rum.) 45, 11 (1925). — Masius: Bull. Acad. Méd. Belg. 25, 2. Serie. — Marx, H.: Klin. Wschr. 1927, 2036. — Méhes und Molitor: Wien. klin. Wschr. 1926, Nr. 50. Arch. f. exper. Path. 127, 319 (1928). — Meyer, M.: Zit. bei Schiff. — Meynert: Strickers Handb. d. Gewebelehre 2 (1872). — Molitor, H. und Pick, E. P.: Arch. f. exper. Path. 107, 185 (1925); 113, 171 (1926). Biochem. Z. 186, 130 (1927). — Monakow: Gehirnpathologie. In Nothnagels spez. Path. u. Ther. 9. 2. Aufl. — Morawski, J.: Z. Neur. 7, 207 (1911). — Mouzon und Cathala: Zit. bei Camus und Roussy.

Naito: Cerebrale Fettsucht. Arb. neur. Inst. Wien 25, 183 (1924). — Nawrocki und Skabičevski: Pflügers Arch. 48 (1891). — Neubürger, K.: Berl. klin. Wschr. 1920, Nr. 1 und 10. — Niculescu, J. T. und Raileanu, D.: Spital (rum.) 45, 299 (1925). — Nussbaum: Zit. bei Bechterew.

Obersteiner, H.: Siehe Allgemeines. — Oehme, C.: Über das Wesen des Diabetes insipidus. Med. Klin. 1919. — Z. ges. Med. 9, 251 (1919). — Oehme, C. und Oehme, M.: Dtsch. Arch. klin. Med. 127 (1918). — Olivier: Zit. bei Bechterew. — Ott: Zbl. Nervenheilk. 1880. — Vasotonic centres in the thalamus. J. nerv. Dis. 1891. — Functions of the Tuber cinereum. Ebenda 1891. — Relation of the nerv. syst. to the heat production. Ebenda 1893. — Ott and Wood Field, G.: A new function of the optic thalami. Ebenda 1879.

Peyrani: Die Funktion der Thalami optici. Biol. Zbl. 1881—82. — Pines, J. L.: Z. Neur. 100, 123 (1925). J. Psychol. u. Neur. 32, H. 1—2 (1925). — Pollack und Hartmann: Zit. bei Cassirer und Lewy. — Priestley: J. of Physiol. 1, 78. — Probst: Zit. bei Bechterew, Funktionen und bei Obersteiner, Anleitung. — Prus: Über die bei elektrischer Reizung des Corpus striatum und des Thalamus opticus auftretenden Erscheinungen. Wien. klin. Wschr. 12, 1199 (1899).

Raab, W.: Wärmeregulation und Fettstoffwechsel. Z. exper. Med. 49, 179 (1926); 53, 317 (1926). — Rachmanow: Vitale Färbung der vegetativen Zentren. Korsakoffsches J. Neur. u. Psychiatr. 1925. Zit. nach Greving. — Ramirez-Corria, C.: Rev. Soc. argent. Biol. 3, 227 (1927). — Ramon y Cajal: Histol. du syst. nerv. Edit. franç. 2. Paris 1911. — Rath: Beitrag zur Symptomenlehre der Geschwülste der Hypophysis cerebri. Graefes Arch. 34, 81 (1888). — Reichardt: Psychiatrie. — Richet: Arch. f. Physiol. 37, 624. — Röthig: Zur Phylogenese des Hypothalamus. Fol. neurobiol. 1911. — Rogers, F. T.: Amer. J. Physiol. 68, 499 (1924). — Rolly: Experimentelle Untersuchungen über die Wärmestichhyperthermie usw. Dtsch. Arch. klin. Med. 1903. — Rothmann: Demonstration eines Hundes ohne Großhirn. Ber. 5. Kongr. exper. Psychol. Berlin 1912. Leipzig: Joh. Ambr. Barth.

Sachs, E.: Relation of the Optic Thalam. to Respiration, Circulation, Temperature and the Spleen. J. of exper. Med. 14, 408 (1911). — Sachs, E. und Macdonald, M. E. Arch. of Neur. 13, 335 (1925). — Sato, G.: Arch. f. exper. Path. 131, 45 (1928). — Schaefer, Sh.: J. of Physiol. 18 (1895). — Schaefer und Herring: Philos. trans.

roy. Soc. Lond. Ser. B **199** (1906). — **Schiff, A.**: Zwischenhirn-Hypophysensystem. Vortr. Ges. Ärzte Wien **1925**. — **Schönborn**: Z. Biol. **56**, 209 (1911). — **Schrotten-bach**: Beiträge zur Kenntnis der Übertragung vasovegetativer Funktionen im Zwischen-hirn. Z. Neur. **23**, 431, 497 (1914); **33**, 207, 229 (1916). — **Schürmeyer**: Zit. bei Gre-ving. — **Shiota**: Pflügers Arch. **128**, 431 (1909). — **Simbriger**: Zur Physiologie und Pathologie des Zentralnervensystems, mit besonderer Berücksichtigung der Sehhügel. Wien 1896. — **Simmonds**: Hypophyse und Diabetes insipidus. Münch. med. Wschr. **1913**, 127; **1914**, 180. — Über Hypophysenschwund mit tödlichem Ausgang. Dtsch. med. Wschr. **1914**. — Über embolische Prozesse in der Hypophyse. Virchows Arch. **217**, 226 (1914). — Zur Pathologie der Hypophyse. Verh. Path. Ges. **17**, 208 (1914). — Über Kachexie hypo-physären Ursprungs. Dtsch. med. Wschr. **1916**. — **Smith, Ph. E.**: Wien. klin. Wschr. **1927**, 1431. — **Spatz, H.**: Arch. f. Psychiatr. **80**, 279 (1927). — **Spiegel, E. A. und Zweig, H.**: Zur Cytoarchitektonik des Tuber cinereum. Arb. neur. Inst. Wien **22**, 278 (1919). — **Spiegel, E. A. und Adolf, M.**: Siehe Rückenmark. — **Spiegel, E. A. und Saito, S.**: Hormonale Erregbarkeit vegetativer Zentren. Arb. neur. Inst. Wien **25**, 247 (1924). — **Starling und Verney**: Proc. roy. Soc. Lond. (B). **97**, 321 (1925); (B) **99**, 487 (1926). — **Starling und Eicholz**: Ebenda **98**, 93 (1925). — **Stengel, E.**: Arb. neur. Inst. Wien **28**, 25 (1926). — **Stettner**: Zit. bei **Schiff**. — **Stewart-Rogoff**: Amer. J. Physiol. **66**. — **Stiefler, G.**: Hypophysäre Fettsucht usw. Mschr. Psychiatr. **50** (1921). — **Streerath**: Die Wirksamkeit der Wärmezentren im Gehirn. Arch. f. (Anat. u.) Physiol. **1910**, 295. — **Stroebe**: Ein Gumma der Hypophyse. Zieglers Beitr. **37** (1904). — **Sutko-waja**: Z. Neur. **115**, 272 (1928).

Tangl: Zur Kenntnis der Wärmezentren beim Pferd. Pflügers Arch. **51**, 559 (1895). — **Trendelenburg, P.**: Klin. Wschr. **1924**, 777; **1928**, 1679.

Urechia, C. J. und Nitescu, J.: Bull. Acad. Méd. **93**, 188 (1925).

Veil, W.: Dtsch. Arch. klin. Med. **119**, 376 (1916). Biochem. Z. **91** (1918). Arch. f. exper. Path. **87**, 189 (1920). — **Velden, v. d.**: Berl. klin. Wschr. **1913**, 2083. — **Wagner, R.**: Kerne der Hirnschenkelschlinge. Arb. neur. Inst. Wien **22**. — **Wallenberg, A.**: Sen-sibles System. Vers. Ges. dtsch. Nervenärzte Wien **1927**. — **Wassing, H.**: Wien. klin. Wschr. **1913**. — **Westphal, A.**: Myoclonie und Dystrophia adiposogenital. Dtsch. Z. Nervenheilk. **58** (1918). — **Weed, Cushing und Jakobson**: Ref. Zbl. inn. Med. **5**, 373. — **White**: Siehe unter Vorderhirnganglien. — **Widal**: Zit. bei **Bechterew**. — **Winkler**: Anat. guide for exper. researches on the cats brain. Amsterdam. — **Winkler, F.**: Die cere-brale Beeinflussung der Schweißsekretion. Pflügers Arch. **125**, 584 (1908).

Zak, E.: Wien. klin. Rdsch. **1904**. — **Ziehen**: Denkschr. math.-naturwiss. Ges. Jena **1901** und **1908**.

Vorderhirnganglien.

d'Antona: Riv. Neur. 1, H. 2, 97 (1928). — **Anton und Zingerle**: Bau, Leistung und Erkrankung des menschlichen Stirnhirns. Festschr. Grazer Univ. **1901**. — **Aron, Fr.**: Zur Symptomatologie und Pathologie der Tumoren der großen Ganglien. Inaug.-Diss., Kiel 1915. — **Aronsohn**: Über den Ort der Wärmebildung usw. Virchows Arch. **169**, 504 (1902). — **Aronsohn und Sachs**: Beziehungen des Gehirns zur Körperwärme usw. Pflü-gers Arch. **37**, 232 (1885).

Baginski und Lehmann: Zur Funktion des Corpus striatum. Virchows Arch. **106**, 258 (1886). — **Barbour**: Arch. f. exper. Path. **70**, 1 (1912). — **Barbour und Prince**: J. of Pharmacol. **6** (1914). — **Bianchi und d'Abundo**: Neur. Zbl. **1886**. — **Bielschows-ky, M.**: J. Psychol. u. Neur. **25**, 1 (1920). — **Bischoff**: Zur pathologischen Anatomie der cerebralen Kinderlähmung. Jb. Psychiatr. **20** (1901). — **Boeke, J.**: Die motorischen End-platten bei den höheren Vertebraten. Anat. Anz. **35** (1909). — Die doppelte efferente Innervation der quergestreiften Muskelfasern. Ebenda **44**, 343 (1913). — **de Boer, S.**: Die quergestreiften Muskeln erhalten ihre tonische Innervation mittels der Verbindungs-äste des Sympathicus. Fol. neurobiol. **7** (1913). — Über den Skelettmuskeltonus. II. Mitt. Ebenda **7**, 837 (1913). — **Bright**: Zit. bei **Hutchinson**.

Cajal, Ramon y: Histol. du syst. nerv. Edit. franç. Paris 1911. — **Cloetta und Waser**: Arch. f. exper. Path. **77** (1914). — **Czyhlarz und Marburg**: Über cerebrale Blasenstörungen. Jb. Psychiatr. **20** (1901).

Danilewski: Experimentelle Beiträge zur Physiologie des Gehirns. Pflügers Arch. 1875. — Gesamte physiol. Abh. 1891. — Déjérine: Anatomie des centres nerveux 2 (1905). — Dresel: Siehe Thalamus. — Klin. Wschr. 1924, 2233.

Economo, C.: Wilsons Krankheit usw. Z. Neur. 43 (1918). — Über Anatomie, Physiologie des Mittelhirns, Zwischenhirns und der Stammganglien. Wien. klin. Wschr. 1924, Beilage zu H. 22. — Economo, C. und Schilder, P.: Eine der Pseudosklerose nahestehende Erkrankung im Praesenium. Z. Neur. 55, 1 (1920). — Edinger: Vorlesungen über den Bau der nervösen Zentralorgane. 8. Aufl. 1911. — Erb: Über Agoniesteigerung der Körperwärme bei Krankheiten des Zentralnervensystems. Arch. klin. Med. 1, 174 (1866).

Fickler: Fall von Erweichung des Marklagers einer Großhirnhemisphäre. Z. Neur. 15, 48. — Frank: Beziehungen des autonomen Nervensystems zur quergestreiften Muskulatur. Berl. klin. Wschr. 1919, 1057. — Freund-Janssen: Pflügers Arch. 200, 96 (1923).

Ganser: Studien über das Gehirn des Maulwurfs. Morph. Jb. 1881. — Girard: Influence du cerveau sur la chaleur animale. Arch. de Physiol. 1886—1888. Rev. méd. 1887. — Glaser: Beitrag zur Kenntnis des cerebralen Fiebers. Z. Neur. 17. — Gottlieb: Experimentelle Untersuchungen über die Wirkungsweise temperaturherabsetzender Arzneimittel. Arch. f. exper. Path. 26, 419 (1890). — Grünstein: Zur Frage von den Leitungsbahnen des Corpus striatum. Neur. Zbl. 1911, 659. — Gudden: Gesammelte und hinterlassene Abhandlungen. — Guicciardi-Petrazzini: Localizzazioni di centri termoregulativi nel corpo striato. Riv. sper. Freniatr. 13, 399 (1888). — Guyon: Thèse Paris 1893. Arch. méd. chir. d'anat. path. 1894.

Hashimoto: Arch. f. exper. Path. 78, 370—394 (1915). — Hebold: Welche Erscheinungen machen Herzerkrankungen im Putamen? Arch. f. Psychiatr. 23, 446. — Hinsch, D.: Über Gehirnfieber. Z. Neur. 54, 303 (1920). — Hirsch, Müller und Rolly: Über Wärmeproduktion, Wärmeregulation und Fieber. Dtsch. Arch. klin. Med. 75, 264 (1903). — Hlasko: Inaug.-Diss., Dorpat 1887. — Homburger: Über spinale und cerebrale Störungen der Harnblaseninnervation. Ther. Gegenw. 1903, 299. — Hutchinson: Paralysis of the sphincter and incontinence: the chief symptoms of symmetrical disease of the corpora striata. Brain 1888, 223.

Isenschmid und Schnitzler: Beitrag zur Lokalisation des der Wärmeregulation vorstehenden zentralen Apparats im Zwischenhirn. Arch. f. exper. Path. 76, 202 (1914). — Ito: Über den Ort der Wärmebildung nach Gehirnstich. Z. Biol. 38, 63 (1899).

Jacobj und Römer: Siehe Zwischenhirn.

Kahn, R. H.: (Erwärmung des Carotidenblutes.) Arch. (Anat. u.) Physiol. Suppl. S. 81. — Kaiser: Halbseitige vasomotorische Störung cerebralen Ursprungs. Neur. Zbl. 1895, 457. — Karplus-Kreidl: Siehe Zwischenhirn. — Kleist: Zur Auffassung der subcorticalen Bewegungsstörungen. Arch. f. Psychiatr. 59. — Kocenovsky: Zit. bei Bechterew. — Körner: Zit. bei Bechterew.

Langley-Grünbaum: J. of Physiol. 11, Suppl. (1890). — Lépine: Arch. Méd. exper. 11 (1889). — Lewy, F. H.: Tonus und Bewegung. Berlin: Julius Springer 1923. — Leyboff: Cytoarchitektonische Studien über den Nucleus caudatus des Hundes. Inaug.-Diss., Berlin 1911.

Mader, A.: Bedeutung des Striatum für die Wärmeregulation. Jb. Kinderheilk. 103 (III. F. 53) (1923). — Mahaim: Arch. f. Psychiatr. 25. — Marburg: Studien über den Nucleus hypothalamicus. Jb. Psychiatr. 38. — Marinesco: Des connexions du Corps strié. C. r. Soc. Biol. 1895. — Meyer und Gottlieb: Experimentelle Pharmakologie. 7. Aufl. Urban & Schwarzenberg 1925. — Minor, L.: Zur Bedeutung des Corpus striatum. Inaug.-Diss., Moskau 1882. Russ. Zit. bei Rossolimo: Dtsch. Z. Nervenheilk. 6. — Monakow: Gehirnpathologie. 2. Aufl. In Nothnagels Handb. spez. Path. u. Ther. — Über die Haubenregion usw. Arch. f. Psychiatr. 27. — Moore, L.: Amer. J. Physiol. 46 (1918). — Mosso: Einfluß des Nervensystems auf die tierische Temperatur. Virchows Arch. 106, 80 (1886). — Arch. f. exper. Path. 26, 316 (1889). — Die Lehre vom Fieber. Ebenda 26, 376 (1890). — Arch. ital. de Biol. 41, 183 (1904).

Nikolaides, R. und Dontas, S.: Über die Erregbarkeit des Wärmezentrums. Zbl. Physiol. 25, 192 (1911).

Obersteiner: Ein porencephal. Gehirn. Arb. neur. Inst. Wien 8. — Obersteiner und Redlich: Zur Kenntnis des Strat. subcallosum usw. Obersteiners Arb. 8. —

Openchowski: Innervation des Magens. Dtsch. med. Wschr. 15 (1889). — Zentren und Leitungsbahnen für die Muskulatur des Magens. Arch. f. Physiol. 1889, 549. — Ott: Functions of the tuber cinereum. J. nerv. Dis. 1891. — Vasotonic centrums in the thalami. Ebenda 1891. — Relation of the nervous system to heat production. Ebenda 23 (1893). — Thermogen. centre in the tuber cinereum. Med. bull. 23 (1895).

Pachon und Delmas Marsalet: C. r. Soc. Biol. 91, 558 (1924). — Pasteur: Two cases of cerebral pyrexia. Lancet 1, 1296 (1889). — Probst: Über die Leitungsbahnen des Gehirns. Jb. Psychiatr. 23. — Über die Rinden-Sehhügelfasern usw. Arch. Anat. u. Physiol. 1909. — Prus: Wien. klin. Wschr. 1899, Nr. 48.

Reichel: Zur Pathologie der Erkrankungen des Streifenhügels und Linsenkerns. Wien. med. Presse 1898, Nr. 19. — Reichert, E.: The Pontobulbar heat centres. J. amer. med. Assoc. 38 (1902). — Rezek: Ein primäres polymorphes Sarkom des Gehirns. Arb. neur. Inst. Wien 5, 40 (1897). — Richet: Fièvre traumatique etc. C. r. Acad. Sci. 99, 279 (1884). — Beziehungen des Gehirns zur Körperwärme und zum Fieber. Arch. f. Physiol. 37, 624 (1885). — Rolly: Experimentelle Untersuchungen über Wärmestichhyperthermie und Fieber mit besonderer Berücksichtigung des Glykogenstoffwechsels. Dtsch. Arch. klin. Med. 78, 250 (1903).

Sachs, E.: Structure and functional relations of optic thalamus. Brain 32 (1909). — J. of exper. Med. 14, 408 (1911). — Sachs und Green: Amer. J. Physiol. 42 (1917). — Sawadowski: Lokalisation der wärmeregulierenden Zentren im Gehirn. Zbl. med. Wiss. 1888, 145. — Schiff, S.: Lehrbuch der Physiologie des Menschen 1858. — Schüller: Reiz-versuche am Nucleus caudatus des Hundes. Pflügers Arch. 91, 47 (1902). — Zbl. Physiol. 1902, Nr. 7. — Experimente am Nucleus caudatus des Hundes. Jb. Psychiatr. 22. — Schultze: Über Wärmehaushalt des Kaninchens nach dem Wärmestich. Arch. f. exper. Path. 43, 193 (1899). — Senator und Richter: Z. klin. Med. 54 (1904). — Sherrington, C. S.: The integrative action of the nervous system. London 1906. — Sinelnikow: Über die Wirkungsweise des Wärmezentrums im Gehirn. Arch. f. Physiol. 1910, 279. — Spiegel, E. A.: Die Kerne im Vorderhirn der Säuger. Arb. neur. Inst. Wien 22, 418 (1919). — Weg der ton. Innerv. etc. Pflügers Arch. 193, 7 1921. — Spiegel und Takano: im Druck. — Stieda: Über die Bedeutung des Nucleus caudatus. Inaug.-Diss., Petersburg 1903. — Stricker: Untersuchungen über die Gefäßnervenzentren im Gehirn und Rückenmark. Wien. med. Jb. 1886.

Thöle: Hyperthermie bei Operationen am Gehirn. Mitt. Grenzgeb. Med. u. Chir. 3, 22. — Tonnini: I nuclei del corpo striato. Psichiatria 1883.

Valentin: Zit. bei Schüller. — Vas Kuno: On the allerged influence etc. J. of Physiol. 49, 139 (1915). — Vogt, C.: Quelques considérations générales à propos du syndrom du corps strié. J. Psychol. u. Neur. 18, 479 (1912). — Vogt, C. und O.: Zur Kenntnis der pathologischen Veränderungen des Striatums usw. Sitzgsber. Heidelberg. Akad. Wiss., Math.-naturwiss. Kl. Abt. B 1919. J. Psychol. u. Neur. 25 (1920) Erg.-H. — Volland: Z. Neur. 63, 136 (1921).

White, H.: Lancet 1889, 1925. — Brit. med. J. 1, 1401 (1889); 1, 569; 2, 569 (1894); 1, 1655 (1897). — Wilson: Handb. Neur. von Lewandowsky 4. Progressive lentikuläre Degeneration. — Brain 34 (1912); 36, 474 (1913—14).

Zawadowski: Zbl. med. Wiss. 1888.

Cortex und Schlußbemerkungen.

Adamkiewicz: Artikel Schweiss, Eulenburgs Encyklopädie 18, 115. — Zur Lehre von der Schweißsekretion. Arch. Anat. u. Physiol. 1880. — Adler, A.: Über die Lokalisation der Blasenfunktion in der Hirnrinde. Neur. Zbl. 1919, 618. — Dtsch. Z. Nervenheilk. 65. — Adrian, E. D.: Brain 47, 399 (1924). — Allers: Siehe Allgemeines. — Amsler, C.: Schmerz und Pupille. Arch. f. exper. Path. 103, 138 (1924). — Asher: Z. Biol. 52, 298 (1908); 68, 160 (1918).

Bacchi et Bochefontaine: Gaz. méd. Paris 1875. — Balogh: Jber. Anat. u. Physiol. 1875, 38. — Bavy: Neur. Wiestnik 1899. — Bayliss: J. of Physiol. 14, 317 (1893); 37, 264 (1908). — Bechterew: Über willkürliche Erweiterung der Pupillen. Dtsch. Z. Nervenheilk. 7, 478 (1895). — Arch. f. Physiol. 1899, 500. — Der Einfluß der Gehirnrinde auf die Geschlechtsorgane. Arch. Anat. u. Physiol. 5 und 6 (1905). — Arch. f. Physiol. 1902, 268. — Bechterew und Gerwer: Russ. Arch. f. Psych. 1899. Arch. f. Psychiatr. 1902, 273.

— Bechterew und Gribojedow: Arch. Anat. u. Physiol. 1905. — Bechterew und Meyer: Über Rindenzentra des Sphincter ani et vesicae. Neur. Zbl. 81 (1893). — Bechterew und Mislawsky: Die Hirnzentra für die Bewegung der Harnblase. Ebenda 1888, 505, 563 (Speichelsekretion); 1886, 193 (Speichelsekretion). — Innervation des Magens. Ebenda 1890, 195. — Bechterew und Narbut: Arch. f. Physiol. 1902, 278. — Bechterew und Ostankoff: Russ. Arch. f. Psychiatr. 1886. Neur. Zbl. 1894, 584. — Bechterew und Wirsaladse: Russ. Arch. f. Psychiatr. 1901. Arch. f. Psychiatr. 1902, 280. — Beck: Zur Innervation der Speicheldrüse. Zbl. Physiol. 12, 33 (1898). — Beritoff, J. S.: Erg. Physiol. 23, 33 (1924). Z. Biol. 62, 64, 80, 85. — Beevor and Horsley: Philos. trans. 1888, 1890. — Berger, H.: Mschr. Psychiatr. 9 (1901). — Halbseitiges Fieber. Z. Neur. 86, 136 (1923). — Bessau: Die Pupillenenge im Schlaf und bei Rückenmarkskrankheiten. Inaug.-Diss., Königsberg 1879. — Beyermann: Proc. roy. Acad. Amsterdam 1901. — Bikeles, G. und Gerstmann, J.: Neur. Zbl. 34, 770 (1915). — Bochefontaine: Gaz. méd. 1875. — Influence exercée par la faradisation de l'écorce grise du cerveau sur quelques fonctions de la vie organique. Arch. de Physiol. norm. et path. 1876, 140; 1883, 34. — Braunstein: Zur Lehre von der Innervation der Pupillenbewegungen 1895. — Brown-Séquard: Recherches sur l'excitabilité des lobes cérébraux. Arch. de Physiol. et Path. 1875, 854. — Brücke, E.: Z. Biol. 67, 507 (1917); 77, 29 (1922).— Bubnoff und Heidenhain: Über Erregungs- und Hemmungsvorgänge innerhalb der motorischen Hirnzentra. Pflügers Arch. 21.

Cannon, W.: Amer. J. Physiol. 27, 64 (1911); 50, 327; 61, 215 (1922). Amer. J. Psych. 2, 15 (1922). — Cerevkow: Über den Einfluß der Gehirnhemisphäre auf das Herz und auf das Gefäßsystem. Charkow 1892. Zit. bei Bechterew. — Chalmers: J. of Physiol. 31 (1904). — Czyhlarz und Marburg: Cerebrale Blasenstörungen. Jb. Psychiatr. 1901.

Daniélopolu-Carniol: J. Physiol. et Path. gén. 20, 26 (1922). — Danilewski: Untersuchungen zur Physiologie des Gehirns 1874. — Pflügers Arch. 11, 128 (1875). — Danilewski und Lawrinowitsch: Einfluß des Großhirns auf die Atmung. Charkow 1892. — Dennig: Psychogalv. Reflex. Z. Neur. 92 (1924). — Dieden, H.: Über die Innervation der Schweißdrüsen. Dtsch. Arch. klin. Med. 117, 180 (1915). — Dresel, K.: Z. exper. Med. 37, 373 (1925). — Duccescho: Sulla innervazione centrale del sphincter ani externus. Riv. Pat. nerv. 4. — Dusser de Barenne, J. G. und Kleinknecht, F.: Einfluß der Reizung der Großhirnrinde auf den allgemeinen arteriellen Blutdruck. Z. Biol. 82, 13 (1924).

Eckhard: Beiträge 7, 199. Neur. Zbl. 1899, 65. — Eidelberg, L. und Kestenbaum, A.: Konvergenzreaktion der Pupille usw. Jb. Psychiatr. 46, 1 (1928). — Emminghaus: Zit. bei Pandi. — Erb: Zur Chirurgie der Hirntumoren. Dtsch. Z. Nervenheilk. 2, 424. — Eulenburg und Landois: Zbl. med. Wiss. 1876, 260. — Die thermische Wirkung peripherer Reizung usw. Virchows Arch. 66, 489. — Die thermische Wirkung lokalisierter Reizung und Zerstörung der Großhirnoberfläche. Ebenda 68, 245 (1876).

Feré: Zit. bei Veraguth. — Ferrier: The functions of the brain 1886. — Exper. researches in cerebral physiol. anat. pathol. 1873. — Fischer, O.: Z. Neur. 76, 131 (1922). — Flechsig, P.: Abh. sächs. Akad. Wiss. 73, 295 (1921). — Fluck: Die Großhirnrinde in ihrer Stellung zur Speichelsekretion. Inaug.-Diss., Giessen 1889. — Förster, O.: Die operative Behandlung spastischer Lähmungen. Dtsch. Z. Nervenheilk. 58, 151. — Franck, Fr.: Leçons sur les fonctions motrices du cerveau. Paris 1887. — Frankl-Hochwart und Fröhlich: Wien. klin. Rdsch. 1900, 492. — Über Tonus und Innervation der Sphincteren des Anus. Pflügers Arch. 81, 420 (1900). — Über die corticale Innervation der rektalen Sphincteren. Jb. Psychiatr. 22, 76 (1907). — Über die corticale Innervation der Harnblase. Neur. Zbl. 1904. — Frankl-Hochwart und Zuckerkandl, O.: Nervöse Erkrankungen der Blase. Nothnagels Handb. 19. — Friedländer und Schlesinger: Über die chirurgische Behandlung der Hirnsyphilis. Mitt. Grenzgeb. Med. u. Chirur. 3. — Friedmann: Zur Kenntnis der cerebralen Blasenstörungen. Münch. med. Wschr. 1903, 1591.

Gerwer, A. W.: (Magensaftsekretion). Obosr. psihiatr. 1900. — Gildemeister: Pflügers Arch. 197 (1922). — Goldflam, S.: Zur Frage der willkürlichen Pupillenbewegung. Klin. Mbl. Augenheilk. 69, 407 (1922). — Goldstein, K.: Über Körperstörungen bei Hirnverletzten. Münch. med. Wschr. 1918. — Goldstein, K. und Reichmann, F.: Über praktische und theoretische Ergebnisse aus den Erfahrungen an Kriegsverletzten. Erg. inn. Med. 18, 405 (1920). — Goltz: (Großhirnloser Hund). Pflügers Arch. 51, 570 (1892).

— Gowers: Diseases of the nervous system **1893**. — Gribojedow, B. S.: Rindenzentren der Schweißsekretion. Obosr. psihiatr. **1902**. — Grünhagen: Berl. klin. Wschr. **1879**. — Über den Ursprung der Pupillendilatationsnerven. Hirschbergs Zbl. pr. Augenheilk. **1884**. — Grünstein, A.: Neur. Zbl. **30** (1911). Z. Neur. **90** (1924).

Heilig, R. und Hoff, H.: Allg. Z. Psychother. **1**, 268 (1928). — Hering und Sherrington: Pflügers Arch. **68**, 222 (1897); **70**, 559 (1898). — Hess: Schweiz. Arch. Neur. **15** und **16** (1924). — Hitzig, E.: Untersuchungen über das Gehirn. Arch. Anat. u. Physiol. und Wiss. Med. von Reichardt und du Bois Reymond 1874, 392. — Zbl. med. Wiss. **14**, 323 (1876). — Hlasko: Beziehungen des Gehirns zum Magen. Inaug.-Diss., Dorpat 1887. — Horsley und Schäfer: Experiments upon the fonctions of the cerebral cortex. Phil. trans. roy. Soc. Lond. **1888**.

Ingelrans: Troubles vasomot. et trophiques d'origine cérébrale. Echo méd. du Nord. **1910**. — Ito: Z. Biol. **38**, 63, 652 (1899).

Jastrowitz: Beiträge zur Lehre von der Lokalisation im Gehirn. Verh. Ver. inn. Med. Berlin. Leipzig: Thieme 1888. S. 47.

Karpinski: Rindenzentren der Harnsekretion. Obosr. psihiatr. **1901**. — Karplus, J. P.: Pupillenstarre etc. Jahrb. f. Psych. u. Neurol. 17, 1898. — Störungen der Schweißsekretion bei Verwundungen des Nervensystems. Wien. klin. Wschr. **1916**. — Karplus und Kreidl: Gehirn und Sympathicus VIII. Pflügers Arch. **219**, 613 (1928). Siehe auch Zwischenhirn. — Affen ohne Großhirn. Arch. (Anat. u.) Physiol. 1914, 165. — Katsch, G.: Psychische Beeinflussung der Darmmotil. Z. exper. Path. **12**, 290 (1913). — Kaudnitz: Einfluß der Großhirnrinde auf die Gefäße. Virchows Arch. **101** (1885). — Kerber: Über die Funktion der Speicheldrüse. Inaug.-Diss., Petersburg 1900. — Kleist: Hirnverletzungen in ihrer Bedeutung für die Lokalisation. Allg. Z. Psychiatr. **74**, 544. — Kleine, W.: Cerebrale Blasenstörungen. Mschr. Psychiatr. **53**, H. 1 (1923). — Klewitz: Dtsch. Arch. klin. Med. **112**, 38 (1913). — Klippel und Weil: L'inégalité pupill. au cours de l'hémiplegie cérébrale. Sem. med. 1912, 541. — Kočanovski: Med. Jb. Wien 1885. — Königsfeld und Zierl: Dtsch. Arch. klin. Med. **106**, 442 (1912). — Korány, A.: Eigentümliche Art der corticalen Epilepsie. Orv. Hetil. (ung.) **1893**. — Krafft-Ebing: Psychopathia sexualis **1903**. — Külz und Braun: Zbl. med. Wiss. 1875, 419.

Langelaan und Beyermann: Brain **26**, 81 (1903). — Lépine: Gaz. méd. Paris **6**, 19 (1875). — Sur la tempér. du pancreas. Arch. Méd. exper. 11, 321 (1889). — Note historique sur les vasomoteurs. Rev. Méd. **1896**, 283. — Leschke: Über die Durstempfindung. Arch. f. Psychiatr. **59**. — Levinsohn, G.: Über die Beziehungen zwischen Großhirnrinde und Pupillen. Z. Augenheilk. 8 (1902). — Physiologie und Pathologie der Pupillenbahnen. Dtsch. Z. Nervenheilk. **56**, 300 (1917). — Lewandowsky: Stand und Aufgabe der allgemeinen Physiologie und Pathologie des sympathischen Systems. Z. Neur. **14**, 281 (1913). — Lewandowsky und Weber: Hirnrinde und Blutdruck. Med. Klin. **1906**. — Liebrecht: Über das Wesen der Pupillenerscheinungen usw. Dtsch. med. Wschr. 1899, 408, 424. — Lucas Keith: The conduction of the nerv. impulse. Longmans **1917**. — Luciani und Tamburini: Ricerche sperimentali sulle funzioni del cervello. Riv. Fren. **1878—79**.

Mager, W.: Vasomotorische Symptome bei Hirntumoren. Obersteiners Arb. **16**, 340. — Magnus, R.: Körperstellung. Berlin: Julius Springer 1924. — Marburg: Die diagnostische Bedeutung der Pupillenreaktion. Wien. Klinik **1903**, 235. — Maxwell: Amer. J. Physiol. **7**, 369 (1902). — Mering und Bechterew: Arch. f. Physiol. **1902**, 280. — Meschede: Virchows Arch. **1886**. — Metzner: Bau und Leistung. des sympathischen Nervensystems. Jena: Fischer 1913. — Meyer, H. H.: Dtsch. Z. Nervenheilk. **45** (1912). — Mickle: Virchow-Hirsch Jber. **1887**. — v. Minkowski: Cerebrale Blasenstörungen. Dtsch. Z. Nervenheilk. **33**, 127 (1907). — Minor: Zit. bei Bechterew. — Mislawski: De l'influence de l'écorce grise sur la dilatation de la pupille. C. r. Soc. Biol. **1887**. — Moebius: Über Galls spezielle Organologie. Schmidts Jb. **1900**, 267. — v. Monakow, C.: Schweiz. Arch. Neur. **16**, 225 (1925). — Morselli: Zit. bei Raymond: Des ephydroses de la face. Arch. de Neur. 1888, 15. — Müller, E.: Über das Verhalten der Blasentätigkeit bei cerebraler Hemiplegie. Neur. Zbl. **1905**. — Müller, L. R.: Stand der Lehre vom Sympathicus. Dtsch. Z. Nervenheilk. **45** (1912) und anschließende Diskussion. — Die Darminnervation. Dtsch. Arch. klin. Med. **105**, 1 (1912). — Die Blaseninnervation. Ebenda **128**, 81 (1919). — Über die Durstempfindung. Vortr. Ref. Z. Neur. Ref. Teil **19**, 130 (1919). —

Müller und Dahl, W.: Die Innervation der männlichen Geschlechtsorgane. Arch. klin. Med. 107, 113 (1912).

Narbut: Siehe Bechterew. — Nawrocki und Skabitschewsky: Pflügers Arch. 48 und 49. — Nothnagel: Virchows Arch. 68, 28 (1876). — Mitt. med. Doktorkollegiums Wien 1887.

Oddi: Sull' acetonuria e glicosuria sperim. Sperimentale 45 (1891). — Openchowski: Zentren und Leitungsbahnen für die Muskulatur des Magens. Arch. Anat. u. Physiol. 1889, 549. — Oppenheim: Lehrbuch der Nervenkrankheiten. 5. Aufl. Berlin: Karger. — Ossipow: Rindenzentren des Dickdarms. Obosr. psihiatr. 1898, 193. — Kontraktionen des Magens während des epileptischen Anfalls. Inaug.-Diss., Petersburg 1898. — Ott: Brain 1884, 433.

Page-May, W.: The Innervation of the Sphincters and musculature of the stomach. J. of Physiol. 31, 260 (1904). — Pal, J. und Berggrün: Über die Zentren der Dünndarm-innervation. Wien. med. Jb. 1888—89. — Pandi: Halbseitiges Gesichtsschwitzen bei zentraler VII-Lähmung. Wien. klin. Wschr. 1896, 32. — Parhon und Goldstein: Rôle du cerveau dans l'innervation des organs de la vie végétative. Revue neur. 1902, Nr. 20. — Troubles vasomot. dans l'hémiplegie. Roumaine méd. 1899, Ref. Revue neur. 1902. — Parsons: On dilatation of the pupil from stimulation of the cortex. J. of Physiol. 26, 366 (1901). — Paulian, E. D.: Bull. Soc. méd. Hôp. Paris 38, 915 (1922). — Pawlow, J. P.: Die bedingten Reflexe bei Zerstörung verschiedener Bezirke der Großhirnhemisphären beim Hund. Verh. Ges. russ. Ärzte 1907. — Perimow: Nevrolog. vest. 1903. Zit. bei Bechterew. — Périsson, J.: Troubles symp. dans l'hémipl. Ann. de méd. 20, 560 (1926). — Peritz: Zwei Fälle von Gehirnschüssen mit Lagegefühlstörungen usw. Neur. Zbl. 1915, 140. — Pescatori, G.: Giorn. Clin. med. 3, 572 (1922). Ref. Zbl. Neur. 32, 82. — Pfeifer: Über corticale Blasenstörungen. Z. Neur. 46. — Pfungen: Über den Einfluß corticaler Darmzentren auf den Dünndarm. Pflügers Arch. 114, 386 (1906). — Pick und Kolm: Ebenda 184, 79 (1920); 190, 108 (1921). — Pietrusky: Mbl. Augenheilk. 68, 355 (1922). — Piltz: Über Aufmerksamkeitsreflex der Pupillen. Neur. Zbl. 1899, 14, 248, 496, 722. — Über ein Hirnrindenzentrum für einseitige, kontralaterale Pupillenverengerung beim Kaninchen. Ebenda 1899, 875. — Pineles: Gehirn einer an Hirnsinusthrombose . . . verstorbenen Chlorose. Wien. med. Presse 1898, 1797. — Poppelreuter: Über die konstante Erhöhung des Blutdrucks bei den epileptischen gegenüber den nichtepileptischen Hirnverletzten. Mschr. Psychiatr. 43, 335 (1918). — Pötzl, O.: Med. Klin. 1926, Nr. 49. — Pussep: Gehirnzentren für Erektion und Ejaculation. Inaug.-Diss., Petersburg 1902.

Raudnitz: Virchows Arch. 101, 276 (1885). — Raymond: Des éphidroses de la face. Arch. de Neur. 15, 51 (1888). — Richet: Thèse Paris 1878. — Ripping: Allg. Z. Psychiatr. 34. — Roemheld, L.: Über Pupillenstörungen und tabesähnliche Krankheitsbilder nach Kopfschüssen. Dtsch. Z. Nervenheilk. 56, 282 (1917). — Rosenthal: Wien. med. Presse 1888, 625. — Rossolimo: Zur Symptomatologie und chirurgischen Behandlung einer eigentümlichen Gehirncyste. Dtsch. Z. Nervenheilk. 6, 76 (1895). — Rothmann, H.: Bericht über den Rothmannschen großhirnlosen Hund. Z. Neur. 87 (1923). — Russel, R.: Proc. roy. Soc. Lond. 58, 237 (1895).

Schäfer und Bradford: Schäfers Text Book 2, 714 (1900). — Schiff: Untersuchungen über die motorischen Funktionen des Großhirns. Arch. f. exper. Path. 3 (1875). — Schiff und Foa: La pupille considérée comme esthésiométre. Trad. de l'ital. par le Dr. R. Guichard 1875. — Schilf und Schuberth: Pflügers Arch. 195, 75 (1922). — Schrottenbach: Siehe Zwischenhirn. — Schukowski: Arb. Inst. Bechterew 1898. — Seeligmüller: Beiträge zur Lehre von der Hyperhidrosis unilat. faciei. Dtsch. Z. Nervenheilk. 15, 159. — Senator: Zit. bei Gerstmann. — Sherrington, C. S.: Integrative action. London 1906. — Sherrington und Grünbaum: Zbl. Physiol. 1892, 399. Proc. roy. Soc. Lond. 69 (1901); 72, 151 (1903). — Shima: Beziehungen des Großhirns zur Adrenalinmydriasis. Pflügers Arch. 126 (1909). — Sollier und Delagenière: Centre cortical des fonctions de l'estomac etc. Revue neur. 1901, 1103. — Spencer, W. G.: Proc. roy. Soc. Lond. 55, 61 (1894). — Spiegel, E. A. und Inaba, C.: Z. exper. Med. 55, 164, 183 (1927). — Steiner: Über einige besondere Fälle von Hirnabsceß. Ref. Neur. Zbl. 1898, 1070. — Stewart, G.: Bemerkung über Pupillenerweiterung usw. Zbl. Physiol. 15 (1902). — Stricker: Untersuchungen über die Gefäßnervenzentren im Gehirn und Rückenmark. Med. Jb. Wien 1886.

Tarhanow: Pflügers Arch. **49**, 1890 (1884). — Teuscher: Hyperhidrosis unilat. Neur. Zbl. **1897**, 1028. — Tichomirow, N. P.: Versuche streng objektiver Untersuchung. des Großhirns. Inaug.-Diss. Petersburg. Zit. nach Allers. — Troje: Chirurgische Beiträge zur Lokalisation der Großhirnrinde. Dtsch. med. Wschr. **20**, 103 (1894). — Tscherewow: Wratsch 1889. — Tschermak, A.: Physiologie des Gehirns im Handb. d. Physiol. d. Menschen von W. Nagel 4 (1909).

Veraguth: Das psychogalvanische Reflexphänomen. Berlin 1909. — Verworn: Erregung und Lähmung. Jena: Fischer 1914. — Virsaladse: Siehe Bechterew. — Vogt, C. und O.: Zur Kenntnis der elektrisch erregbaren Hirnrindengebiete bei den Säugetieren. J. Psychol. u. Neur. **8**, 277 (1907); **25**, 418 (1919). — Vulpian: Gaz. hebdom. **1878**, 203, 394. — Leçons sur les vasomoteurs. Paris 1875.

Weber, E.: Über willkürlich verschiedene Gefäßinnervation beider Körperhälften. Arch. f. Physiol. **1906** u. **1909**. — Weinberg, A. A.: Psyche und unwillk. Nerv. Z. Neur. **85**, 543 (1923); **93**, 421 (1924). — Werner: Allg. Z. Psychiatr. **1896**. — Wiechmann, E. und Bamberger, J.: Z. exper. Med. **41**, 37 (1924). — White: Heart **6**, 175 (1917). — White, H.: Brit. med. J. **1894**, 1093; **1897**, 1655. — Winkler, F.: Zentrale Beeinflussung der Schweißsekretion. Pflügers Arch. **125**, 584 (1908). — Wyss, W. H.: Vegetative Reaktion bei psych. Vorgängen. Schweiz. Arch. Neur. **19**, 85 (1926).

Yaskin, J.: Z. exper. Med. Im Druck.

Zeissl: Über die Innervation der Blase usw. Wien. med. Wschr. **1901**. — Wien. klin. Wschr. **1901**. — Weitere Untersuchungen usw. Pflügers Arch. 8. — Zeliony: Observations sur des chiens auxquels on a enlevé les hémisphères cérébraux. C. r. Soc. Biol. **74**, 707 (1913).